요가이완치료 요가니드라 워크북

요가이완치료
요가니드라 워크북

| 곽미자 지음 |

한국요가출판사

| 머리말 | 치유와 명상의 길을 안내하는 요가니드라

　　1997년 여름, 인도 비하르요가대학교에서 요가니드라를 처음으로 접한 후 어언 12년이 흘렀다. 비하르요가대학교에서는 매일 명상시간에 약 30분 정도 요가니드라를 실시한다. 당시에는 영어도 서툰데다가 편안한 자세로 누워 실시하다보니 요가니드라 시간에는 늘 잠만 잤던 것 같다. 하지만 신기하게도 요가니드라가 끝날 쯤에는 항상 의식이 깨어나 남들이 일어날 때 함께 명상자세로 앉곤 하였다. 아쉬람의 규칙적인 생활양식과 함께 2년 동안 요가니드라 체험을 하면서 많은 변화가 내게 일어났다. 요가니드라가 어떻게 나를 변화시켰는지 알 수 없지만, 단순히 기억나지 않는다고 해서 모르는 것이 아니었다. 누구나 순수의식은 자신의 바탕이기에 진정으로 모르는 것은 없다고 여겨진다.

　　2001년 한국에 돌아온 이후 요가니드라를 정리하기 시작하였다. 이를 요가협회에도 발표하였으며, 정리한 자료를 통하여 춘해보건대학 요가과에서 2002년부터 요가니드라를 지도하기 시작하였다. 학생들에게 교재로 사용하기 위하여 엮었던 자료집이 요가를 지도하는 사

람들 사이에 나돌기 시작하였다. 어느 지인이 자신이 다니는 대학의 복사집에서 복사해온 요가니드라 자료집을 건네주었는데 표지의 이름만 빼놓고 모든 것이 똑같아서 웃었던 적도 있다. 그렇게 세월이 흘러 지금의《요가이완치료 요가니드라 워크북》이 나오게 되었다. 세월에 비하면 별로 달라진 것이 없는 듯하여 부족하다는 생각이 들기도 한다. 하지만 학생들에게 지도한 경험과 일반인을 대상으로 요가니드라 힐링 프로그램을 실시한 경험을 토대로 요가니드라를 배우고자 하는 사람들을 위한 좀 더 쉽고 체계적인 방법을 다듬었으며, 경험 위주로 내용을 보완하였다.

이 책은 비하르요가대학교의 싸띠아난다 요가니드라를 토대로 하고 있으며, 비하르요가의 내면요가를 응용하여 실제로 요가니드라를 안내하고자 하는 사람들을 위한 워크북으로 엮은 것이다. 요가니드라를 충분히 이해하고 난 다음 이 책을 읽어본다면 더 잘 정돈이 되리라 본다. 요가니드라에 대한 전반적인 이론을 알고 싶거나 비하르요가대학교의 싸띠아난다 요가니드라를 더 이해하고 싶다면 스와미 싸띠아난다 사라스와띠의《요가니드라》를 먼저 읽어보거나 혹은 이 책을 본 후 읽어보기를 권한다.

《요가이완치료 요가니드라 워크북》을 정리하면서 치유의 도구로서, 그리고 명상의 도구로서 요가니드라에 대한 확신을 가지게 된 계기가 있었다. 시각화 부분에서 해변을 산책하는 과정을 쓰다가 마지막에 '당신은 빛입니다' 라는 말을 하고 있는 자신을 보면서 눈물이 왈칵 쏟아졌던 적이 있다. 참나와 만나는 과정은 이런 방식으로도 가능하였다. 또 한 번은 요가니드라의 상칼파를 안내할 때 어떤 사람이 '나는 사랑이다' 라는 내면의 목소리를 듣게 되어 희열을 느꼈다고 하였다. 이때 요가니드라 하나를 가지고 평생 수련을 하면서 다른 사람들에게 성장을 가져다주고 싶은 마음이 들 정도로 기뻤다. 다양한 사람들에게 요가니드라를 실시하면서 체험들을 들을 때마다 치유와 명상의 훌륭한 도구가 됨을 매번 느낀다. 요가니드라를 실시하는 안내자가 먼저 치유되지 않으면, 먼저 명상으로 깨어 있지 않으면 안 되기에 요가니드라는 나 스스로를 치유하는 자가치유의 도구이기도 하다.

비하르요가의 책들을 출판하고 있는 한국요가출판사 스와미 싸띠아미뜨께 출판을 허락해주신 데에 감사드린다. 그동안 요가니드라 프로그램과 수업에 참여하여 나눔을 주었던 모든 분들에게도 깊은 감사를 전하고 싶다. 사실 그분들이 있었기에 요가니드라를 지도할 수 있었고 그 경험을 토대로 이 책이 나올 수 있었다. 교정에서부터 아이디어 나눔까지 항상 도움을 아끼지 않은 오지영에게도 감사를 전하고 싶다. 무엇보다 비하르요가대학교의 스승 스와미 싸띠아난다와 니란잔 아난다께 요가니드라를 포함하여 비하르요가의 가르침을 준 은총에 깊이 감사드린다.

나의 요가니드라 연구는 지금부터 시작이다. 요가가 여러 분야에 적용할 수 있는 가능성이 무궁무진하듯이 요가니드라를 적용할 수 있는 비전이 새록새록 솟아나기 때문이다. 요가니드라를 통한 치유와 명상의 길을 함께 걸어도 좋을 당신을 이 책을 통하여 초대하고 싶다.

2010년 1월 1일 새해아침
춘해보건대학 요가과 곽미자

| 차 례 |

머리말 | 치유와 명상의 길을 안내하는 요가니드라 · 5

제1장 요가이완치료 —————————————— 11
1. 요가이완치료 · 11
2. 요가이완치료의 원리 · 21

제2장 요가니드라의 이해 ————————————— 37
1. 요가니드라의 정의와 목적 · 37
2. 요가니드라의 발달 · 39
3. 요가니드라의 치유효과 · 41
4. 요가니드라와 명상 · 48
5. 요가니드라와 수면 · 49
6. 요가니드라를 실시할 때 지켜야 할 점 · 52

제3장 요가니드라의 기본 단계 ——————————— 57
1. 준비단계 · 58
2. 상칼파 · 63
3. 의식의 순환 · 75
4. 호흡의 자각 · 79
5. 감각과 느낌의 자각 · 82
6. 시각화 · 84
7. 상칼파 · 104
8. 마무리 · 104

제4장 요가니드라의 기법 ——————— 107
1. 준비단계 · 107
2. 상칼파 · 121
3. 의식의 순환 · 122
4. 호흡의 자각 · 132
5. 감각과 느낌의 자각 · 144
6. 시각화 · 151
7. 상칼파 · 173
8. 마무리 · 174

제5장 요가니드라 실시방법 ——————— 179
1. 요가니드라의 실시 · 179
2. 요가니드라의 유형 · 191
3. 요가니드라의 실제 · 194

제6장 어린이 요가니드라 ——————— 221
1. 요가니드라 실시 전 자각을 향상시키는 방법 · 222
2. 어린이들을 위한 의식의 순환 · 223
3. 어린이들을 위한 호흡의 자각 · 225
4. 어린이들을 위한 시각화 · 226
5. 어린이 요가니드라 실제 · 230
6. 어린이 요가니드라의 실시 안내 · 238

제7장 요가니드라의 응용 ——————— 241
1. 직장에서의 요가니드라 · 241
2. 학교에서의 요가니드라 · 244
3. 심리치료 장면에서의 요가니드라 · 247

제8장 요가니드라의 체험 ——————— 255

후주(後註) · 275
참고문헌 · 281

제1장 요가이완치료

"오늘날 당면한 세계적인 문제는 기아, 빈곤, 마약 또는 전쟁의 공포 등이 아니다. 그것은 바로 긴장이다. 당신이 긴장으로부터 자유로워지는 법을 알게 된다면 당신은 인생에 있어서 당신의 문제들을 해결하는 법을 알게 될 것이다."-스와미 싸띠아난다 사라스와띠

1. 요가이완치료

우리는 자신이 알든 모르든 긴장을 하고 있다. 개인에 따라 긴장을 느끼는 정도와 어느 차원에서 긴장을 느끼는가가 다를 뿐이지 모두가 긴장하고 있음은 사실이다. 긴장이 많으면 육체적·심리적 질병으로 이어지게 된다. 실제로 여러 질병의 원인이 뿌리 깊이 박힌 잠재의식의 긴장에 있다. 미국에서 가장 사용빈도가 높은 대체요법이 이완요법이라고 할 정도로 이완에 대한 새로운 시각이 대두되고 있다.

긴장과 이완에 대한 그릇된 이해

긴장과 관련된 다양한 표현을 두 부류로 나눌 수 있다. 이를테면, '적당한 긴장은 동기를 부여한다. 긴장이 완전히 풀어지면 어떤 것을

성취할 수 없다'고 하는 측면과 '긴장하면 자신의 능력을 제대로 발휘하지 못한다. 긴장하지 말고 마음 놓고 해라'라고 하는 측면이다. 실제로 적절한 긴장은 경우에 따라 필요하지만 지나친 긴장은 도움이 되지 않는다. 이 두 경우를 탄력성 있는 긴장과 경직된 긴장이라고 이름 붙여본다.

탄력성 있는 긴장은 마음의 집중과 주의와 관련되어 있다. 경직된 긴장은 욕망, 기대, 명료하지 않은 생각들, 갈등, 불안, 두려움 등 마음의 지나친 작용으로 인한 긴장이라 할 수 있다. 어떤 것을 성취하기 위하여 우리는 어느 정도의 탄력성 있는 긴장이 필요하다고 여기지만, 이는 긴장이 주의와 집중력에 도움이 된다고 여기는 그릇된 이해에서 비롯된다.

요가에서는 긴장하지 않고도 주의력과 집중력을 기를 수 있고 자신이 원하는 것을 성취할 수 있다고 본다. 더욱이 요가에서 긴장은 개인의 잠재력을 실현하는 데 걸림돌이 되는 것으로, 여러 가지 육체적·심리적·영적인 부조화를 가져오므로 없애야 하는 것으로 보고 있다. 긴장 없이 주의를 두고 집중할 수 있도록 하는 것이 요가의 이완법이다.

진정한 이완은 자각이다

휴식 또는 이완에 대해 우리는 너무 단순하게 생각하는 경향이 있다. 피곤할 경우 뜨거운 물에 목욕하거나 잠을 충분히 자거나 또는 편안한 소파에 기대 TV를 보는 것 정도가 이완을 취하는 것이라고 여긴다. 하지만 이완은 단지 눈을 감고 무언가를 상상하는 것이 아니다. 진정한 이완은 자각이다. 자각할수록 휴식은 더 깊어진다. 뜨거운 물에 목욕을 할 때 자각이 있으면 보다 효과적으로 이완될 것이다. 요가자세를 할 때 자각을 한다면 그 자세를 하고 난 뒤의 효과는 커질 것이며, 그 결과 긴장이 아니라 깊은 이완을 가져온다. 어떤 것을 하든지 그것에 자각이 있어야 진정한 휴식을 가져다준다. 반대로 자각이 없을 경우에는 무의식적으로 긴장이 쌓여간다. 긴장을 해소한다는 것은 곧 자각한다는 것이라고 볼 수 있다. 그것은 자신이 곧 바라보는 자 혹은 주시하는 자가 될 때이다. 자각이 결여될 때 우리는 자신의 경험과 동일시하게 되며, 이는 긴장을 야기한다.

■ 경험하기

자각할수록 이완되는 경험을 해보자. 척추와 머리를 바로 세우고 편안한 명상자세로 앉는다. 고요히 눈을 감고 자신의 의식을 신체에다 둔다. 머리에서부터 발까지 자각하면서 신체 어느 부위가 가장 긴장되어 있는지를 파악한다. 만약 어깨가 긴장되어 있다면 의식을 어깨에 두고 그 부위를 자각한다. 어깨에서 일어나는 미세한 감각을 알아차린다. 긴장된 부위를 자각할 때 미세한 몸의 에너지 통로(나디)를 각성시키게 되므로 막혔던 에너지가 흐르는 것을 체험할 수 있다.

요가에서 긴장을 해소하고 이완하는 것은 자각과 밀접하게 관련이 있다. 이완기법과 자각을 증진시키는 여러 요가기법과 명상기법들 간에는 뚜렷한 경계가 없다. 왜냐하면 이들 기법에서의 기본적인 핵심이 자각이기 때문이다. 인도의 탄트라 사상에 의하면 자각은 곧 에너지이다. 동전의 양면처럼 자각과 에너지는 함께 존재한다. 자각하게 되면 에너지가 움직이게 된다. 근육의 긴장은 에너지의 막힘이며, 그 부위를 자각하게 되면 에너지가 흐르게 되어 이완을 가져다준다. 따라서 자각할수록 이완된다. 자각이 수반된 이완은 보다 높은 차원으로 의식을 발달시키는 것과 관련이 있다. 몸과 마음의 긴장을 해소할 뿐만 아니라 영적인 차원의 휴식을 가져다준다. 자기 안에 내재해 있는 순수의식과의 만남을 가져다준다. 한편 이완할수록 자각이 발달된다. 마음의 긴장이 없을수록 자동적인 사고, 감정들을 자각하기가 쉽다. 이완된 마음은 곧 자각하는 마음과 관련되기 때문이다.

긴장의 세 가지 차원

긴장을 느끼는 차원을 크게 육체적, 심리적 그리고 영적인 차원으로 나누고자 한다. 이른바 긴장을 몸, 마음, 영혼의 차원에서 볼 수 있다.

몸의 긴장

몸의 긴장은 신경체계 및 호르몬의 부조화와 관련되어 있다.[1] 제이콥슨 박사는 신체가 감당할 수 있는 이상의 노력은 긴장장애의 원인이 된다고 보았다. 긴장장애는 일반적인 신경장애를 포함하고 있으며, 소화성 궤양, 신경성 소화불량, 장 경련, 고혈압, 관상성 심장발작 등이 포함된다.[2] 신체의 긴장을 야기하는 것은 여러 가지다. 피로, 음식, 수면, 생활양식, 스트레스, 심리적인 부조화 등 여러 가지 측면에서 몸은 긴장된다. 스트레스를 받아 긴장을 느끼게 되면 가슴이 두근거리고 얼굴이 붉어지며, 가슴이 답답하고 숨이 막히는 등의 반응이 나타난다. 그리고 힘이 주어지기 때문에 근육이 수축된다. 대체로 어깨와 뒷목이 뻐근해지며, 또는 이를 악물어 턱 부위가 긴장되거나 팔다리에 힘이 들어가기도 한다. 근육이 수축되면 그곳의 혈관이 눌려 혈액순환이 원활하지 않게 된다. 장시간 수축된 근육 때문에 산소 공급이 제대로 되지 않으면 근육은 무산소 대사로 인해 젖산이 쌓이는데 그 결과 심한 운동을 한 경우와 같이 통증을 느낀다. 또한 긴장하면 언제 닥칠지 모르는 위험에 대처하기 위해 혈액을 심장이나 폐 등 상대적으로 중요한 곳으로 보낸다. 그 결과 손발의 말단부로 가는 혈액이 적어져 손발의 체온이 낮아진다. 소화기관으로 가는 혈액 또한 적어지기 때문에 설사, 변비, 복통 등의 소화계 증상도 생기게 된다.

대체로 우리는 긴장에 대해 둔감한 편이라 이러한 증상을 겪어도 긴장과 연결시키지 못한다. 치료를 받는 사람들은 자신의 신체가 긴장되어 있음을 잘 자각하지 못한다. 치유가 되기 위해서는 무엇보다 긴장의 깊은 차원을 이해해야 한다. 육체적인 긴장이 해소되었다고 느끼더라도 마음의 무의식 차원에서 긴장이 해소되어야 한다. 무의식 차원에서 긴장이 해소되지 않을 경우 완전한 치유라고 볼 수 없다. 몸에 긴장이 있을 경우에는 자신이 알든 모르든 상관없이 몸은 고요하게 있지 못한다. 고요하지 못한 몸은 여러 가지 부적응적인 행위로 나타난다. 이를테면 행동이 산만하거나, 약물이나 알코올, 흡연이나 게임 등 여러 가지 중독현상에 빠져 육체적 긴장을 다른 행위를 통해 해소하고자 시도한다.

마음의 긴장

요가에서 마음은 정서, 욕망, 갈망, 사고, 판단, 인지 등 개인이 경험하는 내용 모두를 포괄적으로 포함시키고 있다. 우선 정서적인 측면의 긴장을 살펴보자. 정서적으로 충족이 되지 않을 때 긴장이 야기된다. 가장 중요한 정서 중의 하나가 사랑일 것이다. 대부분의 사람들이 사랑하고 사랑받기를 원하지만 우리는 대체로 자신의 자아에 의해 사랑을 하므로 진정한 사랑을 하지 못한다. 그리하여 상대방이 아무리 사랑한다고 해도 사랑에 대한 정서적인 충족감이 들지 않는 것이다. 사랑에 대한 요구, 기대, 조건들이 있기 때문에 사랑은 자신의 욕망과 관련된 자아 중심적이며 미래지향적이다. 자아 중심적이고 미래지향적인 사랑은 지금 이 순간 충족되지 않으므로 긴장이 일어난다. 이처럼 충족되지 않는 정서는 긴장을 야기한다.

또한 정서적 긴장은 일어나는 정서를 있는 그대로 수용하지 못하고 억압할 때 생기며, 좋음과 싫음, 성공과 실패, 희망과 좌절, 행복과 불행 같은 정서적인 이원성으로부터 야기된다. 이러한 이원성은 쉽게 사라지지 않으며, 보다 영적인 차원과 밀접한 관련이 있다.[3]

마음의 긴장은 또한 욕망과 갈망 때문이다. 이는 어린 시절부터 쌓아 온 욕망뿐만 아니라 전생에서부터 축적해온 것이다. 언제부터인지 알 수 없지만 내재된 모든 욕망과 갈망해온 그 모든 것들로 인해 우리는 긴장으로부터 벗어나지 못하고 있다. 우리는 끊임없이 갈망하고 있다. 무엇을 갈망하는가 보다는 갈망 그 자체가 남아 있음을 주목해야 한다. 갈망하지 않기를 바라는 것 또한 더 깊은 갈망이다. 욕망하지 않고 갈망하지 않고 살아가겠다는 그 자체가 또 긴장을 야기한다. 우리는 자신의 욕망과 바람, 갈망으로 살아가고 있다. 그러므로 갈망 혹은 욕망을 거부하는 것이 아니라 그 자체를 수용하여야 한다. 내 안에 욕망이 있음을 인정할 때 우리는 욕망으로부터 생기는 긴장을 벗어날 수 있다. 자신의 욕망을 제대로 수용할 때 그 순간만은 욕망으로부터 일어나는 긴장이 사라진다. 사실 욕망 그 자체가 하나의 긴장이므로 있는 그대로의 욕망을 수용할 때 긴장이 사라지는 것이다.

마음의 긴장을 야기하는 또 다른 측면은 끊임없이 일어나는 생각 때문이다. 생각은 매순간 과거 축적된 것으로부터 미래에 대한 계획으로 일어난다. 깊은 수면이 아닌 생시동안 생각 없이 존재할 수 있는 것은 이완된 순간뿐이다. 하지만 생시동안 생각 없이 존재하는 경우는 참으로 드물다. 더 이상 생각을 하고 싶지 않다는 그 마음조차 하나의 생각이다. 우리는 대체로 생각을 멈추고자 애쓰고 통제하려 하지만 일어나는 생각을 없애려 애쓸수록 더 긴장하게 된다. 다만 자신이 생각하고 있다는 사실을 온전히 받아들이고 바라보게 되면 생각들은 사라진다. 생각을 바라본다는 것은 곧 생각을 있는 그대로 수용한다는 의미이며, 그 생각들과 자신을 동일시하지 않는 것이다. 《요가수트라》에서 요가를 '마음작용의 멈춤'이라고 정의하였듯이, 요가에서 이완은 마음의 작용이 일어나지 않는 상태이며, 일어난 마음과 자신을 동일시 여기지 않는 상태이다.

영혼의 긴장

영적인 차원에서의 긴장은 내가 진정으로 누구인지를 모른다는 근원적인 무지로부터 일어난다. 무지는 어떤 것에 대한 지식의 결여가 아니라 자기에 대한 직접적인 앎이 결여되어 있는 것을 의미한다. 모든 것을 다 알아도 그 모든 것을 알고 있는 나를 알지 못한다면 무지는 그대로 남으며 긴장은 지속된다. 《요가수트라》에서는 다섯 가지 고통 중 가장 근본적인 고통을 무지라고 했다.

영적인 긴장을 야기하는 또 다른 이유는 '나'라고 하는 개별자아(개인적 차원의 영혼, jivatman)가 우주적 자아, 즉 절대자아(우주적 차원의 영혼, paramatman)로부터 분리되어 있다는 느낌이다. 요가의 목적은 개별자아가 절대자아와 합일을 이루는 것이다. 개별자아와 절대자아의 합일이 이루어지지 않는 한, '나'라는 존재가 절대자아로부터 떨어져 있다는 느낌은 지속된다. 이러한 느낌은 긴장을 야기한다. 나의 영혼이 우주적 영혼과 하나로 연결되어 있음을 느낄수록 긴장은 사라지게 된다.

요가에서 말하는 진정한 의미의 건강은 질병이 없는 상태가 아니라 요가의 상태, 즉 참나와 합일되어 있는 상태이다. 어쩌면 영적인 차원의 긴장이 가장 큰 고통일 수 있음에도 불구하고 우리는 대체로 영적인 차원의 긴장을 자각하지 못한다. 이는 육체적·심리적 긴장에 비해 보다 미세하고, 두 차원의 긴장이 일어나게 되는 원인이기 때문이다.

이처럼 자신의 본성에 늘 거주하는 자가 아니라면, 누구에게나 긴장이 있다. 다만 자신이 알아차리지 못하거나 이를 부인할 뿐이다. 자신에게 긴장이 있음을 이해하고 수용할 수 있다면 그 순간만은 긴장으로부터 자유로울 것이다. 그리고 자신에게 일어나고 있는 것을 온전히 자각할 수 있다면 긴장은 사라지게 된다.

몸 마음 긴장의 상호작용

세 영역의 긴장은 따로 떨어져 있는 것이 아니라 서로 연관되어 있다. 심리적 긴장에 의해 신체의 질병이 야기된다. 심리적 긴장은 정서의 억압, 욕망, 생각 등의 지나친 마음의 작용으로 야기된다. 심리적 그리고 영적인 긴장은 내면의 긴장으로서, 외적인 육체적 긴장으로 나타나기도 한다. 실제로 내면의 긴장은 신체에 많은 영향을 미친다. 습관적이고 불안정하며 무의식적인 행위들은 모두 내면의 긴장과 깊이 연관되어 있다. 내적 긴장을 자각하지 못하기 때문에 여러 가지 조화롭지 않은 행위들이 일어나는 것이다.

지나친 마음의 작용은 근육의 건강한 리듬을 방해한다. 마음이 고요하고 조화로우면, 에너지 몸(pranamaya kosha)을 조화롭게 만들어 신체기관 역시 효율적으로 기능하게 한다. 만약 마음의 긴장이 지속적으로 이어지면 근육의 지나친 긴장을 야기하여 신체의 에너지를 고갈시키며, 결국은 만성적인 피로를 가져온다. 이는 다시 몸을 약하게 하며, 질병의 공격을 받기 쉽게 한다.

신체의 내부기관들은 지나친 근육의 활동으로 요구되는 에너지를 충족시키기 위해 더욱더 열심히 작용해야만 한다. 소화·호흡·순환 기관들은 보다 많은 에너지를 생산해야 하고, 심장·폐·창자 같은 내부기관들 역시 정상적인 수준 이상으로 기능할 것을 요구받는다. 결국 내부기관들은 지쳐가고 효능은 더 낮아지며 몸의 일반적 건강은 감소된다.

우리 몸에는 위급한 상황 동안 최대한 효율적으로 기능하도록 하는 본능적인 기제가 있다. 이 기제는 내분비 체제의 부분이다. 우리가 정서적 반응을 할 때 아드레날린이라는 화학물질이 자동적으로 아드레날린 선으로부터 혈액으로 투입된다. 아드레날린은 근육을 수축하고 다양한 혈맥을 압축하고 증대시키며, 심장박동률과 호흡비율을 빠르게 하고 소화과정을 멈추거나 감소시킨다. 이러한 반응은 오직 위급한 상황에만 일어나도록 되어 있다. 하지만 경쟁적이고 스트레스가 심한 삶의 방식으로 인해 많은 사람들은 모든 상황을 위기상황으로 여기고 있다. 전체 엔도크린 체계는 신체의 스트레스에 대처하기 위하여 더 많이 기능해야만 한다. 그 결과 엔도크린 체계를 붕괴함으로써 당뇨와 불임 같은 질병을 가져오게 된다. 더욱이 긴장으로 신체가 약해져 질병에 대한 면역기능도 약해진다.

긴장으로부터의 자유, 이완

요가에서 이완은 육체적·심리적·영적인 긴장으로부터 자유로운 상태를 말한다. 요가에서는 개인의 긴장을 육체적·심리적·영적 차원에서 이해하고 수용하고자 하며, 이 세 가지 차원의 긴장을 이완하기 위한 체계적인 단계를 가지고 있다. 이를테면 아사나와 호흡법은 육체적인 긴장으로부터의 이완이고, 호흡법과 제감법(pratyahara), 집중법(dharana)은 심리적 차원의 긴장으로부터의 이완이며, 명상과 삼매는 영적 차원의 긴장으로부터의 자유이다. 이처럼 요가의 이완은 육체적인 것에서부터 시작하여 영적인 것으로 이어지게 한다.

육체적인 긴장은 통증으로 나타나거나 눈으로 근육의 긴장을 볼 수 있기 때문에 심리적인 경우보다 지각하기 쉽다. 심리치료에 관심이 있는 사람이라면 누구든지 심리적인 긴장을 이해하고 있을 것이다. 이완을 유도하거나 강조하는 다양한 심리치료법이 활성화되고 있다. 이를테면 NLP, 최면치료, 시간선 치료, 게슈탈트 심리치료에서 그러하다. 이러한 치료법들은 심리적 긴장이 이완될 때 여러 가지 미해결 과제나 트라우마가 해결되는 것으로 보고 있다.

심리적인 긴장은 영적인 긴장보다는 지각하기가 쉽다. 자신의 영적 긴장을 지각하는 이는 극히 드물지만 우리 모두는 영적인 긴장을 체험하고 있다. 살아가면서 한번쯤은 자신이 누구이며, 왜 태어났는지 등의 실존적인 문제에 대해 의구심을 가지고 탐구를 해본 적이 있을 것이다. 이는 무의식적으로 쌓여 있던 영적 긴장이 의식표면으로 올라왔기 때문이다. 이러한 과정은 심신이 매우 이완되어 있을 때나, 혹은 아이러니하게도 삶의 세속적이고 쾌락적인 것에 지쳐 있을 때 일어난다. 세속적인 것에서 영적인 것으로, 외적인 것에서 내적인 것으로의 전환을 가져다 줄 수 있는 인생의 고통을 요가에서는 긍정적으로 수용한다. 고통은 더 이상 고통스러운 것이 아니라 자신의 내면을 볼 수 있게 하는 신의 은총이다.

요가에서는 이완을 몸, 마음, 영혼의 차원에서 보며, 단순히 몸과 마음의 이완이 아니라 참나에 거주하는 진정한 영적 이완을 강조하고 있다. 마음의 이완도 단지 감각이 활동하고 있는 생시 상태에서 일어나는 낮은 차원의 마음뿐만 아니라 잠재의식적 차원의 마음의 이완을 다루며, 나아가 마음 너머 있는 순수의식(turiya)까지 다루고 있어 전일 건강(holistic health)을 이루도록 하고 있다.

요가니드라와 이완

요가니드라에서는 육체적인 것부터 단계적으로 정서적·심리적·영적인 이완을 가져오도록 하고 있어 매우 체계적이고 과학적이다. 우선 준비단계에서 육체적 이완을 가져오는 방법에서부터 신체의 각 부위를 통한 의식의 순환과 호흡의 자각을 통해 육체적·심리적 이완이 가능하도록 한다. 그리고 상반되는 감각과 느낌의 체험을 통해 심리적 차원의 긴장을 이완하도록 하며, 시각화 과정을 통해 심리적·영적 차원의 긴장을 이완하도록 한다.

2. 요가이완치료의 원리

자각

"자각한다는 것은 매순간 사고, 판단, 느낌 등의 전체 과정을 바라보는 것이다."-지두 크리슈나무르티

게슈탈트 심리치료에서는 자각의 중요성을 강조하고 있으며, 자각 자체가 치료적이라고도 본다. 요가나 다른 일반 명상기법에서도 자각

은 절대적으로 중요시되고 있다. 모든 요가와 명상기법들은 자각 없이 가능하지 않으며, 자각은 일반적인 행동과 요가 및 명상을 구분하는 가장 뚜렷한 차이라고 할 수 있다. 이를테면 팔을 머리 위로 쭉 뻗는 행위에 자각이 있다면 이는 어떤 요가자세가 될 수 있으나, 만약 그 동작에 자각이 수반되지 않았다면 그것은 단지 하나의 움직임에 불과하다. 또한 지금 이 순간 일어났다가 사라지는 호흡 과정은 무의식적이었지만, 호흡을 자각하는 순간의 호흡은 순수의식과의 합일에 이르기 위한 수행법이 될 수 있다. 여러 가지 다른 종류의 요가체계와 요가기법들은 다양한 측면에서 자각을 향상시키기 위한 것이다. 다만 그 방법만이 다를 뿐이며 자각향상을 위한 목적은 같다. 따라서 자각이 요가의 본질임을 알 수 있다.

자각의 두 가지 의미

《우리말 큰사전》[4]에 의하면 자각(自覺)은 '스스로 깨달음'을 의미하며, 깨달음은 '깨닫다'에서 나온 말로 두 가지 의미를 나타낸다. 하나는 '진리, 이치, 도를 깨닫다'는 의미로 어떤 앎의 상태를 나타내며, 다른 하나는 '느끼다, 알아차리다'의 의미를 지니고 있다. 이는 어떤 상태를 말하기보다는 무언가가 일어나고 있는 상황을 지각하고 인식하는 활동을 암시하며, 무언가를 알아차린다는 것에서 볼 수 있듯이 어떤 대상과 그 대상을 아는 자가 있다.

마찬가지로 요가에서의 자각도 두 가지 의미로 이해할 수 있다. 첫째, 자각은 순수의식 그 자체이며, 깨달음 그 자체이다. 자각은 마음을 통하여 흐르기는 하나 마음 움직임은 아니다. 다른 말로 하자면 마음 그 자체가 자각은 아니다. 마음은 자기 스스로를 밝히고 있지 않기 때문이다. 마음은 순수의식의 반영을 통해 작용하는 도구이다. 생시, 꿈,

깊은 수면의 상태에서 마음작용이 모두 멈추었을 때, 자각은 그 자체로 남는다. 즉 의식적인 마음, 잠재의식적인 마음, 그리고 무의식적인 마음에 의해 가려졌던 순수의식이 있는 그대로 드러나는 것이다. 이는 자각 그 자체가 곧 순수의식임을 뜻한다.

또한 자각은 순수 앎이다. 순수 앎은 우리가 일반적으로 안다는 것과 다른 의미이며, 이는 아는 자(주체), 알려지는 대상(객체)과 알게 되는 과정이 따로 분리되어 있지 않고 하나로 몰입되어 있는 경우이다. 이른바 자각의 대상과 자각하는 자가 분리되어 있지 않고 하나인 상태로서, 이것이 요가의 궁극적인 목적이다.

자각은 마음과는 달리 형태도, 기능도, 움직임도 없다. 시공간에 한정되어 있지도 않고 어떤 행위로부터 영향을 받지도 않으며, 원인과 결과로부터 자유롭다. 따라서 진정한 의미의 자각은 마음의 영역을 넘어 있는 순수의식과 다를 바 없다.[5]

여기서 자각은 외부 대상이나 사람에 대한 자각이 아니라 대상 없이 이루어지는 자기자각을 의미한다. 흔히 우리의 자각은 대상 지향적이며 외부대상에 한정되어 있다. 그리하여 대상이 사라지게 되면 자각 또한 사라진다. 이는 생시와 꿈, 수면의 상태에서 잘 나타난다. 이를테면 생시에서 외부 대상에 대한 자각이 있더라도 꿈에서 외부 대상이 사라지면 자각은 사라지게 된다. 마찬가지로 깊은 수면 상태에서도 자각은 사라진다. 하지만 자기에 대한 자각이 있다면 꿈의 내부세계가 사라져도, 깊은 수면에서 외적·내적인 세계가 모두 사라져도 '나는 존재한다'는 자기자각은 지속된다. 따라서 자각은 대상에 대한 자각이 아니라 바로 자기자각이다. 생시, 꿈, 깊은 수면에서 이루어지는 자각의 과정이 아니라 이 세 가지 상태를 초월하여 있는 자각을 의미한다고 볼 수 있다. 자각이 순수의식이며 순수 앎이라는 점은 인도의 여러 철학사상과 요가의 공통된 관점으로서 자각을 중시하는 현대 심리학이 놓치고 있는 부분이다.

요가에서 말하는 자각의 두번째 의미는 심리학에서 말하는 자각과 같은 의미로 사용되고 있다. 이때 자각은 첫번째 의미의 상태에 이르기 위한 하나의 과정이며 디딤돌이라 볼 수 있다. 첫번째 의미인 자각의 상태를 두번째 의미의 자각과 구분하기 위해 순수자각이라 할 수 있으며, 두번째 의미의 자각은 어떤 상태라기보다는 그 상태에 이르기 위한 과정을 나타내므로 '자각' 이라는 표현보다는 '자각하다' 또는 '자각하는 것' 이라고 표현하는 것이 적절하다.

그렇다면 요가에서 말하는 두번째 의미인 자각의 심리학적 정의는 무엇인가? 자각은 '개체가 개체-환경의 장에서 일어나는 중요한 내적 외적 사건들을 지각하고 체험하는 것' 으로 정의되고 있다.[6] 요가에서도 자각은 일반적으로 자신의 주변 환경에서 또는 자신에게서 일어나고 있는 것들을 알고 지각하고 느끼는 것을 의미한다. 자각은 자신의 정신적이고 육체적인 활동들을 관찰하고 바라보는 능력이다. 만약 어떤 사람이 자각하고 있다면 자신의 내외적인 활동을 바라보는 관객이 되는 것이다.[7]

자각의 대상

두번째 의미의 자각은 대상을 필요로 한다. '알아차린다, 자각한다, 또는 바라본다' 는 것은 다만 용어 사용의 차이이며, 이들의 공통된 특징은 대상과 그 대상을 보는 주체가 있다는 이원론적인 맥락이다. 김정규는 알아차림의 대상을 현상 알아차림과 행위 알아차림으로 나누고 있다. 현상 알아차림은 다시 신체감각, 욕구, 감정, 환경, 상황 그리고 내적인 힘에 대한 알아차림 등 6개 영역으로 나누어진다. 그리고 행위 알아차림은 접촉경계 혼란 행동에 대한 알아차림, 사고패턴과 행동패턴에 대한 알아차림으로 나누고 있다. '현상 알아차림'이 개체의 내부나 외부에서 일어나는 현상을 알아차리는 것이라면, '행위 알아차림'은 개체가 하는 자신의 행위방식, 특히 부적응적인 행동방식을 알아차리는 것을 뜻한다. 따라서 전자가 '어떤 것'에 대한 알아차림이라면, 후자는 '어떻게'에 대한 알아차림이라고 할 수 있다.[8] 이들 영역은 알아차려지는 대상이며, 이 대상들을 알아차리는 주체가 있다. '자각한다'는 것은 어떤 대상을 반드시 필요로 하고 있는 대상 자각이어서, 요가에서 말하는 외적 또는 내적 대상 없이 이루어지는 자기자각이 아니다.

요가에서는 세부적으로 자각의 대상을 구분 짓고 있지 않지만 크게 몸, 호흡, 마음, 정신적인 것으로 나누어볼 수 있다. 몸은 신체구조(안과 밖), 자세(서 있는, 앉아 있는, 누워 있는, 앞으로 굽히는, 뒤로 젖히는, 비트는, 기울이는 등), 행위(움직이는, 씹는, 삼키는, 말하는 등), 신체감각(덥고, 추운, 간지럽고, 땀이 나는, 습기, 목마름, 배고픔, 건조함 등)을 포함하고 있다. 호흡은 심리학에서 가장 간과되고 있는 부분으로 호흡자각의 중요성이 배제되고 있다. 요가에서 호흡은 의식이 없는 몸과 영혼을 이어주는 다리로서, 호흡의 자각은 보다 깊이 무의식을 알아차리는 유용한 도구로 알려져 있다. 또한 호흡은 몸의 프라나(에너지)를 활성화시켜 영적인 에너지 센터(chakra)를 각성시키므로 요가에서는 매우 중요한 영역으로 자각의 대상이 되고 있다. 숨을 들이마시는 과정, 숨을 내쉬는 과정, 숨을 들이마시고 내쉬기 전의 멈춤, 숨을 내쉬고 들이마시기 전의 멈춤이라는 호흡의 과정과 호흡을 할 때 일어나는 신체감각의 자각, 예를 들어 호흡할 때 코끝, 배, 목, 가슴 등에서 호흡과 동시에 일어나는 감각을 자각한다.

감정, 사고, 판단, 가치, 욕구, 의지 등은 마음의 작용이므로 모두 마음의 영역에 포함된다고 볼 수 있다. 정신적인 부분으로서, 에너지 센터인 차크라 및 프라나(기)의 흐름에 대한 자각, 미세한 몸의 공간(akasha) 자각 등을 들 수 있다. 이러한 여러 가지 자각 대상이 있지만 최상의 대상은 바로 자각하는 자이다.

자각을 발달시키는 단계를 살펴볼 때, 요가에서는 먼저 보이지 않는 마음의 작용을 자각하기보다 요가자세와 호흡법을 통해 신체의 구체적인 활동과 기능을 먼저 자각할 수 있도록 한다. 이는 내적인 사고과정보다 외적인 신체활동과 감각을 보다 잘 관찰할 수 있고 바라볼 수 있기 때문이다. 외적인 행위가 보다 잘 자각될수록 우리는 내적인 마음의 활동을 잘 자각하게 된다. 또한 내적인 마음활동이 잘 자각될수록 마음의 깊은 층인 잠재의식 마음을 잘 자각할 수 있기 때문에 요가에서는 무엇보다 기본적인 자각발달의 단계로서 요가자세와 호흡법을 들고 있다.

자각의 중요성

자각 또는 자각하는 것이 왜 중요한가? 요가에서 자각의 중요성을 살펴볼 때 무엇보다 자각은 순수의식 그 자체라는 맥락에서 이해될 수 있다. 자신의 행위들을 자각하는 것은 내면의 자기를 일깨우는 것과 직접적으로 관련이 있기 때문이다. 자신에게 일어나고 있는 사건들을 자각할수록 '내가 행한다' 또는 '내가 생각하고 느낀다'라는 자아가 사라진다. 역으로 자아가 사라질수록 더 깊이 자각하게 되며 우리의 의식은 확장된다.

의식이 확장된다는 것은 우리의 자아 또는 마음작용에 의해 가려져 있던 순수의식이 있는 그대로 조금씩 드러남을 의미한다. 이는 마치 구름이 사라짐으로써 구름에 가려져 있던 태양이 그만큼 드러남을 뜻한다. 물론 순수의식(태양)은 우리의 자아(구름)에 의해 영향 받지 않지만 우리의 자아는 마음작용 또는 구름에 의해 영향을 받아 늘 존재하는 순수의식 또는 태양을 보지 못한다. 따라서 자각한다는 것은 곧 마음의 작용에 의해 가려진 본래의 순수의식이 드러남을 의미한다. 순수의식이 드러날수록 우리는 자신의 본래 모습으로 돌아가게 된다.

전체 인간발달의 과정은 우리의 의식을 넓혀 가는 과정으로 이해된다. 의식이 확장됨에 따라 우리는 덜 자아중심이 되어 다른 사물과 사람들을 바라보는 관점이 폭 넓게 바뀌게 된다. 또한 자기 외부환경뿐만 아니라 내부환경 간의 조화를 이루게 되며 정서적인 안정과 지적인 통합을 이루게 된다.[9] 우리는 자아중심(self centered)에서 우리의 근원인 자기중심(Self centered)으로 나아가게 되며, 반대로 마음과 동일시하여 의식이 좁혀질 때는 자기중심에서 멀어지게 된다. 이처럼 요가에서의 자각은 순수의식 그 자체이므로 자각할수록 개별자아는 자기의 근원인 순수의식으로 몰입될 수 있는 영적인 차원의 의미를 내포하고 있다.

자각과 비동일시

요가에서 자각한다는 것은 바라본다는 것을 의미한다. 바라봄(witness)은 바라보게 되는 것과 나를 동일시하지 않는 것이다. 흔히 우리는 자신이 경험하는 것이 곧 자기의 모습이라고 여기고 있다. 하지만 자신이 경험하는 것을 알게 된다는 것은 곧 그 경험이 자신이 아님을 의미한다. 그 경험을 알아차리고 있음은 그 경험으로부터 떨어져 있음을 또는 분리되어 있음을 의미한다. 즉 그 경험 너머 있음을 의미하는 것이다.

요가에 의하면 대부분 삶의 불행은 자신을 몸, 마음 또는 자신이 하고 있는 역할, 행위 및 성격 등과 동일시하는 데서 비롯된다. 영원불멸

한 자신의 진정한 모습을 보지 못하고 일시적이고 변화 가능한 것들을 자신이라고 여기는 동일시가 곧 불행을 가져온다는 것이다. 파탄잘리의 《요가수트라》(2장 17절)는 보는 자와 보여지는 대상의 동일시는 고통을 야기하며, 그러한 동일시가 사라져야 함을 언급하고 있다.

비동일시를 이해하기 위해서는 무엇보다도 순수의식(참나)에 대한 명확한 이해가 선행되어야 한다. 순수의식은 보여지는 혹은 알려지는 경험의 대상이 아니라 경험을 바라보는 자이며, 시공간을 초월하고 변화하지 않는 그 무엇이다. 모든 것 속에 내재해 있으면서 그 모든 것으로부터 영향을 받지도 않는다. 부분으로 나눌 수 없으며 전체적이면서 독립된 실체이다. 우리가 참나와 명확하게 동일시될 때 그 외의 것으로부터 비동일시하게 된다. 반면에 참나가 아닌 것을 역으로 탈 동일시하게 됨으로써 순수의식과 동일시를 하게 된다.

세 가지 유형의 자각 연습

언급한 것처럼 요가에서 가장 중요시되는 것 중 하나가 자각이다. 자각 없이 실시된다면 요가의 기법들은 다양한 효과를 기대할 수 없다. 자각은 여러 가지로 정의되지만, 다음과 같이 세 가지 측면에서 이해될 수 있다.[10]

첫째, 하나로 집중된 자각(one pointed awareness)이다. 만약 지금 자신의 코끝을 자각하라고 하면, 주의는 코끝에 가 있게 된다. 이 지시가 있기 전에는 코가 있는지 없는지를 전혀 자각하지 않았을 것이다. 코끝을 자각하라는 지시에 따라 비로소 오직 한 점에만 주의를 집중시켰을 것이다. 이러한 상태를 산스크리트어로 '에카 그라타(eka gratha)', 즉 하나로 집중된 자각이라고 일컫는다. 집중의 지점은 신체 내부의 어떤 것일 수 있고, 사람들의 이야기 등 외부적인 대상일 수 있으며, 책을 읽는 것 등의 모든 활동일 수도 있다.

둘째, 확장의 자각(expansion awareness)이다. 이제 주변에서 들려오는 소리를 자각하라고 하면, 자기 주변에서 들려오는 여러 가지 소리들을 알아차리게 된다. 이 상태는 가능한 많은 것을 포함하고 있는 자각, 이른바 '자각의 확장'이다. 주변의 소리를 자각하라는 지시가 있기 전에 우리는 어떤 소리가 들려오는지에 관심이 없었다. 이는 소리가 없었던 것이 아니라 자신의 의식이 소리에 깨어 있지 않았기 때문에 그 소리들을 알아차리지 못한 것이다.

셋째, 바라봄의 자각(witness awareness)이다. 고요히 눈을 감고 자신이 어떻게 앉아 있는지를 자각하라고 하면, 마치 몸으로부터 떨어져 나와 객관적으로 관찰하는 것과 같이 자신의 자세를 바라보게 된다. 이는 제삼자의 입장에서처럼 바라보는 상태이다. 심지어 자기의 생각을 관찰함에 있어서도 마치 다른 사람이 생각하고 있는 것처럼 떨어져서 바라볼 수 있다. 이와 같은 상태를 '바라봄의 자각' 또는 산스크리트어로 '삭쉬 바와(sakshi bhaw)'라고 한다.

요가의 모든 수행방법은 자각을 발달시키는 것이라고 할 수 있다. 요가의 여러 수행법 중 하나인 요가니드라 역시 자각을 발달시키는 데 그 목적이 있으며, 다른 어떤 수행법보다 체계적인 방법으로 자각을 발달시키도록 고안되어 있다. 일반적으로 다른 명상법에서는 생시 상태에서 자각의 발달을 도모하는 데 반해 요가니드라는 잠재의식을 자각할 수 있도록 되어 있다. 요가니드라는 위에서 예를 든 자각의 세 가지 유형 중 두번째와 세번째를 포함하고 있다. 즉 외부세계, 신체, 호흡에 대한 자각에서부터 잠재의식적인 마음과 무의식적인 마음의 내면세계를 자각할 수 있도록 체계적이고 단계적으로 이루어져 있다.

의식의 상태와 자각

《만두키야 우파니샤드》에 의하면 의식의 네 가지 상태를 자그리티(jagriti), 스와프나(swapna), 수슙티(sushupti) 혹은 니드라(nidra), 투리야(turiya)로 보고 있다. 자그리티는 개별자아가 19기관[11]을 통해 외부세계의 물질적 감각을 즐기는 상태를 의미한다. 세상이 감각을 통해 알려지는 상태이며, 이를 생시 혹은 자그리티라고 한다. 자그리티 혹은 생시 상태에서는 시간, 공간, 대상을 체험하고 자각하며, 감각, 생각, 판단, 결정, 감정, 욕망 등의 마음작용을 자각한다.

스와프나는 개별자아가 꿈의 상태에서 미세한 대상들을 즐기는 의식의 상태이다. 꿈은 감각들의 작용이 멈추었으나 그럼에도 이미지들이 여전히 남아 있는 것을 의미한다. 즉 감각들은 비활동적이지만 의식은 여전히 감각에 의해 만들어진 대상의 이미지들을 보고 있는 상태이다. 꿈 상태에서 자각의 대상은 외적인 차원에서 결여되어 있지만 이미지는 내적으로 남아 있다.

수슙티 혹은 니드라는 개별자아가 깊은 수면에서 경험하는 의식의 상태이다. 깊은 수면 상태에서의 의식은 감각기관이 작용하지 않고, 외적인 지각과 내적인 지각이 결여되어 있다. 즉 대상에 대한 의식이 결여되어 있으며, 일시적으로 나라고 하는 자아가 소멸되어 있는 상태이다. 따라서 마음의 작용이 일시적으로 멈춰 욕망, 생각, 감정 등 마음의 거친 활동이 없다. 하지만 마음의 작용이 다시 일어날 수 있는 잠재적인 가능성을 지닌 상태이므로 파탄잘리의 《요가수트라》에서는 잠도 하나의 마음작용으로 여긴다. 의식의 꿈의 상태와 깊은 수면 상태는 우리가 흔히 알고 있는 잠잘 때 꾸는 꿈과 잠에만 한정되지 않는다. 명상 과정에서도 이와 같은 의식의 상태를 체험하게 된다.

투리야는 순수의식을 의미한다. 위의 세 가지 의식 상태를 위한 토대가 되며, 이 세 가지 상태 모두에 존재하고 있다. 투리야는 개별자아가 완전히 소멸된 상태의 참나 의식이다.

생시동안에 자각할수록 꿈은 사라지기 시작한다. 꿈이 감소될수록 의식은 보다 각성될 것이다. 생시동안 깨어 있을수록 꿈의 상태에서도 의식이 각성된다. 이른바 꿈꾸고 있는 자신의 꿈을 자각하게 된다. 이를 자각하자마자 꿈들은 사라진다.[12] 꿈의 상태에서 자각이 일어나면 깊은 수면에서도 의식은 깨어 있게 된다. 이른바 잠자고 있는 자신을 바라보게 된다. 잠 속에서 자신이 자고 있음을 자각하는 사람은 더 이상 무의식적으로 행위하지 않는다. 무의식적으로 행위할 수 없다. 왜냐하면 개인을 무의식적으로 만들 수 있었던 잠이 파괴되기 때문이다. 잠자고 있는 동안 자각할 수 있다면 개별자아는 깊은 수면을 초월한다. 이 상태가 초월될 때 개별자아는 네번째인 투리야에 이르게 된다. 이처럼 요가에서는 생시동안의 자각만을 강조하지 않고, 개별자아가 경험하는 꿈과 깊은 수면 상태의 자각의 필요성까지 말하고 있다.

대체로 생시 상태에서의 자각은 쉬우나 꿈의 상태와 깊은 수면 상태에서 자각하기는 쉽지 않다. 생시 상태에서는 외부 대상이 있어 자각하기 쉽지만, 꿈 상태에서의 대상은 내적 이미지라서 자각하기가 어렵다. 대상이 사라지게 될 경우 대체로 우리는 자각을 놓치게 된다. 그리하여 잠으로 떨어지거나 다른 생각에 빠져들게 된다. 요가니드라를 체험한 사람들의 경우, 대체로 꿈을 꾼 것 같지도 않고 잠든 것 같지도 않은 상태를 체험한다고 하는데, 이는 곧 꿈과 잠 상태에 있는 마음의 자각이라고 볼 수 있다.

수용과 제감

이완이 이루어지면, 자신에게 무엇이 일어나든 그것을 있는 그대로 받아들이고자 하는 수용성이 커진다. 수용은 어떤 것을 억압하거나 왜곡시키거나 생략 또는 삭제하지 않고 있는 그대로를 받아들이는 것이다. 즉 어떤 통제나 노력, 애씀이 없는 상태이다. 애쓰는 것은 마음의 긴장이다. 무언가를 통제하려고 하는 것은 마음의 갈등이다.

"한 번은 심한 두통이 일어났다. 두통을 없애기 위해 약을 먹지 않고 할 수 있는 다양한 명상법을 시도하였다. 하지만 두통은 더 심해졌다. 효과가 없자 하는 수 없이 두통을 없애고자 하는 시도를 포기하며, 내게 두통이 일어나고 있음을 수용하였다. 바로 그 순간 놀랍게도 두통이 말끔히 사라졌다."

그것이 무엇이든 수용할 수 있다면, 수용하는 그 자체가 치유를 가져다준다. 하지만 마음이 감각과 연결되어 바깥세계를 향하여 있을 때는 내면에서 일어나는 것들을 있는 그대로 보고 수용하는 능력이 감소된다. 따라서 마음을 감각과 분리시키는 감각제어(pratyahara)가 필요하다. 요가에서 이완의 상태는 마음이 외적인 경험으로부터 벗어나 내면으로 철회함으로써 일어난다. 다르게 표현하자면, 감각이 내면화된 상태에서 마음의 이완이 일어난다. 이때는 감각이 없는 것이 아니라 감각으로부터 마음이 분리되기에 마음작용이 일어나지 않는다. 즉 보는 것은 있되 보는 것으로부터 마음이 일어나지 않는다. 듣는 감각이 있지만, 듣는 것에 대하여 반응하지 않게 된다. 마음이 감각의 대상으로부터 분리될 때 이완되며, 이완이 깊을수록 수용성은 더 커지게 된다. 마치 하늘이 무엇을 품고 있는지 개의치 않고 그대로 수용하듯이 이완된 마음은 하늘과 같이 된다.

지금여기의 체험

전통적인 프로이트학파의 심리치료는 과거에 중점을 두었다. 즉 과거에 일어난 문제의 사건을 다루며 그 원인을 분석적으로 규명함으로써 문제를 해결하고자 하였다. 반면에 게슈탈트 심리치료에서는 과거 중심에서 지금여기의 현재에 중점을 두고 있다. 치료방법 역시 현재 이 순간의 자각을 향상시키는 데에 관심을 기울인다.

요가에서 현재의 중요성은《요가수트라》의 첫 구절 첫 단어에서 비롯됨을 보아 능히 알 수 있다.

"Atha yoganushasanam"-《요가수트라》1장 1절

위의 간단한 구절은 "지금 요가 수련이 시작된다"는 의미인데, 여기서 아타(atha)는 산스크리트어로 지금을 의미한다. 프로이트 정신분석 이후 현대 심리치료에서는 대부분 지금여기의 중요성을 강조하고 있다. 하지만 요가에서는 이미 몇천 년 전부터 '지금'의 중요성이 강조되어 왔다. 요가와 현대 심리학에서 강조되는 지금여기의 현재성은 어떤 맥락에서 중시되고 이해되고 있는가? 지금여기 치료(here and now therapy)라고 일컫는 게슈탈트 치료를 중점으로 지금여기의 중요성을 살펴보고자 한다. 패슨즈에 의하면 지금여기의 중요성은 다음과 같은 맥락에서이다. 즉 사람은 이 순간 경험하고 있는 것 이외의 무엇을 경험하는 일이 불가능하다는 것이다. 바꾸어 말하면 우리가 하는 경험은

바로 이 순간 일어난다. 지금에 중요성을 두는 두번째 이유는 변화들이 현재에서만 일어날 수 있다는 점이다. 사람들의 적응이나 자기규제는 지금에서만 일어나며, 과거를 다시 고쳐 쓰거나 경험하지 못한 미래를 바꿀 수는 없는 것이다. 세번째 이유는 현재에 대한 현실감이 실제 환경과의 접촉을 가져다준다는 차원이다. 그리고 네번째는 지금 안에 있음으로써 자신에 대한 인식 또한 강화된다는 차원이다. "바로 지금 내가 이것을 하고 있음"을 알아차리는 순간 사람은 느끼고 생각하고 행하는 사람으로서의 자아감을 얻게 된다.[13]

요가에서는 어떤 맥락에서 '지금여기'가 중시되고 있는가? 우선 요가나 다른 인도철학에서 이와 관련하여 이해되고 있는 점은 바로 순수의식 또는 참나는 지금여기에 있으며, 그것만이 존재하고 있다는 것이다. 물론 순수의식은 시간과 공간을 초월하여 있기 때문에 지금여기라는 용어 자체마저 초월하지만, 바로 지금여기 있다는 인식은 절대적 사실이다. 내가 존재한다는 것은 바로 지금여기를 뜻하는 것이지 과거나 미래를 의미하지 않는다. 위에서 언급한 게슈탈트에서의 중요성들, 즉 지금여기에서 경험이 일어나고, 지금여기에서 변화가 가능하고 환경과 접촉 가능하기 때문에 또는 지금의 체험을 통해 자아감을 느끼게 되는 그 모든 것들은 시간과 공간을 초월한 순수의식이 늘 존재하고 있기 때문에 가능하다. 그러므로 지금여기의 체험은 곧 순수의식을 직접적으로 인식하는 유일한 방법이다.

지금여기 존재한다는 것은 이 순간 의식이 깨어 있다는 또는 자각한다는 것이다. 우리 자신이 이 순간 깨어 있지 않다면 늘 그대로 존재하는 실체를 느낄 수가 없기 때문이다. 예를 들어 지금 책을 읽고 있지만 자각하고 있지 않다면 이는 지금여기에 있는 것이 아니다. 아마도 그 순간의 마음은 과거를 회상하거나 미래에 대해 염려하거나 희망하고 있을 것이다. 그러므로 요가에서 '지금'이라는 것은 마음의 상태를 나타낸다고 볼 수 있다. 과거와 미래는 마음이다. 과거, 현재, 미래는 시간의 시제가 아니라 마음의 시제인 것이다.

따라서 요가에서는 현재에 깨어 있지 않는 것을 마음의 작용이라고 한다. 끊임없이 움직이는 마음의 방향이 과거에서 미래로, 미래에서 과거로 향한다. 마음이 과거나 미래에 있지 않고 오로지 지금 이 순간에 있다면 마음의 확장, 고요와 평화, 명료함과 몰입을 경험할 수 있다. 그리하여 무엇보다 중요한 진정한 자신과 만나게 된다.

제2장 요가니드라의 이해

1. 요가니드라의 정의와 목적

    요가니드라(yoga nidra)는 '합일', '내적 결합' 또는 이 상태에 이르기 위한 방법을 의미하는 요가와 '잠'을 뜻하는 니드라로 이루어져 있다. 따라서 요가니드라는 요가의 잠(yogic sleep), 깨어 있는 잠 또는 잠 없는 잠(sleepless sleep)을 의미한다. 요가니드라를 하는 도중에는 잠들어 있는 것처럼 보이나 의식은 깨어 있다. 이러한 맥락에서 요가니드라를 사이킥 잠(psychic sleep) 또는 깨어 있는 깊은 이완(deep relaxation with awareness)이라고 한다.[14]

    요가니드라에서는 잠을 잘 때처럼 몸과 마음이 깊은 이완을 취하되 의식은 또렷이 깨어 자신에게서 체험되는 것을 자각하도록 하고 있다. 이른바 우리의 진정한 본질이 '바라보는 자'라는 것을 깨닫게 하는 것이다.

요가니드라는 특별한 요가 수행법이자 존재의 상태이다. 수행방법으로서 요가니드라는 쉽게 이해되고 정의될 수 있으나 체험은 사람마다 다르다. 스와미 싸띠아난다는 요가니드라의 상태가 개인에 따라 잠, 사이킥 잠, 잠 없는 잠의 상태로 이해될 수 있다고 보았다.

- 잠: 피곤하고, 소진되고 끊임없이 걱정하는 사람들의 경우 요가니드라의 상태는 단지 깊은 잠이 될 수 있다. 깊은 수면 그 자체로도 몸을 이완하고 에너지를 충전하므로 효과적이다. 특히 불면증으로 고생하는 사람들의 경우 요가니드라를 잠의 상태로 체험하여도 좋다.
- 사이킥 잠: 이 단계에서는 마음의 잠재의식적인 비전을 볼 수 있게 되며, 잠재의식을 자각할 수 있다. 잠과 깨어 있음 사이의 중간단계인 이 상태에서 개인은 잠재의식의 문제, 억압, 두려움 등에 직면한다. 대부분의 사람들이 경험하게 되는 요가니드라의 상태로, 잠을 잔 것 같기도 하고 안 잔 것 같기도 한 체험을 하게 되며, 꾸준한 수행으로 마음을 정화하면 마음의 보다 깊은 층을 지각하고 접촉하게 된다.
- 잠 없는 잠: 이것은 요가니드라의 최상의 상태이며 순수의식에 해당되는 신비롭고 축복의 '요가(합일)' 상태이다. 이 순간에 이르는 이는 극히 드물다. 자신의 본연의 존재 상태인 이 순간을 요가에서는 삼매(samadhi)라고 한다. 이 상태를 다르게 표현하면 생시-잠(jagrat-sushupti)이라고 할 수 있는데, 이는 잠과 깨어 있음이 결합되는 체험이다. 대체로 오감이 활동하는 생시 상태에는 자각이 있지만 이완되어 있지 않으며, 오감이 휴식하는 잠의 상태에서는 이완은 있지만 자각이 없다. 생시-잠은 생시 상태의 자

각이 있으면서 잠처럼 자아가 사라진 상태를 의미한다. 《요가수트라》에 의하면 잠과 삼매는 유사하지만 잠은 자각이 없는 반면 삼매는 자각이 있다는 점에서 차이가 있다.

요가니드라의 궁극적인 목적은 사이킥 잠에서 잠재의식을 자각하고 정화하는 것뿐만 아니라 순수의식의 측면까지 관심을 가지게 됨으로써 자신의 진정한 본래 성품에까지 머물게 하는 데 있다.

수행의 방법으로서 요가니드라는 아쉬탕가 요가(ashtanga yoga)의 여덟 단계에서 다섯번째 단계인 제감법(pratyahara)의 수행법이면서 육체적·심리적·영적 긴장을 이완하는 뛰어난 이완법이다. 요가니드라는 몸의 이완과 신경의 고요함을 가져오며, 무의식 깊이 뿌리박힌 마음의 긴장을 제거하여 내면의 참지식과 명상의 상태에 이르게 한다.

2. 요가니드라의 발달

요가니드라는 고대 탄트라 수행법의 하나인 니야사(nyasa)에 그 기원을 두고 있으며, 스와미 싸띠아난다가 이를 현대인이 수행하기 적합하도록 발달시켰다.

탄트라 니야사로부터 기원

요가니드라의 특징적인 양상은 '신체 각 부위를 통한 의식의 체계적인 순환'을 실행하고 있는 탄트라의 수행방법인 니야사에 기원을 두고 있다. 니야사는 '두다', '마음을 어느 지점에 두다'라는 의미를 가지고 있다. 이는 신체 각 부위에 의식을 두면서 각각에 해당되는 특별한 만트라를 암송하는 방법으로 여러 세대를 걸쳐 요기들이 수행해오고 있고 여전히 힌두인들이 수행하고 있는 요가니드라의 전통적인 형태이다. 고대 탄트라 경전에 기술된 니야사 또한 여러 가지 수행방법이 있으나 대체로 다음과 같은 방법으로 수행된다.

i) 신체 부위의 명칭이 언급되고
ii) 신체 그 부위를 자각하면서 시각화하거나 손으로 접촉을 하며
iii) 그 부위에 해당되는 만트라를 암송하는 것이다.

예를 들면 각 신체 부위마다 특정한 만트라를 다음과 같이 암송하게 된다.

예) 엄지손가락: Hram angushtabhyam namah.
손바닥과 손등: Hrah karatalaprishtabhyam phat.

스와미 싸띠아난다의 경험과 개발

스와미 싸띠아난다(Swami Satyananda, 1923~2009)가 구루인 스와미 시바난다(Swami Sivananda)의 아쉬람에서 머물 때, 그가 잠든 새벽녘에 어린 학생들이 베다(Veda)를 찬송하는 시간이 있었다. 어느 날 아쉬람의 축제에서 어린 학생들이 다른 사람들 앞에서 베다를 찬송하였는데, 스와미 싸띠아난다는 한 번도 배우지 않고 듣지도 않은 그 찬송이 왠지 익숙하게 느껴졌다. 이상하게 여겨 학생들을 지도하고 있는 선생님에게 물으니 그는 스와미 싸띠아난다가 잠든 새벽녘 두 시간 동안 학생들이 베다를 찬송할 때 잠을 자면서도 들었기 때문에 자연스러운 일이라고 말했다. 이 경험으로 스와미 싸띠아난다는 '잠'이 온전한 무의식의 상태가 아니라는 것을 깨달았다. 잠들어 있을 때 외부상황에 대해 자각할 수 있는 잠재성이 있으며, 마음의 훈련을 통해 이 상태를 활용하는 것이 가능하다고 여기게 된 것이다. 그 후 스와미 싸띠아난다는

고대 경전을 통해 무의식 차원에서도 깨어 있을 수 있는 방법을 탐구하였다. 그 결과 탄트라의 니야사 수련 방법을 접하게 되었고, 이를 현대인의 감각에 맞게 개발하였다. 니야사의 수행법은 특히 요가니드라의 세번째 단계인 '신체 각 부위를 통한 의식의 순환'에 영향을 주었다.

스와미 싸띠아난다에 의한 요가니드라는 모든 종교와 언어, 전통과 관련 없이 누구나 수행할 수 있도록 전통적인 형태의 니야사 수행법에서 실시하고 있는 만트라를 생략하였다. 스와미 싸띠아난다는 비록 만트라를 생략하였더라도 수련자의 성격과 감수성을 변형하기 위하여 요가니드라의 강력한 힘을 그대로 유지할 수 있도록 개발하였다. 니야사에서는 신체부위에 해당하는 만트라의 찬송을 강조한 반면, 싸띠아난다의 요가니드라는 자각의 순환을 더 강조하고 있다. 하지만 필요하다면 요가니드라 실행 중 신체의 각 부위를 자각하면서 옴(Om)과 같은 우주적인 만트라를 염송할 수 있다.

3. 요가니드라의 치유효과

요가니드라의 효과는 다양하다. 요가니드라는 무엇보다 육체적 · 정서적 · 심리적 · 영적인 깊은 이완을 가져옴으로써 육체적이고 생리적인 차원에서부터 심리적 · 영적인 치유효과를 가져다준다. 뿐만 아니라 인간의 잠재능력을 충분히 발휘할 수 있도록 도우며, 자기성장의 궁극적인 목표인 깨달음에 이를 수 있도록 하는 명상의 효과를 지닌다. 요가니드라에 대한 효과는 이미 비하르요가대학교에서 다양한 분야에 적용하여 검증된 것이다.[15]

육체적 · 생리적 효과

요가니드라는 내적인 마음의 변화를 가져오기 때문에 과학적인 도구로 그 효과를 모두 측정할 수는 없다. 그럼에도 요가니드라 실시 도중 신체에서 일어나는 생리적인 변화가 다음과 같이 과학적으로 측정되어 왔다.

- 호흡: 신체의 산소 요구량이 현저하게 줄어들었다. 이는 몸의 동화작용이 감소한 결과이다. 호흡비율 또한 감소되었다. 이른바 빠르고 얕은 호흡 대신에 느리고 깊은 호흡으로 변화되었다.
- 심장박동률이 현저히 감소되었으며 심장 수축(systolic)과 심장 이완(diastolic)을 포함하여 혈압이 현저히 감소되었다.
- 뇌파장 패턴: 뇌파장 빈도가 감소되었으며 베타에서 알파 활동으로 변화되었다. 알파(alpha)파는 이완, 평화, 안녕감과 관련되어 있다. 요가니드라 도중 세타(theta)파의 낮은 빈도가 경우에 따라서 나타났는데, 이는 요가니드라가 깊은 이완과 명상상태를 가져옴을 의미한다.
- 자율신경: 요가니드라 중 스트레스, 두려움, 몸과 마음의 과잉 활동과 관련된 교감신경의 활동이 감소되었다.
- 혈중 유산염(blood lactate): 혈중 유산염 수준은 스트레스와 관련되어 있다. 요가니드라 실행 도중 혈중 유산염 수준이 쉽게 그리고 현저히 낮아지는 것으로 나타났다.
- 그 외에도 요가니드라 실행 도중 피부 저항과 같은 생리학적인 변화가 일어났으며, 신진대사의 비율도 저하되는 것으로 나타났다. 이러한 여러 가지 생리적 변화들은 깊은 수면 동안에도 일어날 수 있지만 많은 시간이 요구된다. 하지만 요가니드라는 단시간 동안

깊은 이완의 상태를 가능하게 하며, 위에서 언급한 여러 가지 육체적·생리적인 이완을 가져온다. 요가니드라는 몸과 마음이 다시 젊어지도록 한다.

질병의 치료

요가니드라는 알레르기 등과 같은 심신증 질병을 치유하고 예방하는 데 효과적이다. 환자들의 마음을 안정시키고, 신체의 자기치유 기능을 활성화함으로써 여러 가지 질병을 회복할 수 있도록 한다. 이를테면 천식, 당뇨, 두통, 편두통, 말더듬이, 신경쇠약증, 궤양, 고혈압, 류머티즘, 호르몬 부조화, 성적인 문제 등의 치료에 적용 가능하다. 요가니드라는 우울증을 제외한 거의 모든 유형의 질병에 유용하다.

이외에도 임산부에게 적용함으로써 몸과 마음의 이완으로 출산을 돕는다. 또한 암과 같은 투병기 동안 고통의 민감성을 감소하는 데 효과적이다. 외과 수술시 마취를 돕는 방법으로도 활용 가능한데, 특히 치과에서 많이 활용하고 있으며 작은 부분을 절개할 때나 일부 복부수술에도 성공적으로 활용되고 있다. 피곤과 긴장은 다양한 질병의 원인이 되고 있다. 육체적·정서적·심리적 이완은 자기치유의 비결이므로 요가니드라는 다양한 질병들의 자기치유를 가져온다.

심리적 치유효과

요가니드라는 깊이 뿌리박힌 심리적인 복잡성, 신경증, 억압 등을 해소하는 데 도움이 된다. 요가니드라 실시 중 깊은 이완의 상태에서 비전, 잠재의식의 기억, 어린 시절의 상처 등을 직면하기 시작한다. 이 과정을 의식적인 꿈(conscious dreaming)으로 부를 수 있는데, 이때 악마, 용, 유령, 픽션보다 더 이상한 것들을 보게 된다. 때로는 유쾌하고

때로는 불쾌한 이것들은 마음의 갈등을 나타낸다. 이때 자신은 바라보는 자로 있어야 한다. 자신은 그러한 비전으로부터 떨어져 있다고 느껴야 한다. 이런 방법으로 잠재의식의 비전들을 다시 억압하지 않게 되며, 심리적인 막힘, 두려움, 공포감, 갈등, 열등감을 해소한다.

심리적 인상들의 직면은 그 인상들의 정서적 내용을 중립화시킨다. 이를테면 좋고 나쁘다는 이원론적인 정서들을 해소함으로써 마음은 점차 잠재의식의 정서적 매듭으로부터 자유롭게 되며, 보다 이완되고, 심리적 아픔이 사라지게 된다. 오래된 습관, 잠재인상들을 소멸시킴으로써 즐거움, 안녕감, 자기충족감, 삶의 만족감을 가져다주며 전체 성격을 재구조화하고 형성한다.

수면의 조절

현대인의 네 명 가운데 한 명이 여러 요인으로 불면증을 겪고 있다는 보도가 뉴스에 나온 적이 있다. 청년실업과 경기불안, 조기 명예퇴직 등으로 불안정한 심리상태와 24시 편의점의 증가 등으로 수면 리듬이 깨지고 있는 게 오늘의 현실이다. 요가니드라는 불면증을 비롯한 여러 수면장애를 치유하는 데 매우 효과적이다. 대체로 요가니드라를 실행할 때 '나는 잠들지 않겠다'라는 다짐을 마음속으로 반복하지만 불면증을 겪고 있을 경우에는 그러한 반복을 하지 않도록 하는 것이 좋다.

요가니드라는 또한 불필요한 수면을 줄이는 데도 효과적이다. 지나친 수면은 몸과 마음을 무겁게 한다. 많이 잤는데도 오히려 몸이 더 상쾌하지 않을 때가 있다. 하지만 요가니드라는 몸과 마음을 이완시켜주므로 깊은 수면을 가져오며 적절한 수면을 취하게 한다. 한 시간의 요가니드라는 네 시간의 깊은 수면과 같은 에너지를 충전하게 된다고 알려져 있다.

에너지의 활성화

요가니드라는 몸의 에너지 흐름을 조화롭게 한다. 특히 '신체 각 부위를 통한 의식의 순환' 단계에서 그러하다. 신체의 특정한 부위에 대한 자각은 그 부위의 에너지를 흐르게 한다. 이를테면 의식을 오른팔에 두고 자각하게 될 때 오른팔의 에너지가 흐르게 된다. 때문에 신체의 긴장된 부분을 고요히 자각하면 그 부위의 에너지가 흐르게 됨으로써 이완하게 된다. 신체의 각 부위를 통한 자각의 순환은 차례로 몸 전체의 에너지를 활성화시키고 조화롭게 한다. 에너지의 활성화는 질병을 제거하고 건강을 유지하게 하며 몸의 생명력을 증가시킨다.[16]

"17세기 프랑스의 장군이자 황제였던 나폴레옹의 부하장교들은 그가 십오하고 지치지 않는 '에너지와 영감'의 원천을 소유한 사람이라고 생각했다. 전투가 절정에 달한 순간, 양쪽이 팽팽한 균형을 이루고 있을 때 나폴레옹은 부하에게 지휘권을 넘기며 어떠한 상황에서도 20여 분 동안은 본인을 방해하지 말라는 명령을 남겨두고 자리를 떠났다. 그리고 자신의 텐트로 돌아와 스트레칭을 하면서 요가니드라에 몰입하였다. 그는 곧 전쟁터의 모든 필사적인 소리들과 뒤섞여버리는 크고 규칙적인 코고는 소리를 내며 잠에 빠졌다. 정확히 20분 후에 그는 생기 있고 고무된 모습으로 말에 다시 올라타 프랑스 군대를 압도적인 승리로 이끌었다."[17]

마음의 잠재능력과 직관력의 각성

창조성과 지혜는 내면의 잠재력을 각성시킴으로써 얻을 수 있다. 요가니드라는 누구나 다 가지고 있는 내면의 잠재력을 각성시킨다. 사람에게는 누구나 천재가 될 잠재력이 있다. 다만 장막에 가려져 있어

드러나지 않을 뿐이다. 이 장막은 심리적 막힘, 강한 자아, 사회적·문화적·교육적인 조건화일 수 있다. 이러한 장막을 없애면 내면의 모든 지식이 자발적으로 드러나게 된다. 요가니드라는 그러한 장막을 거두는 직접적인 방법으로서 내적 잠재력의 자기실현화를 가져온다.

학습능력, 지능, 기억력 향상

육체적·심리적 이완의 상태에서 학습효과가 매우 뛰어나다는 연구 결과가 나오고 있다. 이를테면 불가리아의 암시학 및 인성 개발센터의 언어학습 과정에서는 이완된 자세가 요구된다. 즉 고요한 음악과 함께, 주의를 기울이지 않도록, 교사로부터 듣는 것에 대해 생각하지 않도록 안내한다. 단지 이완하고 의식적인 마음은 완전히 음악에 심취하도록 하며, 이때 교사는 외국어를 가르친다. 이 과정의 학습효과는 무려 2년의 과정을 20일 동안 배우는 효과를 가져왔다.

또 다른 예로, 요가니드라를 현대인에게 맞도록 개발한 스와미 싸띠아난다의 후계자이면서 비하르요가대학교 설립자인 스와미 니란잔아난다(Swami Niranjanananda)의 경우를 들 수 있다. 그는 어릴 때부터 스승인 스와미 싸띠아난다로부터 요가니드라를 통해서 산스크리트, 영어, 탄트라, 요가, 우파니샤드, 기타 인도철학과 고대 경전들을 습득하였다. 스와미 니란잔아난다는 어릴 때 매우 장난꾸러기였던 것으로 알려져 있다. 스승인 스와미 싸띠아난다는 어린 니란잔아난다가 잠들 무렵 요가니드라를 실시하면서 일정하게 《바가바드기타》 경전을 읽어주었다. 일주일이 지난 후 어린 니란잔아난다의 행동이 달라지기 시작하였으며, 매일 밤마다 경전을 읽어주기를 기다리게 되었다. 그는 요가니드라를 통해서 구루가 알고 있는 그 모든 것을 구루로부터 전수받게 되었다. 스와미 니란잔아난다는 정규적인 학교를 다니지 않았지만 세계 최초의 요가대학교를 설립하여 요가를 전 세계적으로 전파하고 있으며 많은 사람들에게 영적인 스승이 되고 있다.

명상

요가니드라 실시 중 EEG를 통해 뇌 활동을 측정하였을 때 명상의 상태와 유사한 것으로 나타났다. 요가니드라는 외부적인 감각으로부터 마음을 철회하여 자기 내면으로 향하게 하는 감각제어의 과정과 집중 그리고 명상의 과정을 체계적으로 이끈다. 외부적인 것의 자각에서 체계적으로 몸, 호흡, 감각으로부터 마음을 내면화하도록 한다. 의식이 점점 외적인 것이 아닌 자기 내면을 주시하게 됨으로써 마음으로부터 긴장이 해소되며 하나의 대상에 마음을 고정하는 것이 가능하다. 이것이 바로 집중(dharana)이다. 마음이 고요하면 오로지 한 가지 상징물을 시각화할 수 있다. 이는 자연스럽게 명상의 상태로 이끈다.

요가니드라는 자신의 환경, 몸, 호흡, 정서 그리고 사고, 욕망 등의 마음과 비동일시를 가능하게 한다. 이른바 자신의 외부와 내부에서 일어나고 있는 여러 가지 것들을 주시하도록 한다. 우리는 대체로 자신이 체험하는 것과 자신을 동일시한다. 자신이 생각하고 있는 것이 곧 자신이라고 여긴다. 자신이 느끼고 있는 것이, 자신이 욕망하고 있는 것이, 자신이 판단하고 있는 것이 곧 자신이라고 여기는 것이다. 자신의 경험과 동일시함으로써 경험이 일어나게 되는 배경인 순수의식을 잊고 있다. 모든 경험 너머 있는 순수의식과 합일하는 것이 요가의 진정한 목적이다. 요가니드라는 여러 체험들을 바라보게 함으로써 자신은 경험들의 주시자라는 것을, 순수의식이라는 것을 일깨운다. 자신은 자신이 경험하고 있는 이 모든 것들을 바라보는 자임을 알게 하는 것이다.

4. 요가니드라와 명상

요가니드라는 이완법이면서 명상법이다. 모든 명상법은 요가의 다섯번째 단계인 제감법 단계를 가져오도록 되어 있다. 요가니드라는 모든 명상법 중에서 가장 체계적인 방법 가운데 하나이며, 감각으로부터 마음이 내면화되는 쁘라띠야하라의 상태를 이끈다. 요가니드라에서는 몸을 움직이지 않고 실시하므로 무엇보다 행동기관으로부터 행위를 제어한다. 안내자의 목소리를 제외한 다른 감각지각이 외부세계로부터 차단된다. 대부분의 경우 외부세계로부터의 감각적 인상들을 즉시 철회하는 것이 어렵지만, 요가니드라에서는 단계적으로 외부세계로부터의 감각적 인상들을 차단하도록 한다. 요가니드라를 실행하는 중에는 눈을 감기 때문에 우선 시각이 차단된다. 그리고 안내자의 목소리와 안내에 따른 자각은 수련자의 미각과 후각을 차단하게 한다. 요가니드라의 단계가 깊어짐에 따라 심리적 촉각이 차단됨으로써 신체의 외부적인 자각이 사라지게 된다. 다섯 가지 감각 중 외부세계와 직접적으로 연결되어 있는 안내자의 목소리에 대한 청각을 제외하고 다른 나머지 네 가지 감각이 외부로 향하지 않으므로 뇌의 자극이 현저히 감소된다. 안내자의 목소리마저 경우에 따라 일시적으로 침묵을 하므로 감각지각은 외부세계로부터 온전히 철회되어 자각의 흐름이 내면으로 향하게 되면서 자각의 영역이 깊어지게 된다. 이른바 마음이 하나로 모아지게 되며 이는 집중(다라나)으로 이끈다.

집중의 단계에서는 사이킥 상징에 자각의 초점을 두어야 한다. 이 집중의 단계는 요가니드라를 제대로 실행하였을 때 일어난다. 집중이 깊어짐에 따라 다라나는 명상으로 변형되어 존재의 깊은 측면과 접촉하게 된다. 잠재의식의 갈등적인 사고 너머의 영역에 이르게 되면 개인은 순수의식, 직관, 축복 그리고 초월적 경험의 상태에 이르기도 한다.

다른 명상법에 대해 요가니드라의 좋은 점은 연꽃자세와 같은 어려운 명상자세를 취하지 않는다는 점이다. 요가니드라는 등을 바닥에 대고 누워서 하도록 되어 있다. 그러므로 앉아서 명상을 할 수 없는 사람들도 쉽게 명상할 수 있는 이점이 있다. 요가니드라에서는 마음과 싸우지 않도록 하며 체계적으로 마음을 고요하게 한다. 다른 많은 명상 기법에서처럼 한 지점에 주의를 고정시키지 않는다. 대신 신체의 각 부위를 옮겨가면서 주의를 두게 된다.

일반적으로 요가니드라에는 다음의 두 단계가 있다. 첫째, 요가니드라는 육체적·정서적·심리적 영역의 깊은 이완을 가져온다. 이는 쁘라띠야하라와 다라나의 단계와 일치한다. 둘째, 쁘라띠야하라와 다라나의 상태가 깊어지며 자발적인 명상이 일어나는 단계로서 이것이 명상(dhyana)이다. 어떤 목적을 위해서든 요가니드라를 활용할 수 있다. 하지만 원래 의도된 요가니드라의 최상의 목적은 명상의 즐거움을 가져오는 데 있다.[18]

5. 요가니드라와 수면

요가니드라와 잠은 겉으로 보아서는 별 차이가 없는 것으로 보일 수 있다. 하지만 수면 상태와 요가니드라는 상당한 차이가 있다. 산스크리트어로 잠을 '니드라'라고 한다. 잠에서는 외부세계와 내부세계에 대한 자각이 결여된다. 그러나 요가니드라에서는 외부세계에 대한 자각은 결여되어 있으나 내부세계에 대한 자각은 유지되고 있다. 이 점이 잠과 요가니드라의 깊은 차이점이다. 니드라가 무의식적 잠(unconscious sleep)이라면 요가니드라는 의식적 잠(conscious sleep)이다. 이를테면 의식이 깨어 있는 잠이다.

요가니드라와 수면의 효과에서도 차이점이 있다. 요가니드라는 최소한의 시간으로 몸과 마음에 최대한의 이완을 가져온다. 한 시간의 요가니드라가 네 시간의 수면과 같은 효과를 가진다고 한다. 요가니드라를 성공적으로 실행한 후에는 잠을 자지 않은 것 같은 느낌이 들 때도 있다.

잠을 유도하는 요인들은 감각적인 자극을 최소화하는 것이다. 이를테면 어두움, 고요함, 근육의 이완과 쾌적한 온도들이 잠을 유도하는 요인이 된다. 과학적인 실험에 의하면 잠은 다음과 같은 단계로 일어난다.[19]

1. 다리, 팔 같은 전체 근육의 이완
2. 손, 손가락, 발가락 등 보다 작은 근육의 이완
3. 입술, 눈꺼풀, 눈썹 같은 근육의 이완
4. 후각, 촉각, 미각 등 감각의 차단

요가니드라는 잠으로 유도하는 위의 네 가지 단계를 체계적으로 안내할 수 있도록 되어 있다. 더욱이 요가니드라는 심리적 긴장을 이완하도록 한다. 때문에 요가니드라가 만성적으로 불면증에 시달리는 사람들을 편안히 잘 수 있도록 하는 것은 그리 놀라운 일이 아니다. 요가니드라는 잠을 잘 수 없는 사람에게 매우 효과적이다. 불면증 약을 먹는 대신에 요가니드라를 실행한다면 장기적인 측면에서 보다 효과적일 것이다. 약은 불유쾌한 측면의 효과를 가져오지만 요가니드라는 그렇지 않다.

요가니드라는 매우 피곤한 사람뿐만 아니라 잠을 자지 못하는 사람, 그리고 너무 잠을 자서 피곤한 사람에게 이상적인 수행법이다. 너무 많은 잠(지나친 타마스)과 너무 적은 잠(지나친 라자스) 사이를 조화롭게 한다. 요가니드라는 필요하다면 잠을 잘 수 있도록 하며, 너무 많이 자는 경우에는 잠을 줄일 수 있도록 한다. 따라서 요가니드라는 개인의 그릇된 수면 습관을 수정하여 건강을 가져온다.

요가니드라의 핵심은 자각이다. 불면증을 치유하거나 잠을 자기 위해 요가니드라를 실시하는 경우를 제외하고는 잠을 자지 않도록 해야 한다. 요가니드라를 실행하기 전에 마음속으로 '나는 온전히 나 자신을 이완하되 잠들지 않겠다'라고 반복하는 것도 좋다. 이러한 다짐을 요가니드라를 실행하는 중에 여러 번 반복할 수도 있다. 요가니드라 실행 중에는 몸과 마음이 이완되고 자각의 대상이 내면이다보니 대체로 쉽게 잠으로 빠져든다. 심지어 열 시간을 자고 나도 요가니드라를 실행하는 도중 쉽게 잠으로 빠져드는 경우가 있다. 그러므로 '나는 잠을 자지 않겠다'라는 다짐은 자각을 유지하도록 돕는다.

잠은 요가니드라가 아니다. 매초마다 자각을 유지하도록 해야 한다. 깨어 있되 긴장을 야기하지 않도록 한다. 너무 지나친 노력과 아예 푹 퍼져버리는 것 사이에서 적당하게 조화를 이루어야 한다. 지나친 노력은 긴장을 야기하며, 아예 노력하지 않음은 잠으로 빠져들게 한다. 자각을 유지하는 방법은 자신의 주의를 안내자의 목소리에 두고 안내에 따르는 것이다. 이는 잠을 피하는 유일한 방법이다. 안내자의 목소리를 자각하는 것은 의식이 내면으로 철회하면서도 자각을 유지하게 한다. 잠은 모든 감각이 철회되어 있으면서 자각이 없는 상태인 반면 요가니드라는 감각이 철회되어 있지만 자각이 있다. 바로 이 점이 잠과 요가니드라의 차이점이다. 안내자의 목소리에 주의를 둠으로써, 점차적으로 외적 지각이 흐려지더라도 내적 자각을 유지할 것이다.

6. 요가니드라를 실시할 때 지켜야 할 점

■ 이완하되 잠들지 않도록 한다

몸과 마음을 편안하게 이완시키되, 의식은 또렷이 깨어 있도록 한다. 만약 의식이 깨어 있지 않으면 몸과 마음이 이완된 상태에서 쉽게 잠으로 빠져들게 된다. 반대로 몸과 마음이 이완되지 않고 긴장되어 있으면, 잠을 자지 않더라도 자신에게 일어나고 있는 것들을 바라보지 못하고 다른 생각으로 빠져들게 된다. 요가니드라를 실행하는 도중에 의식이 깨어 있기 위해서는 안내자의 목소리에 귀를 기울여야 한다. 어떤 사람들은 요가니드라를 잠을 자기 위한 과정이라고 오해하는 경우도 있다. 아예 편안하게 잠부터 잘 생각을 하고 요가니드라에 임하는 경우도 더러 있지만 이는 불면증을 해소하거나 필요에 의해 깊은 수면을 원하는 사람의 경우를 제외하고는 바람직하지 않다.

요가니드라의 결과에 대한 기대와 지난번 체험에 대한 집착과 기대로 마음을 이완하지 못하는 경우도 있다. 이 또한 요가니드라에 임하는 바람직한 태도가 아니다. 어떤 경험이든 열려 있는 태도와 그것이 일어날 수 있도록 스스로에게 허용하는 태도가 중요하다. 이러한 태도는 몸과 마음의 긴장을 해소하고 의식을 놓치지 않도록 한다.

■ 자각하되 집중하지 않도록 한다

요가니드라는 의도적으로 어느 하나에 집중하는 것이 아니다. 특히 요가니드라의 3단계인 신체 각 부위를 통한 의식의 순환과정에서는 신체의 특정 부위에 집중하는 것으로 오해할 소지가 많다. 요가니드라 실행 중에는 자각 또는 바라봄이 무엇보다 중요하다. 다만 요가니드라의 단계에 따라 자각의 대상이 다를 뿐 의식은 시종일관 깨어 있도록 한다. 이를 위해서는 우선 안내자의 목소리를 자각하고, 그 지시 내용에 따라 체험하는 것을 바라보도록 한다.

'자각한다' 또는 '바라본다'는 모두 같은 의미이며, 요가니드라 실행 중 내용에 따라 다음과 같이 적절하게 용어 사용을 달리할 수 있다. 이를테면 의식을 두다, 주의를 두다, 알아차리다, 바라보다, 주시하다, 관하다, 관찰하다, 느끼다 등으로 사용 가능하다. 요가니드라를 실행하기 전에 이러한 내용을 미리 참여자에게 말해두는 것이 필요하다.

■ 안내자의 목소리를 자각하도록 한다

요가니드라 실행 중 잠으로 빠져들지 않고 다른 생각으로 젖어 들지 않도록 하기 위해서는 우선 안내자의 목소리를 자각하는 것이 중요하다. 만약 실행 중에 다른 생각을 하고 있다면 자신이 딴 생각을 하고 있음을 알아차리고 다시 안내자의 목소리를 자각하도록 한다.

■ 몸을 움직이지 않도록 한다

몸과 마음은 서로 밀접하게 관련되어 있다. 몸은 마음의 거친 상태이며, 마음은 몸의 미세한 상태라고 한다. 몸에서 일어나는 것은 마음에서도 일어나며, 마음에서 일어나는 것은 몸에서도 일어난다. 따라서 몸이 움직이면 마음 역시 움직이게 되므로 이완을 가져오지 못한다. 몸은 마음의 거울인 것이다. 이러한 맥락에서 요가니드라에서는 가능한 몸을 움직이지 않도록 한다. 요가니드라를 시작하기 전에 가능한 자신의 몸을 편안하게 하도록 하며, 필요하다면 화장실을 다녀오고, 춥지 않도록 따뜻한 숄이나 담요를 준비하여 덮도록 한다. 요가니드라를 실행하는 중에는 몸을 움직이지 않을 것이라는 안내를 한다.

하지만 자신도 모르게 불수의적으로 몸, 이를테면 손, 팔, 그리고 다리를 부분적으로 움직이는 경우가 있다. 이는 개인에 따라 몸과 마음이 이완되면서 체험되는 것이기 때문에 안내자는 이를 저지하지 않도록 한다. 요가니드라 도중 몸의 불편함 때문에 계속해서 안정이 되지 않고 안내자의 목소리보다 불편한 몸에 신경이 쓰일 경우에는 몸을 움직여 다시 자세를 수정할 수 있다. 때로는 치유과정으로서, 신체의 한계를 극복해야 하는 경우가 있다. 이를테면 치유되기 위해 몸이 오히려 더 아픈 경우가 있는데, 이럴 때는 지속적으로 통증을 바라보면서 몸을 움직이지 않도록 한다. 그러면 어느 한 순간 에너지 몸(pranamaya kosha)이 이완되면서 육체가 고요해진다.

■ 안내에 의해 눈을 감는다

요가니드라는 안내에 의해 눈을 감고 실행한다. 이는 시각을 차단함으로써 외부적인 감각으로부터 마음을 내면으로 철회하는 데 도움이 되기 때문이다. 눈을 감음으로써 보다 깊이 자기 내면으로 들어가게 된다. 물리적인 두 눈은 감지만 제3의 눈, 또는 지혜의 눈은 깨어 있도록 한다.

요가니드라의 시작단계에서 눈을 감도록 하며, 눈을 뜨라는 안내가 있을 때까지 눈을 감는다는 것을 안내한다. 요가니드라를 마치게 될 때 눈을 뜨라는 안내 없이 갑자기 눈을 뜨는 경우가 있다. 내면으로 깊이 향했던 의식이 바깥을 향해 충분히 깨어 있지 않은 상태에서 갑자기 눈을 뜨게 될 경우, 외부와 내부 지각의 혼란이 생길 수도 있다.

■ 요가니드라의 과정과 내용을 분석하고 기억하려고 하지 않는다

요가니드라를 실행하는 동안 어떤 참여자는 그 과정과 내용을 애써 기억하고 분석하려고 한다. 이는 마음을 휴식하는 것이 아니라 긴장시키는 요인이 되기도 한다. 특히 요가니드라에 대해 지적인 호기심을 가진 사람의 경우 실제로 자신이 체험하는 것에 초점을 두기보다 어떤 내용으로 안내하는가에 더 많은 관심을 가진 경우가 있다. 그는 요가니드라를 체험하지 않고 내용으로 이미 판단하고 분석하여 요가니드라를 체험할 수 있는 기회를 놓친다.

요가니드라는 지적인 습득이 아니라 자신의 체험을 통해서 가능하다. 체험은 자기 내부에서 일어나기 때문에 요가니드라를 통한 체험은 개인에 따라서 모두 다르며, 한 개인도 시간과 상황에 따라서 다른 체험을 한다. 분명한 것은 똑같은 체험이 결코 일어나지 않는다는 점이다. 때로는 유쾌한 체험을 할 수도 있고, 불쾌한 체험을 할 수도 있다. 중요한 것은 자기 내면의 깊은 층에서 어떤 것이 일어나든 자신은 그것을 주시할 준비가 되어 있으며, 그것을 바라보는 자라는 것이다.

■ 이완하려고 애쓰지 않는다

요가니드라를 하는 도중 이완하려고 애쓰지 않는다. 이완하려고 애쓰다보면 오히려 긴장이 더 되는 경우가 있다. 이완하려고 애쓰는 대신에, 편안하게 안내자의 목소리를 자각하면서 안내하는 대로 자각한다. 자각이 곧 이완임을 늘 기억하도록 한다.

제3장 요가니드라의 기본 단계

　스와미 싸띠아난다가 제시하고 있는 요가니드라는 기본적으로 여덟 단계로 이루어져 있다. 이 기본적인 단계를 바탕으로 실시 대상자의 특성과 목적과 방향에 따라, 그리고 안내자의 창의적인 능력에 따라 다양하게 실행 가능하다. 이를테면 실시 대상자가 어린이일 경우에는 어린이의 특성에 맞는 다양한 방법으로 이끌 수 있다. 요가니드라의 실행 시간에 따라서도 단계는 얼마든지 변화 가능하다. 시간은 5분에서 2시간까지 가능하나 대체로 20분에서 45분 정도 소요된다. 하지만 적절한 효과를 얻기 위해서는 적어도 30분 정도는 되어야 하는 것으로 알려져 있다.
　다음은 요가니드라의 일반적이고 기본적인 여덟 단계이다. 반드시 다음과 같은 단계로 이루어져야 하는 것은 아니지만 기본적으로 실행되고 있다.

1. 준비단계
2. 상칼파
3. 의식의 순환
4. 호흡의 자각
5. 느낌과 감각
6. 시각화
7. 상칼파
8. 마무리단계

1. 준비단계

요가니드라를 실행할 때는 준비단계가 무엇보다 중요하다. 준비단계가 잘 되지 않으면 계속 긴장감이 남기 때문이다. 몸의 자세가 불편한 상황에서 그대로 다음 단계로 계속 이어지면 불편한 몸에 신경이 쓰여 몸과 마음을 이완하지 못하게 된다. 요가니드라의 준비단계는 자신의 의식을 외부에서 내면으로 향할 수 있도록 하는 준비과정이다. 이 단계는 다음과 같이 물리적 준비와 육체적·심리적 이완이라는 두 가지 측면으로 크게 나눌 수 있다.

물리적 준비

실시 장소

요가니드라 실시 장소는 고요하고 쾌적한 곳이면 좋다. 주변이 시끄러우면 안내자의 목소리보다 주변의 소음에 더 많이 신경을 쓰기 때문에 마음을 편안하게 이완할 수 없다. 실내의 온도와 습도는 너무 건조하지도 습하지도 않으며, 너무 춥거나 덥지 않도록 한다. 실내 공기는 쾌적하도록 하며, 환기가 잘되고 담배냄새나 다른 강한 냄새가 나지 않는 곳이어야 한다. 실제로 주위환경이 쾌적하지 못할 경우 호흡을 자각할 때 마치 더러운 공기가 자신의 몸속으로 스며드는 기분이 든다는 이도 있다. 맨바닥에 눕지 않도록 하며, 바닥은 차갑지 않도록 요가매트나 담요를 깔고 눕도록 한다. 이는 신체의 보온뿐만 아니라 몸의 에너지가 바닥으로 흐르는 것을 막기 위한 목적도 있다. 조명은 바로 누워서 실시하기 때문에 눈에 자극을 주지 않도록 한다. 너무 어둡지도 않고 너무 밝지도 않은 약간 어두운 편이 좋다. 지나치게 어두울 경우에는 쉽게 잠으로 빠져들 수 있고, 너무 밝을 경우에는 마음을 이완하기 어렵다.

옷

요가니드라 참여자의 옷은 느슨하고 가볍고 편안한 것이어야 한다. 만약 편안한 옷을 준비하지 못했을 경우 넥타이를 풀거나 벨트를 느슨하게 하는 등 최대한 편안하게 한다. 목걸이나 시계 등 장신구는 풀어놓고 실시한다. 요가니드라를 실시하는 동안 체온이 낮아져 추위를 느낄 수도 있으므로 얇은 담요나 숄을 미리 준비하여 덮을 수 있도록 한다.

실시 시간

요가니드라는 언제든 실시 가능하다. 몸과 마음이 지치고 긴장되어 있을 경우 언제든 가볍게 실시할 수 있다. 가능하면 이른 아침에 실시하는 것이 좋으며, 저녁에 스스로 요가니드라를 실시하면서 잠을 잘 수도 있다. 하지만 요가니드라의 효과를 최대한으로 느끼기 위해서는 매일 정기적으로 같은 시간에 실시하는 것이 좋다. 직장인의 경우 집으로 돌아와 우선 5분 내지 10분 정도의 짧은 요가니드라를 실시한다. 이는 직장에서의 에너지와 가정에서의 에너지 전환을 쉽게 이루어지도록 하며, 스트레스를 해소하는 데 도움이 된다.

요가니드라를 실시할 때는 가능한 위가 비어 있어야 한다. 식사량에 따라 소화시간의 차이가 나겠지만 가능한 식사 후 3시간이 지나 실시하는 것이 좋다. 식사 후 바로 실시하면 쉽게 잠으로 빠져들 뿐만 아니라 요가니드라 도중에 체온이 내려가고 소화효소도 감소되기 때문이다.

육체적 · 심리적 이완

요가니드라는 육체적 · 심리적인 이완을 가져오며, 의식의 깊은 층에서 잠재된 것을 일어나도록 허용하고 그것들을 자각하게 하는 뛰어난 기법이다. 충분한 이완을 가져오되, 의식은 또렷이 깨어 있도록 하기 위해 다음과 같은 마음의 태도와 몸의 자세가 중요하다.

태도

첫째, 자신의 몸과 마음에서 일어나는 어떤 것을 통제하려고 하지 않고, 있는 그대로 허용하고자 하는 자세가 필요하다. 둘째, 요가니드라의 내용을 분석하고 이해하려고 하기보다 지금 여기에서 직접적으로 체험하고자 하는 태도가 필요하다. 셋째, 요가니드라 도중 잠들지 않고 의식이 깨어 있겠다는 마음가짐이 중요하다. 이완하되 의식은 잠으로 빠져들지 않고 깨어 있도록 한다. 안내자의 인도에 따라 '나는 잠들지 않겠다. 나는 깨어 있겠다' 라는 말을 스스로 세 번 마음속으로 다짐하도록 한다.

몸의 자세

요가니드라는 대체로 요가자세의 이완자세 중 대표적이라 할 수 있는 사바아사나(savasana, 송장자세)로 실시한다. 사바아사나는 감각적인 자극을 최소한으로 줄이기 때문에 쉽게 이완을 가져올 수 있는 자세로 알려져 있다. 사바아사나를 취할 수 있는 여건이 되지 않을 때나 다른 필요가 있을 경우에는 명상자세로 앉아서 실시 가능하다. 명상자세로 앉아서 실시할 경우 쉽게 잠으로 빠져들지 않는다는 효과가 있으나 준비된 수련자가 아닐 경우에는 명상자세 자체가 긴장을 야기할 수도 있다. 명상자세에서 요가니드라를 실행할 경우 짧게 하도록 한다.

한편 선 자세에서 요가니드라를 실시할 수도 있는데, 빨리 잠으로 떨어지는 경향이 있을 경우 이 자세가 효과적일 수 있다.

■ 경험하기: 사바아사나의 실제

사바아사나에서의 이완은 잠들기 전이나 다른 아사나를 시작하기 전, 하는 도중, 그리고 아사나가 완전히 끝난 다음 실시 가능하다. 육체적으로 심리적으로 피곤할 때, 에너지가 저하될 때에도 실시하면 도움이 된다. 사바아사나에서 몸을 자각함으로써 마음의 자각을 발달시킬 수 있다. 몸을 완전히 이완할 때, 쁘라띠야하라를 발달시키면서 마음의 자각이 증가한다. 개인의 체질에 따라서 사바아사나를 실시하는 방법이 다르지만[20] 대체로 아래와 같이 실시한다.

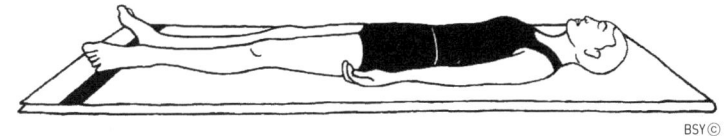

- 바닥에 담요나 요가매트를 깔고 등을 그 위에 두고 눕는다.
- 등과 목, 머리가 일직선이 되도록 바로 눕는다. 이때 자신의 몸이 바른지를 알기 위해 고개를 들어 발을 본다.
- 발은 허벅지가 닿지 않을 정도로 자신의 어깨넓이만큼 벌린다. 발가락은 자연스럽게 바깥을 향하도록 한다.
- 팔은 자연스럽게 몸통으로부터 떨어져 놓으며 손바닥이 위로 올라오도록 한다. 손바닥이 위로 올라오는 것은 손가락이 민감하게 바닥과 접촉하는 것을 피하기 위해서이다. 이는 요가니드라 도중 외부세계로부터 일어나는 감각적인 자극을 최대한으로 줄이기 위한 것이다. 손가락은 자연스럽게 안으로 구부리게 된다. 팔을 뻗어 손등을 바닥에 놓는 것이 불편하면, 팔꿈치가 바닥에 닿도록 한 다음 한 손을 가슴 위에 얹고 다른 손은 그 손위에 놓도록 한다.
- 위의 자세가 불편할 경우 목 뒤쪽에 타월을 말아 받치고, 머리 쪽에는 다른 담요나 타월을 사용하여 적절한 높이로 편안하게 조절한다. 허리 아래쪽에 통증이나 불편함이 있으면 얇은 담요로 허리 아래쪽을 받칠 수 있다. 참여자 스스로 자기 몸을 점검하여 최대한 편안하고 이완된 자세를 유지하도록 한다. 평소에 신경과민으로 쉽게 이완이 되지 않는 사람은 요가니드라 필로우(요가니드라를 실시할 때 보다 쉽게 이완할 수 있도록 하는 눈베개)를 눈 위에 올려놓고 실시할 수 있다.
- 위의 기본적인 자세에서 호흡 또는 몸을 자각하는 연습을 한다.

2. 상칼파

상칼파(sankalpa)는 산스크리트어로 '각오, 다짐, 맹세, 염원' 등 다양하게 이해되는 단어인데, 흔히 새해 아침 자신에게 맹세하는 것과는 사뭇 다르다. 상칼파는 자신이 원하는 것, 자신이 되고 싶은 것, 자신이 이루고 싶은 것에 대한 굳은 결심 또는 다짐을 뜻한다. 즉 자기 삶의 목표 혹은 이루고 싶은 포부를 나타내는 짧고 간결하고 긍정적인 다짐이다. 상칼파는 요가니드라 도중 잠재의식에 깊은 인상을 가져오는 짧은 다짐으로 요가니드라에서는 2단계와 7단계에서 매번 똑같은 문장을 세 번 진실하게 마음속으로 반복하도록 한다.

우리에게는 많은 욕망과 욕구가 있으나 그 욕구들이 하나로 모아지지 않고 여기저기 흩어져 있어 이를 성취하기 어렵다. 이는 마치 씨앗을 여기저기 뿌려 돌보지 않는 것과 같다. 상칼파는 흩어져 있는 욕망의 상태에서 조화로운 욕망의 상태를 가져오게 한다. 이른바 여러 가지 욕망의 씨앗들을 여기저기로 뿌리는 것이 아니라 하나의 잘 선택된 씨앗을 잠재의식이라는 비옥한 텃밭에 잘 가꾸는 것이다. 상칼파는 자신이 원하는 것을 성취하고자 하는 의지가 담겨있기 때문에 욕망이나 바람과 다르다.

우리는 원하는 것을 이루기 위해 매번 굳은 각오와 결심을 하지만 번번이 그 각오를 지키지 못한다. 이는 마음이 대부분의 각오 또는 결심을 받아들일 준비가 되어 있지 않은 상황이기 때문이다. 이를테면 학생들은 시험결과를 보고 난 뒤 다음에는 좀 더 좋은 성적을 얻겠다는 각오를 한다. 하지만 이때 마음은 시험 결과에 대해 많이 긴장되어 있는 상태이므로 그러한 각오를 받아들이지 못한다. 자신의 결심을 관철시키고자 애쓰는 그 마음은 또 다른 마음의 갈등을 일으키며 긴장을 야기시킨다. 의식의 표면층에서 다짐하는 결심은 잠재의식의 깊은 층에까지 전달되지 않으므로 마음과 마음 사이를 다시 갈등하게 만들며 혼란스럽게 한다. 따라서 자신의 결심대로 행동을 변화시키지 못한다.

한편 요가니드라에서는 이미 몸과 마음을 충분히 이완시킨 다음에 결심을 하도록 한다. 마음이 충분히 이완된 상태에서 자신이 이루고 싶은 것을 한 문장으로 다짐하도록 하는데, 이는 마음의 잠재의식 층에서도 결심을 받아들일 준비가 되어 있음을 나타낸다. 마음이 이완되면 마음은 보다 명료해지며 이때의 결심은 내면 깊숙이 전달되어 잠재의식 층에서부터 변화의 씨앗을 싹트게 하는 것이다.

목적

상칼파의 목적은 자신의 바람직한 욕망을 충족시키는 데 있으며, 이를 실현하기 위한 마음의 힘을 키우는 데 있다. 상칼파는 단지 삶의 부정적인 면을 고치기 위해 사용되는 것이 아니라 육체적·심리적·영적인 삶의 패턴을 창조적으로 변형하고자 한다. 나쁜 습관을 고치기 위해서만이 아니라 삶 전체의 방향을 창조하기 위한 것이다. 삶의 방향이 긍정적으로 바르게 서 있다면 자연적으로 나쁜 습관들은 없어지기 마련이다. 그러므로 상칼파에서는 나쁜 습관을 없애는 데 중점을 두기보다 긍정적인 방향을 설정하는 데 더 초점을 두고 있다.

효과

상칼파는 요가니드라의 중요한 기법이다. 상칼파의 효과는 다양해서 자기 생활 스타일의 변화를 가져오며, 성격을 긍정적으로 바뀌게 한다. 더 나아가 자신의 야망 또는 욕구를 성취하게 한다. 처음에는 상칼파가 의식적 차원의 다짐이지만 점차 잠재의식의 힘이 된다. 잠재의식

차원으로부터 형성되는 깊은 힘은 언젠가 다시 의식차원에서 드러나게 되며 자신의 삶과 성격의 변화를 가져오게 된다. 상칼파는 부정적인 사고와 정서를 소멸시키며, 심리적 갈등을 제거한다. 상칼파에 의해 마음의 감수성과 잠재력이 증가되며 의지력이 강해진다.

상칼파 선정시 기본 원리

■ 상칼파는 자신의 삶을 변화시키게 될 의미있는 것을 선정하도록 한다

'나는 새 차를 구입한다', '새 옷을 산다', '나는 누구보다 더 성공한다' 와 같은 피상적인 것은 가능한 피한다. 삶을 변화시키게 될 상칼파는 자신의 가슴에 와 닿는 것이다. 그 상칼파를 느낄 때마다 내면으로부터 어떤 확신, 희열, 지지받는 느낌과 의식이 확장되는 느낌이 일어난다. 만약 마음에 부담감이 생기거나 어떤 감흥도 일어나지 않는다면 자기 가슴에 와닿는 의미 있는 것을 다시 선정하도록 한다.

■ 상칼파는 긍정적인 것이어야 한다

부정적인 습관의 변화보다 긍정적인 것을 선택하도록 한다. 부정적인 나쁜 습관은 무의식 깊은 층의 증상이며 긴장의 표현이다. 무의식의 긴장을 해소하지 않고 원하지 않는 습관을 억압하게 될 경우 원하지 않는 또 다른 습관이 형성된다. 예를 들어 담배를 그만 피우고자 할 때 다른 습관이 생기는 것을 보게 된다. '나는 담배를 그만 피운다' 라고 하기보다는 '나는 깊이 이완한다' 고 하는 것이 담배 피우는 습관을 긍정적으로 다루게 된다. '나는 늦잠을 자지 않는다' 와 같은 부정적인 다짐 대신에 '나는 제 시간에 상쾌한 기분으로 일어난다' 라는 긍정적인 상칼파를 선택하도록 한다.

■ 상칼파는 구체적이고 명료해야 한다

무엇을 의미하는지 잘 알지 못하는 애매모호한 것은 피하도록 한다. 예를 들어 '나는 긍정적이고 도덕적인 자질을 함양한다', '나는 모든 사악한 것으로부터 자유롭다' 처럼 추상적인 것은 정하지 않도록 한다.

■ 상칼파는 짧고 단순하고 분명한 문장으로 되어야 한다

정해진 상칼파는 요가니드라의 실행에서 세 번 같은 문장으로 반복하도록 되어 있다. 이때 문장이 다르거나 너무 길지 않아야 한다. 상칼파가 애매모호하거나 명료하지 않으면 잠재의식까지 깊이 전달되지 않으며 삶을 변화시키지 못한다. 어떤 사람은 여러 가지를 한 문장으로 만들려고 한다. 이를테면 '나는 강하게 되고 사랑스럽게 되고, 현명하게 되고, 부자가 될 것이다' 같은 경우이다. 이러한 상칼파는 반복하기에 혼란스러울 수 있다. 상칼파가 간단할수록 우리가 추구하려는 것과 더 깊은 조화를 이룬다.

■ 자연적인 욕망을 억압하거나 방해하는 상칼파를 선택하지 않는다

이를테면 '나는 독신으로 살 것이다' 와 같은 상칼파는 선택하지 않도록 한다. 마찬가지로 지나친 고행 또는 금욕을 나타내는 상칼파가 자연스런 욕망과 갈등하게 된다면 심리적·생리적 방해를 가져올 수도 있다.

■ 상칼파는 가능한 현재형으로 설정한다

미래에 일어날 어떤 것을 결심하는 것이지만 문장은 이미 그러한 다짐이 이루어진 것처럼 현재형으로 한다. 즉 '나는 만족스런 새 직장을 가질 것이다' 가 아닌 '나는 만족스런 새 직장을 가진다' 이다. 이는 자

신의 다짐이 외적인 현실로 드러나기 전에 먼저 모든 것이 내면에서부터 창조되고 있음을 이해하는 것이다.

■ 상칼파는 현실적으로 실현 가능한 것부터 우선적으로 선정한다

상칼파를 선정할 때 실현 가능한 자신의 욕망을 점검해보도록 한다. 자신의 노력, 능력과 너무 동떨어진 상칼파는 비현실적이게 한다. 이를테면 건강을 먼저 회복해야 하는 환자에게 '나는 대통령이 된다' 라는 다짐은 부차적이며 거리가 먼 경우이다. 우선 자신의 건강부터 회복하는 것이 중요한 결심이라 볼 수 있다.

■ 상칼파는 자신에게 초점을 두도록 한다

상칼파는 자신의 행동이나 성격의 재구성 등과 같이 자신과 직접적으로 관련된 것이어야 한다. 자신의 직접적인 변화를 통하지 않고 타인의 변화를 통해 얻어지는 경우는 삼가도록 한다. 이를테면 어떤 이는 '나는 성공한 아이의 엄마가 될 것이다' 라는 다짐을 한다. 이때 초점은 자신에게 있는 것이 아니라 아이에게 있다. '나는 훌륭한 엄마가 된다' 고 하는 것이 자신에게 초점을 맞춘 상칼파라고 볼 수 있다. 자신에게 초점을 두지 않은 상칼파는 직접적이고 강력한 효과를 얻지 못한다.

■ 상칼파는 주입이 아니라 스스로에게 하는 자신의 다짐이다

요가니드라는 안내자에 의해 주입되는 것이 아니다. 요가니드라의 목적은 주입과 정확히 반대된다. 즉 요가니드라는 조건화된 마음, 잘못된 개념, 그릇된 사고로부터 자유롭게 하는 데 목적이 있다. 의식을 확장시키고 마음을 고요하게 하며 자각을 향상시키게 하는 것으로 마음을 통제하고 좁게 만드는 것이 아니라 열게 하는 데 목적이 있는 것

이다. 그러므로 요가니드라는 주입되는 것이 아님을 이해할 필요가 있다. 상칼파는 스스로 결정해서 자신의 언어로 표현하도록 한다. 요가니드라 실행 중에도 참여자 스스로가 자신의 상칼파를 반복하도록 되어 있다. 때문에 요가니드라 안내자는 참여자에게 어떤 것을 주입해서는 안 된다. 안내자의 자질이 성숙하지 않아서 안내자가 어떤 것을 주입할 수도 있다. 이때는 과감하게 다른 안내자를 찾도록 한다. 요가니드라는 어디까지나 어떤 신념을 주입하는 것이 아니라 이미 우리 안에 잠재되어 있는 자질들을 드러낼 수 있도록 안내하는 것이다.

■ 상칼파는 새로운 것을 창조하는 것이다

상칼파는 기존에 자기가 가지고 있던 것, 이를테면 부정적인 사고, 습관, 정서를 변화시키려는 것이 아니라 이미 자신이 가지고 있는 것을 받아들이면서 새롭고 신선한 것을 다시 창조하는 것이다. 기존의 것을 변화시키려고 할 때 긴장과 갈등이 일어난다. 이미 존재하는 것을 수용하면서 매순간 자신이 원하는 것을 만들어가거나 보다 더 행복해질 수 있는 새로운 기회로 여긴다. 이를테면 자기 안에 게으름이 있을 경우, 게으름이 있음을 수용한다. 게으름을 없애려 노력하는 것이 아니라 새로운 것을 하는 데 더 에너지를 쏟는다. 즉 상칼파는 원치 않는 것에 초점을 두기보다는 원하는 것에 더 초점을 둔다.

■ 상칼파를 반복할 때 진실한 태도가 필요하다

상칼파에 대한 믿음과 사랑, 강한 의지는 무의식적인 마음에 깊은 영향을 미쳐 자신의 삶 속에서 실현하게 하므로 어떤 태도를 가지고 반복하느냐가 중요하다. 입으로가 아닌 가슴으로 반복하여야 한다. 단순한 지적인 반복은 마음의 잠재의식에 인상을 남기지 않는다. 반드시 이루어질 것이라는 강한 열망과 믿음을 가지고 진실하게 반복하도록 한다. 그렇지 않다면 상칼파는 우리가 흔히 다짐하는 각오 중의 하나가 되어 작심삼일로 끝나 버리게 된다. 자신이 설정한 상칼파는 성취될 때까지 지속적으로 성실하게 반복한다.

■ 한 가지 상칼파를 선정하며, 선정한 것은 성취할 때까지 바꾸지 않도록 한다

여러 가지 이루고 싶은 목표가 있겠지만 그중 하나를 선택하도록 한다. 여러 가지를 선택할 경우 자신의 에너지와 마음이 여러 방향으로 흩어지게 되므로 덜 성취적이기 때문이다. 마찬가지로 선택한 상칼파를 성취하기 위해서는 이를 성취할 때까지 가능한 바꾸지 않도록 한다. 처음에는 자신의 상칼파가 아무런 결과도 가져오는 것 같지 않을 수 있다.

하지만 모든 것이 하루아침에 이루어지지 않듯이 많은 인내심이 요구되며 강한 믿음이 필요하다. 자신의 상칼파에 대한 믿음과 진실한 태도는 상칼파를 빨리 결실 맺도록 한다. 요가니드라와 다른 요가 및 명상 수련을 통해 마음을 정화시킴으로써 상칼파는 더욱 더 강력하게 된다.

상칼파를 선정하는 방법

상칼파는 요가니드라 실행 중에 정할 수도 있으며, 요가니드라를 실행하기 전에 미리 선정하여 요가니드라 실행시 활용 가능하다.

■ 요가니드라 실행 중에 선정할 경우

요가니드라에서 상칼파는 전통적으로 요가니드라 실행 중에 자신이 정하도록 되어 있다. 안내자가 위의 기본 원리들을 언급하면서 자신이 이루고 싶은 것을 한 문장으로 만들어 다짐하도록 한다. 요가니드라

실행 중에 정하는 상칼파는 몸과 마음이 이완됨으로써 자신도 모르게 잠재의식 차원에서부터 떠오르는 것일 수 있다. 이 경우 낮은 차원의 마음에서 설정된 것이 아니므로 의심이 일어나지 않아 보다 강력한 효과를 가진다. 이 때 떠오른 상칼파는 아주 신선하게 와 닿으며 강한 의지를 불러일으키고, 자신의 삶을 바꿀 수 있는 원동력이 되기도 한다.

하지만 실제로는 요가니드라 실행 중에 자신의 상칼파가 자연스럽게 떠오르는 경우가 매우 드물다. 깊이 이완되어 사고가 명료해지지 않으면 요가니드라 실행 중에 상칼파를 선정하는 것이 매우 어렵게 여겨질 수 있다. 하지만 요가니드라 실행 중에 떠오른 자발적인 상칼파는 매우 강력하여 자신이 삶에서 진정으로 무엇을 원하는가를 일깨워준다.

어떤 이는 요가니드라 도중 자신의 상칼파가 '나는 사랑이다' 라고 자연스럽게 떠올라 자기 삶 전체를 사랑으로 느꼈다며 요가니드라가 끝난 후 무한한 희열을 표현한 적이 있다. 때로는 상칼파가 명확하게 한 문장으로 잡히지는 않지만 그것의 가능성을 열어주는 이미지로 보이는 경우도 있다. 마약환자를 대상으로 요가니드라를 하였을 때, 상칼파를 선정하라는 안내에 한 여성이 한 번도 의식적으로 생각해보거나 꿈꾸어보지 못하였던 이미지, 즉 나무로 담장이 쳐진 넓은 전원주택에서 자신이 있는 것을 보았다며 어떻게 이런 일이 가능했는지를 신기해하였다. 이처럼 이완이 되면 자신이 원하는 것이 내면으로부터 떠오르게 된다.

■ 요가니드라를 실행하기 전에 선정할 경우

요가니드라 실행 중에 상칼파를 선정하는 것이 어려울 경우, 실행하기 전에 먼저 상칼파에 대해 이해를 하고 선정하도록 한다. 상칼파를 선정하기 위해서는 우선 자기 삶에서 이루고 싶은 것, 원하는 것, 되고 싶은 것들을 종이에 써서 목록을 만든다. 그 다음 시간적인 가능성과 중요성을 고려하여 어느 것이 우선적으로 이루어져야 할지를 선정한다. 그리고 자신이 하고 싶은 것을 한 문장으로 간단명료하게 만든다. 이렇게 선정한 상칼파는 마음의 의식차원에서 이루어지는 것이기 때문에 깊은 잠재의식에서부터 원하는 것인지는 확실하지 않다. 그러므로 여러 가지 의심이 일어날 수 있다. 이때 의심을 없애는 하나의 방법으로서 자신이 선정한 상칼파를 떠올릴 때 일어나는 여러 가지 생각들을 적도록 한다. 자신이 선정한 상칼파를 종이에 한 문장으로 계속 써 내려간다. 이때 기계적으로 써 내려가는 것이 아니라 믿음과 확신을 가지고 쓴다.

샥티 가웬에 의하면 일인칭, 이인칭, 삼인칭의 형태로 하면 보다 효과적이다.[21] 예를 들어 자신의 상칼파가 '나는 성공한 요가 안내자가 된다'라면 일인칭의 경우에는 '나, OO는 성공한 요가 안내자가 된다'라고 할 수 있으며, 이인칭의 경우에는 'OO, 너는 성공한 요가 안내자가 된다'고 할 수 있다. 그리고 삼인칭의 경우는 'OO는 성공한 요가 안내자가 된다'라고 써 내려간다. 상칼파를 쓰는 도중 어떤 저항이나 의심, 자신 없는 마음이 올라오면 이를 깊이 생각하지 말고 올라오는 마음들을 그대로 뒷면에 쓴다. 이를테면 '나는 너무 나이가 많아, 너무 게을러, 너무 바빠서 안돼'라는 자동적인 생각들을 쓰는 것이다. 그리고 다시 앞면에 자신의 상칼파를 계속해서 써 내려간다. 종이 한 장을 다 쓰고 나면 뒷면의 의심들을 훑어본다. 자신이 원하는 것을 얻지 못하도록 방해하는 사고의 패턴들을 알 수 있을 것이다. 이러한 과정의 반복을 통해 자신의 상칼파에 대한 믿음을 강화시킨다.

자신이 선정한 상칼파에 대한 의심을 없애고 확신을 가지기 위한 또 다른 방법은 해리팔머의 아봐타에 제시된 프라이머리(primary), 세컨더리(secondary) 연습을 활용하는 것도 매우 효과적이다. 두 사람이 한 조가 되어 한 명이 프라이머리라고 하면 다른 상대방은 자신의 상칼파를 이야기한다. 이때 조금이라도 자신이 없거나 의심이 일어나면 마음의 에너지가 흐트러지고 행동이나 신체 반응으로 나타나게 된다. 이 모든 것들은 군더더기로서 세컨더리이다. 세컨더리를 없애기 위해 군더더기를 과장하여 표현하도록 한다. 자신의 반응을 과장함으로써 내적인 긴장감이 사라지게 되며, 좀 더 자신에게 확신을 가져다준다.

그 외에 상칼파를 이루게 하는 자신의 강점 또는 자원을 찾아 써보거나 상칼파를 이루기 위해 자신이 보완해야 할 부분을 찾아 써보는 것도 좋다. 요가니드라를 실행할 때 이러한 방식으로 선정한 상칼파가 떠오르지 않고 대신 다른 것들이 떠오르는 경우도 있다. 이는 진정으로 자신이 무엇을 원하는가를 암시하는 것이므로 그것의 의미와 중요성을 가슴에 새길 필요가 있다. 자신이 선정한 상칼파가 실제 요가니드라 실행에서 떠오르지 않을 때는 대체로 자신의 상칼파가 추상적이거나 잠재의식 층의 욕구와는 다른 경우이다.

상칼파의 응용

상칼파는 요가니드라 시작(2단계)과 끝(7단계)에서 사용되지만 일상생활에서도 자신의 상칼파를 응용할 수 있다. 이를테면 잠들기 전 또는 잠에서 깨어났을 때 자신의 상칼파를 마음속으로 세 번 반복하도록 한다. 이때는 마음이 가장 수용적이기 때문에 적절한 시간이다. 명상 중에 또는 이완이 되어 마음이 받아들일 준비가 잘 되어 있을 때도 언제든지 자신의 상칼파를 반복하는 것이 가능하다.

상칼파는 호흡과 함께 실행할 수 있다. 호흡을 자각하면서 숨을 내쉴 때 자신의 다짐을 마음속으로 반복한다. 호흡은 의식차원과 무의식

차원을 이어주는 역할을 하므로 호흡과 함께 자신의 다짐을 되새길 때 상칼파는 보다 잠재의식 차원에까지 전달될 수 있다.

상칼파를 반복할 때 이미지를 그리면서 함께 실행할 수도 있다. 가령 '나는 훌륭한 요가니드라 전문가가 된다'가 자신의 상칼파라고 하면 요가니드라 전문가로서 성공한 자신의 모습을 상상하면서 상칼파를 반복할 수 있다. 이때 상상은 앞으로 성공할 자신의 모습을 그리는 것이 아니라 현재 자신이 성공한 것으로 가정한다.

일상생활에서 자신의 일을 하면서도 언제든지 상칼파를 활용할 수 있다. 만트라 요가의 자파처럼 마음속으로 상칼파를 반복할 수도 있으며 자신에게만 들릴 정도로 속삭이듯이 할 수 있고 소리 내어 할 수도 있다. 그리고 앞서 소개하였던 것처럼 종이에 쓸 수도 있다. 또한 자신이 잘 볼 수 있는 곳에 붙여놓고 언제든지 볼 수 있도록 할 수 있으며, 트라타카(trataka)처럼 안정되게 응시할 수 있다. 어떤 생각이 일어날 때마다 자신의 상칼파를 반복하는 방법도 있다.

요가니드라에서 상칼파는 항상 마음속으로 다짐하도록 되어 있다. 자신이 선정한 상칼파는 이루어질 때까지 일상생활에서 적용하며, 상칼파가 이루어진 다음 또다시 상칼파를 선정하여 실행하도록 한다. 다른 요가자세나 명상법을 통해 마음을 정화하고 고요하게 함으로써 상칼파의 실현을 강력하게 할 수 있다.

상칼파의 유형

상칼파는 개인의 욕구에 따라 천차만별이다. 자신의 상칼파가 다른 이에게는 사소한 것일 수 있으며, 다른 사람들한테 중요한 상칼파가 자신에게 보잘것없는 것일 수도 있다. 상칼파는 개인마다 독특하다. 개인의 욕구와 관련하여 상칼파는 물질적인 것, 심리적인 것과 영적인 것으로 나뉘어질 수 있다. 자신의 상칼파가 영적인 것이라고 해서 물질적인 것을 선정한 사람보다 반드시 의식수준이 높은 것은 아님을 이해할 필요가 있다. 다음은 상칼파의 예들이다. 아래의 것들을 참고로 한 번 읽어보기 바란다.

나는 좋은 새 직장을 구한다.
나는 훌륭한 선생이 된다.
나는 OO 자격증을 취득한다.
나는 필요한 모든 것을 집착 없이 가진다.
나는 행복한 가정을 누린다.
나는 나를 사랑한다.
나는 내 삶의 주인이다.
나는 나를 있는 그대로 수용한다.
나는 날마다 성장한다.
나는 영적 스승을 만난다.
나는 지금여기 항상 깨어 있다.
나는 나의 존재와 늘 연결되어 있다.
나는 모든 것에서 신을 본다.
나는 온전히 자유롭다.
나는 신의 도구이다.

자신의 상칼파가 누구를 위한 것인지를 살펴보는 것이 좋다. 단지 자신만을 위한 것인지(타마스적인 상칼파), 자신 및 가족과 자신이 알고 있는 주위 사람들만을 위한 것인지(라자스적인 상칼파), 자신과 좀 더 넓은 의미에서 주위 사람들을 위한 헌신과 봉사의 마음이 들어 있는지(사뜨와적인 상칼파)를 살펴보는 것이 좋다. 예를 들어 '나는 요가니드라 전문가가 된다'는 것이 자신의 상칼파라면 그것이 자신만을 위한 것인지, 자신과 주위의 지인을 위한 것인지, 타인에 대한 폭넓은 공헌과 봉사를 위한 것인지를 살펴볼 필요가 있다.

상칼파의 실현

단순히 자신이 원하는 것을 바라기만 하고 이것을 성취하고자 하는 의지가 없다면 그것은 하나의 바람일 뿐 상칼파는 아니다. 상칼파를 성취하기 위해서는 지속적인 노력이 필요하고, 그 노력이 행동으로 드러날 수 있어야 한다. 또한 자신이 이루고 있는 것에 대한 감사의 태도와 앞으로 이루게 될 것에 대한 감사하는 태도를 항상 지니는 것이 필요하다. 노력하는 마음은 자신의 상칼파라는 꽃이 잘 자라도록 하는 밑거름이 되며, 감사하는 태도는 그 상칼파가 꽃피우도록 하는 햇살이 된다.

3. 의식의 순환

요가니드라의 중요한 부분은 신체의 각 부위를 통한 자각의 단계이다. 어떤 유형의 요가니드라에서도 반드시 이 단계를 포함시키고 있을 만큼 중요하다. 몸의 자각은 신체 각 부위를 단계적으로 자각하는 방법이다. 이는 특정 부위만을 자각하는 것이 아니라 몸 전체를 자각하도록 되어 있으므로 의식을 순환하는 과정이라고 한다.

목적

몸의 자각은 외부세계로부터의 지각을 철회하여 마음을 내면화하도록 한다. 의식이 내면화됨으로써 마음은 하나로 모아지게 되고 고요해진다. 이는 몸 전체의 이완을 가져온다. 결과적으로 몸과 마음이 이완되며 조화를 이루게 된다. 몸의 자각은 또한 신체로부터의 동일시를 벗어나 자신이 신체가 아니라 바라보는 자임을 체험하게 하는 영적인 목적이 있다.

효과

요가니드라는 시각, 청각, 미각, 촉각, 후각이라는 다섯 가지 감각지각이 외부세계로부터 차단되므로 의식의 내면화를 가져온다. 바깥으로 향하던 우리의 의식이 감각지각이 차단됨으로써 내면으로 향하게 되는 것이다. 이를 요가에서는 쁘라띠야하라 상태라고 한다. 신체 각 부위의 자각은 산만하게 떠오르는 미세한 생각들을 멈추게 하므로 마음을 이완시키고, 신체의 긴장을 해소시켜주며 생명에너지인 프라나를 활성화한다.

방법

안내자가 신체 각 부위의 자각을 안내할 때 해당되는 부위에 의식을 두면서

i) 동시에 마음속으로 그 부위를 반복해서 자각한다.

ii) 신체 각 부위로부터 일어나는 감각, 또는 에너지를 자각한다.

iii) 신체의 부위를 시각화한다. 마음속으로 신체 부위를 떠올리도록 한다.

위의 세 가지 모두가 어려울 경우, 어느 한 가지를 하거나 두 개씩 병행한다. 예를 들어 i)과 ii), ii)와 iii), 또는 i)과 iii)을 병행한다. 하지만 초보자의 경우에는 i) 또는 ii) 어느 한 가지를 하도록 한다.

속도

초보자들을 위한 경우와 마음이 산만할 때는 좀 더 빠른 속도로 신체 각 부위의 자각을 안내하면서 의식을 순환하도록 한다. 마음이 하나로 모아지면 조금 느린 속도로 안내한다. 안내자는 지나치게 빠르지도 느리지도 않게 안내해야 한다. 너무 빠르면, 수련자들이 안내자의 말을 따라올 수 없으며 신체 부위의 자각도 어렵다. 반면에 너무 느리고 단조로울 경우에는 잠으로 빠져들기가 쉽다. 따라서 안내자는 수련자를 배려하여 의식의 순환과정에서 적절한 속도로 안내하는 것이 중요하다.

유의할 점

- 안내자의 목소리와 신체부위를 동시에 자각한다. 만약 어느 부분을 분명하게 자각하지 못하였을 경우 개의치 말고 안내에 따라 지시되는 다음 신체부위를 자각하도록 한다. 자신이 놓친 부분에 대해 연연해하지 않는다.
- 몸의 특정 부위에 집중하지 않도록 한다. 이 단계에서는 신체 각 부위를 통해 자각을 하는 것이지 한 대상에 집중하는 것이 아니다. 그러므로 지나치게 애쓰지 않고 안내자의 안내대로 자연스럽게 자신의 자각이 흘러가도록 한다.
- 다음에 나올 신체부위를 미리 생각하지 않는다. 안내자가 다음에 어느 신체 부위를 안내할 것인지를 미리 생각하여 그 부위를 앞서 자각하지 않도록 한다. 안내자의 목소리와 안내를 동시에 자각하도록 하는 것이 중요하다.
- 신체를 움직이지 않고 자각하도록 한다. 마치 몸을 자신의 일부가 아니라 자기로부터 떨어져 있는 것처럼 느끼고 단지 관찰의

대상인 것처럼 느낀다. 이는 깊은 이완을 가져오며 자신과 몸의 비동일시를 가져온다. 또한 자신은 몸을 바라보는 자라는 것을 체험하게 한다.

의식순환의 유형

여러 가지로 다양하게 신체 각 부위를 자각할 수 있다. 의식순환의 길이에 따라 짧은 의식순환과 긴 의식순환이 있다. 짧은 의식순환은 오른손, 오른팔, 왼손, 왼팔, 몸통, 엉덩이, 오른다리, 오른발, 왼다리, 왼발과 같이 신체의 각 주요 부위를 자각하면서 의식을 순환할 수 있다. 좀 더 세부적으로 순환하는 방법도 있다. 오른손에서도 엄지손가락, 두번째 손가락… 등으로 하는 긴 의식순환이다. 때로는 특별한 목적에 따라 식도, 심장, 위, 간 등과 같이 신체 내부를 자각하게 할 수 있다.

의식순환의 단계는 쉬워서 누구나 조금만 연습을 하면 스스로 할 수 있다. 어떤 순서로 신체를 자각할 것인가 하는 순환의 과정은 하나로 고정하는 것이 유용하다. 이는 마음으로 하여금 어떤 노력 없이 자연스럽게 신체 각 부위를 자각하도록 훈련하게 만든다. 신체 부위를 자각하는 순서가 매번 바뀐다면 그 흐름이 자발적이지 않을 것이다. 또한 마음 작용이 일어나 자각하는 것을 잊고 생각 속으로 빠져들기가 쉽다. 때문에 신체 각 부위를 자각하는 순서가 고정되면 자각의 흐름이 자연스럽게 될 때까지 가능한 바꾸지 않도록 한다.

의식순환의 순서

의식순환은 몸의 오른쪽부터 시작하여 왼쪽 그리고 몸의 뒷부분에서 앞부분으로 자각하게 한다. 그 다음 머리 전체, 팔 전체, 몸통, 다리 전체와 같이 몸의 주요 부분을 자각하고 몸 전체를 자각하도록 한다

(몸의 오른쪽-왼쪽-뒤-앞-몸의 주요 부분-전체).

요가의 에너지 체계에 의하면 오른쪽 콧구멍에서의 주도적인 공기 흐름은 핑갈라 에너지와 연관이 있다. 핑갈라 에너지는 교감신경 체계와 관련되어 외부 환경과 관련된 활동을 촉진하게 되므로, 몸을 고요하게 하고 신체의 오른쪽 부분을 통제하는 핑갈라 에너지를 다스리기 위하여 몸의 오른쪽부터 자각하게 된다.

의식순환의 횟수

위의 순서(몸의 오른쪽-왼쪽-뒤-앞-몸의 주요 부분-전체)대로 신체 각 부위의 자각을 1회라고 한다. 시간의 가능성과 요구되는 이완의 깊이에 따라 1~3회 정도 또는 그 이상 가능하다.

선행 연습

신체 각 부위의 이름을 이해할 수 있도록 참여자들이 돌아가면서 차례로 신체부위의 이름을 말한다. 해부학이 익숙하지 않은 참여자에게 신체내부를 안내할 때 신체기관이 어디에 위치하는지를 미리 이해시키면 보다 효과적이다.

4. 호흡의 자각

목적

호흡의 자각은 이완과 집중을 가져올 뿐만 아니라 막혔던 에너지를 자유롭게 흐르도록 하며 에너지를 각성시킨다.

효과

육체적·심리적인 깊은 이완을 가져온다. 호흡은 의식과 무의식을 잇는 다리 역할을 하므로 호흡의 자각을 통해 보다 깊은 마음의 층으로 들어가 내면의 세계를 자각하게 된다.

방법

요가니드라에서 호흡을 자각하는 방법은 다양하지만, 크게 세 가지로 나누어볼 수 있다. 첫째는 자연스런 호흡의 과정을 자각하는 방법이며, 둘째는 자연스런 호흡을 자각하면서 신체 각 부위의 특정한 움직임 또는 감각을 함께 자각하는 방법이다. 셋째는 호흡과 함께 숫자를 세는 방법이다. 요가니드라에서 호흡의 자각은 하타요가의 쁘라나야마에서 요구되는 호흡조절이 아니므로 자연스런 호흡의 리듬을 변화시키거나 통제하지 않는다. 다음은 호흡의 자각을 안내하기 위한 체계적인 방법이다.

■ **자연호흡의 자각**

평소에 우리는 자신이 호흡을 하고 있는지조차 잊고 산다. 늘 호흡이 일어났다가 사라지지만 이 과정을 자각하는 순간은 하루에 일분도 채 되지 않을 것이다. 참여자들에게 호흡에 주의를 두라고 하면 자신의 호흡을 잘 자각하기 위해 의도적으로 숨을 깊게 들이마시거나 내쉰다. 안내자는 참여자들이 호흡을 바꾸거나 통제하지 않도록 한다. 호흡의 리듬을 바꾸지 않고 다만 자신이 숨을 들이마실 때 숨을 마시고 있음을 알아차리고 숨을 내쉴 때는 숨을 내쉬고 있음을 알아차리도록 안내한다. 요가니드라를 처음 체험하는 초보자의 경우 사전에 자연호흡에 대한 자각을 연습할 수 있다.

안내자는 참여자에게 숨을 들이마시고 내쉬는 것을 알아차리라고 한다. 이때 일부러 깊이 숨을 들이마시지 말고 평소처럼 자연스럽게 숨을 들이마시고 내쉬도록 한다. 숨을 들이마시고 내쉬는 과정을 한 호흡으로 여기고 시간을 측정하는 동안 자신이 몇 번 호흡을 하는지 숫자를 세도록 한다. 1분 동안 호흡의 횟수를 측정한 다음 참여자에게 횟수를 말해보도록 한다. 숫자를 끝까지 세지 못한 참여자가 있을 경우 다시 한 번 자연호흡에 의식을 두고 숫자 세는 것을 체험하게 할 수 있다.

■ 자연호흡에 따라 일어나는 특정 신체부위의 움직임 또는 감각의 자각

호흡할 때 신체의 특정부위가 움직이는 것은 지극히 자연스러운 일이다. 신체 각 부위를 자각하면서 호흡할 때 어느 부위가 움직이는지, 그리고 어떤 감각이 일어나는지를 자각하는 것은 근육의 긴장을 해소하며 심리적인 깊은 이완을 가져온다. 또한 에너지를 활성화시켜 에너지 몸을 일깨운다.

호흡할 때 신체의 어느 부위가 움직이는지를 관찰하는 사람은 지극히 드물다. 호흡과 더불어 신체의 특정부위 움직임을 자각하기 위한 연습으로 요가니드라를 시작하기 전 참여자로 하여금 호흡에 주의를 두고 호흡할 때 신체의 어느 부위가 움직이는지를 관찰하도록 한다. 이때 어떤 이는 배 부분이, 어떤 이는 가슴부분이 혹은 어깨 부분이 움직인다고 대답한다. 요가니드라 안내자는 요가니드라 과정에서 호흡과 함께 신체 특정부위를 자각할 것이라고 안내한다.

■ 호흡과 함께 숫자세기(단 숫자를 세라는 지시가 있을 경우)

요가니드라에서는 자연호흡 및 특정 신체부위의 자각과 더불어 호흡마다 숫자를 거꾸로 세도록 한다. 숫자를 거꾸로 세는 것은 습관적으

로 익숙해져 있는 숫자세기보다 더 깊은 자각을 필요로 하므로 보다 쉽게 이완을 가져다 줄 수 있다.

요가니드라의 네번째 단계인 호흡의 자각에서도 다른 단계와 마찬가지로 자각이 중요시된다. 자각의 대상이 다를 뿐이지 자각이 중시되는 것은 마찬가지다. 즉 여기서는 자각의 대상이 자연호흡과 호흡할 때 일어나는 신체의 움직임 또는 감각과 숫자를 거꾸로 세는 데 있다.

5. 감각과 느낌의 자각

목적

감각과 느낌의 자각은 무의식 깊이 뿌리박힌 느낌과 정서의 긴장을 이완하는 데 목적이 있다. 이는 무의식 층의 억압된 정서를 일깨우고 이를 다시 충분히 경험하여 해소하기 위한 것이다.

효과

주요 나디[22] 중 이다와 핑갈라 나디의 에너지 흐름은 뇌의 좌반구와 우반구의 기능과 밀접한 관련이 있다. 즉 이다 에너지가 활성화될 경우 뇌의 우반구가 활동적이게 되며, 반대로 핑갈라 에너지가 활성화될 경우 뇌의 좌반구가 활동적이게 된다. 각 반구는 우리의 정서반응과 관련이 있다. 한 신경학자는 좌반구는 행복과 우반구는 슬픔과 관련이 있다고 하였다. 심지어 긍정적인 정서적 자극은 좌반구를 활성화시키며, 부정적인 정서적 자극은 우반구를 활성화시킨다는 점이 관찰되어 왔다.[23] 요가니드라의 다섯번째 단계인 감각과 느낌의 자각에서는 서로 상반되는 감각과 정서를 자각하게 함으로써 이다와 핑갈라의 에너지 흐름을 조화롭게 하여 뇌의 좌우반구의 조화를 가져오게 된다.

또한 반대되는 감각을 불러일으켜 실제로 체험하게 하는 것은 뇌의 전자생리적인 조작 원리와 일치하며, 이원성을 극복하도록 돕는다. 이 수련은 두뇌의 반대쪽 반구에 있는 신경회로를 동시에 작용시켜 대립되는 정서적 반응들에 대한 자각과 이완을 유지할 수 있다.

실제 경험의 중요성

다양한 경험들은 과거에 매장되어 있다. 마음과 뇌에 남아 있는 것은 오직 기억뿐이며 실제 경험은 알지 못한다. 요가니드라에서는 기억뿐만 아니라 실제 경험이 다시 창조된다. 과거에 경험한 감각과 느낌들을 실제로 다시 체험하게 하는 것이다. 상상으로 그치는 것이 아니라 실제로 살아 있는 생생한 체험이 되어야 한다. 실제 경험을 통해 과거의 미해결된 과제를 해결함으로써 정서적 긴장을 이완하고 행동변화를 가져온다.

티벳의 라마승은 '열 요가(heat yoga)'라고 불리는 명상을 한다. 영하의 추운 겨울밤, 눈 내리는 바깥에 옷을 다 벗은 채 서 있게 되면 아마도 모두가 얼어서 죽을 것이다. 하지만 라마승은 특별한 기법을 수행한다. 그들은 자신의 몸이 불에 타오르고 있으며 자신이 땀을 흘리고 있다고 상상한다. 영하의 날씨이지만 몸이 뜨겁고 땀이 흐르기 시작한다. 땀은 단지 생각이 아니라 실제로 몸에서 일어나고 있다. 이러한 실체는 상상을 통해서 창조된다. 따라서 상상은 하나의 힘이며, 에너지이고, 마음은 상상을 통해 움직인다. 그리고 마음이 상상을 통해 움직일 때 몸도 함께 움직인다.[24]

내용

이 단계는 반대되는 감각 또는 정서로 이루어져 있다. 이를테면 무거움과 가벼움, 뜨거움과 차가움, 고통과 쾌락, 불행과 행복, 즐거움과 슬픔, 사랑과 증오 등으로 이루어지며, 요가니드라에서는 대체로 무거움과 가벼움, 고통과 쾌락, 차가움과 뜨거움을 사용한다.

6. 시각화

시각화의 이해

시각화 기법은 자신이 경험했거나 경험하지 않았던 일을 지금 자신에게 일어나고 있는 것처럼 체험하는 것이다. 단순히 지적으로 생각하거나 마음속으로 어떤 이미지를 그리는 것이 아니라 실제로 자신에게 일어나고 있는 생생한 경험이다. 이는 생각이나 상상으로 그치는 것이 아니라 대상의 비전을 실제로 보게 되는 것이다. 시각화는 실제로 체험되는 것인 만큼 아주 강력한 기법이며 강한 힘을 가지고 있다. 대상의 비전을 실제로 생생하게 체험한다는 측면에서 어떤 이미지를 그리는 상상과 다르다고 할 수 있다.

성자들의 영적인 체험에서는 일반인들에게 보이지 않는 어떤 대상, 특히 신들의 모습을 실제로 생생하게 체험하는 경우가 흔히 전해지고 있다. 슈리 오로빈도의 경우는 우리가 다른 사람을 만나서 이야기를 나누듯이 신 크리슈나를 만나서 직접 이야기하고 그의 목소리를 듣는 것이 가능했다. 그는 베다에 정통하기 전에 이미 베다에 나오는 여러 신들과 여신들의 모습을 볼 수 있었다고 한다. 슈리 푼자 역시 성산 아루나찰라에서 크리슈나와 만나 즐겁게 놀곤 하였다. 라마크리슈나도 칼리 여신을 거의 매일같이 만나 헌신하였다. 성자가 아니더라도 진지한 명상가들은 신이나 구루의 모습을 마치 두 눈으로 보듯이 생생하게 보는 체험을 한다. 슈리 오로빈도는 이러한 시각화를 의심할 바 없이 영적인 경험으로 여긴다. 이처럼 신들의 모습을 생생하게 보고 듣고 말하는 비전을 슈리 오로빈도는 사실적인 비전(actual vision)으로 분류하였다. 그에 의하면 이러한 생생한 비전은 마음의 산물이 아니며 어떤 노력 없이 자연스럽게 나타난다. 두 눈으로 외부세계의 물질적인 대상을 보듯이 내면의 눈은 다른 세계에 속하는 것들과 이미지들을, 그리고 물질세계 사물의 미세한 이미지를 본다.[25] 라마크리슈나도 자아가 소멸되면 신들의 모습을 볼 수 있다고 하였다.

진지한 수련자들은 신들의 모습 이외에도 명상 중에 여러 가지 상징의 형태로 나타나는 동물, 물고기, 새, 꽃, 어떤 색깔, 별, 달, 금, 다이아몬드, 하늘, 바다 등을 보기도 한다. 이러한 것들은 각각 어떤 의미를 나타내는 상징이다. 슈리 오로빈도에 의하면 암소는 빛 혹은 높은 의식을 나타내며, 말은 생명력을, 당나귀는 무기력과 신체의 장애를 나타낸다. 또한 황소는 강인함과 힘을, 코끼리는 지혜로 빛나는 강인함을, 사자는 생명력, 강인함, 용기를 나타내며, 염소는 색욕을 나타내고, 개는 충성심을, 사슴은 빠른 영적 진보를 나타낸다. 물고기는 모든 형태를 만드는 움직이는 생명의 마음을, 뱀은 신성함과 악마의 영적인 것과 물질적인 것의 에너지를 나타낸다. 새는 마음 혹은 정신의 다른 상태를 나타낸다. 이를테면 백조는 높은 수준의 영혼을 나타내며 최고의 진리를 나타낸다. 반면 거위는 심리적인 존재를 나타낸다. 또 비둘기는 평화를 상징하며, 공작은 승리를, 두루미는 평화의 메신저를 나타내고, 반면에 타조는 빠른 움직임을 나타낸다. 슈리 오로빈도에 의하면 연꽃은 일반적으로 열린 의식(open consciousness)을, 빨간 연꽃은 지상의 신성함을, 하얀 연꽃은 우주적 어머니의 의식을 나타낸다. 연꽃의 개화는 진정한 생명의 그리고 육체적인 의식의 열림을 의미한다.[26]

색깔을 보는 것은 내면의 비전이 시작되는 것을 의미한다. 색깔을 보는 비전은 점차적으로 어떤 형태, 장면이나 사람의 비전을 발달시킨다. 명상 중에 색깔을 보는 것은 의식의 역동적인 구조를 나타낸다. 각 색깔은 사이킥 존재(psyche being)의 구체적인 특징을 의미한다. 예를 들어 제비꽃 색의 빛은 신성한 자비를 상징하며, 자줏빛은 생명력의 색깔이다. 황금빛은 초월적인 마음(supermind)으로부터 하강하는 빛이고, 오렌지 빛은 신비로운 힘의 상징으로 일컬어진다. 깊은 붉은색이 신성한 사랑을 나타낸다면, 장밋빛은 사이킥 사랑(psyche love)을 나타낸다. 노랑은 생각하는 마음의 색깔이며, 노랑 안의 명암은 다른 심리적 빛의 강도를 상징한다.

떠오르는 태양은 존재에서 일어나는 신성한 진리의 직접적인 빛을 나타낸다. 태양의 광선이 위로 올라가는 것은 진리에 대한 존재의 개방을 상징하며, 정면에서 움직이는 광선은 우주적 의식을 나타낸다. 전체적인 관점에서 태양은 초월적인 마음의 상징이다. 붉은 태양은 진리, 빛나는 육체적 의식을 나타낸다. 달은 영성과 영적인 축복을 의미하고, 별은 빛의 도래를 나타내는 지표로 여겨진다. 금과 다이아몬드 역시 내면의 실체와 관련된 어떤 것을 상징하는 것으로 가정된다. 바다와 하늘 또한 진실한 수행자에게 보일 수 있다. 바다는 의식의 확장 또는 높은 차원의 의식을 의미한다. 흔히 바다는 태양의 비전과 함께 수반되기도 하는데 이것은 진리에 의해 빛난 의식을 나타낸다. 산은 높은 차원의 의식으로 올라가는 것을 나타내며, 산으로부터의 물의 흐름은 높은 의식으로부터 무언가가 흐르는 것을 상징한다.[27] 슈리 오로빈도는 이러한 비전을 상징적인 것으로 분류하고 있다. 상징적 비전에서는 기본적인 정신적(psyche) 내용이 표면적인 마음에 나타난다. 이러한 상징적 비전은 어떤 대상, 사건 또는 현상과 더불어 시각화로부터 나온 형상들을 취한다.[28]

기하학적인 도형 또한 시각화될 수 있다. 슈리 오로빈도에 의하면 네모는 초월적인 마음을 나타낸다. 삼각형은 한 지점에서 볼 때 물질, 생명 그리고 마음을 나타내며, 다른 지점에서는 존재, 의식, 축복을 나타낸다. 피라미드는 열망을 나타내고, 십자가는 세 종류의 존재 즉, 초월적인, 우주적인 그리고 개인적인 존재를 나타내며, 원 또는 차크라는 창조적인 행위의 에너지를 나타낸다.[29] 슈리 오로빈도는 기하학적인 도형에 의해 검증될 수 있는 비전을 인위적인(artificial) 것으로 분류하고 있다.[30]

우리 모두는 평소의 흩어져 있는 마음을 하나로 모으게 될 때 분명하게 시각화하는 능력을 가지고 있다. 마음이 흩어질 경우에는 시각화가 어려운데, 이는 이미지가 형태를 취할 수 있을 정도로 주의가 깊지 않기 때문이다. 이 단계에서는 시각화보다는 생각하거나 이미지와 연관된 경험들을 회상하도록 해야 한다. 대부분의 사람들에게는 이 단계가 쉽다. 쉬운 단계부터 꾸준히 실행하다 보면 마음은 내면으로 철회되며, 이미지가 나타나게 될 것이다. 하지만 처음에는 그러한 이미지가 오랫동안 지속되지 않고 아주 잠시 나타났다가 사라진다. 마음이 완전히 철회될 때 비로소 집중할 수 있게 되며 선명한 이미지가 만들어진다. 이러한 단계가 되면 이미지는 선명하고 생생한 것으로 나타난다.[31]

대부분의 경우 시각화가 요가니드라에서 가장 어려운 단계라고 말한다. 이는 마음의 동요 때문이며, 우리가 시각화할 수 있는 잠재적 능력을 발달시키지 않기 때문이다. 요가니드라에서 시각화가 분명하게 일어나지 않더라도 걱정할 필요는 없다. 요가니드라를 점차 수행함으로써 시각화할 수 있는 능력이 드러날 것이며, 이는 깊은 이완의 상태를 가져오도록 돕고, 사물의 본질에 대한 깊은 통찰과 지각을 가져오도록 할 것이다.

시각화와 현재의 초점

시각화 기법은 현재에 초점을 두고 있다. 미래에 일어날 것을 상상하는 것이 아니고, 과거에 일어난 것을 회상하는 것도 아니다. 내용이야 어떠하든 그것이 지금 이 순간 실제로 일어나고 있음을 체험하는 것이다. 시각화 기법에서도 상상기법을 활용한다. 하지만 시각화 기법에서 활용되는 상상은 미래와 과거에 초점을 두는 것이 아니라 현재에 초점을 두고 있다. 흔히 상상은 미래에 무엇이 일어날지 그것을 앞서 생각하고 심적으로 그려보는 것으로 알려져 있다. 이러한 미래지향적인 상상은 긴장을 야기한다. 현재의 자신이 아니라 다른 무언가로 상상하는 것은 자신을 있는 그대로 수용하지 않음을 나타내며, 현재의 나와 되고자 하는 나 사이의 갈등으로 긴장이 야기되는 것이다. 그러므로 요가니드라에서는 자신을 있는 그대로 수용하도록 하며, 현재의 자신이 아닌 다른 무언가로 상상하는 것에 중점을 두는 것이 아니라 상상하는 것이 실제로 이 순간 일어나고 있음을 체험하도록 한다. 상상할 수 있는 전체 능력이 미래가 아닌 현재 이 순간에 초점을 둔다면 상상은 건설적이고 창조적일 수 있다. 요가니드라의 시각화 단계에서는 생생한 체험이 이루어지는 것이지 현재 경험되지 않은 상상이 일어나는 것은 아니다. 따라서 요가니드라의 시각화 단계에서는 과거나 미래가 아닌 현재형으로 이끌어간다.

시각화의 목적

시각화의 목적은 마음의 잠재의식과 무의식을 자극하여 억압된 감정과 기억을 불러일으킴으로써 마음의 긴장을 해소하는 데 있다. 무의식적인 깊은 심리적 긴장을 해소하여 내면의 조화를 가져오며, 무의식을 의식 차원으로 통합하고자 한다.

시각화의 효과

시각화의 효과는 무의식 차원에까지 깊은 영향을 미쳐 미해결 과제를 실제로 다시 경험함으로써 행동변화를 가져온다. 우리가 살아오면서 겪은 다양한 경험은 과거의 무의식으로 저장된다. 마음과 머리에 남는 것은 단지 하나의 기억일 뿐 사실적인 경험이 아니다. 때문에 아무리 지적으로 이해하고 알고 있더라도 행동은 변화되지 않은 채 남는다. 지적인 이해는 마음의 의식차원에서 이루어지는 것이므로 마음의 무의식 층까지 전달되지는 않는다. 행동변화를 가져오기 위해서는 무의식 층까지 전달되어야 한다. 이른바 의식차원뿐만 아니라 무의식 차원에서까지 통찰이 일어나야 한다.

시각화는 몸과 마음이 충분히 이완된 상태에서 실시하는 것이 도움이 된다. 이완이 깊을수록 시각화는 잘된다. 수능시험을 앞둔 학생과 중요한 취직 면접을 앞두고 불안해하는 구직자에게 이완 연습을 하지 않고 바로 시험을 실제로 치르거나 성공적으로 면접을 보는 것을 상상하여 시각화하라고 할 경우 시각화는 덜 효과적이다. 불안과 두려움을 억압하면서 하는 시각화는 비효과적이다. 따라서 요가니드라의 중요한 단계인 시각화 기법은 몸과 마음의 무의식적인 긴장이 충분히 이완된 다음 실시하도록 되어 있다. 시각화 단계는 마음의 잠재의식 및 무의식 층의 깊이까지 체험할 수 있어 사실상 요가니드라의 마지막 단계라 할 수 있다. 이완된 상태에서 구체적인 상징들을 활용할 경우 우리는 자신에게 현재 알려지지 않은, 숨겨진 마음의 무의식 층을 지각할 수 있다. 이러한 시각화 단계에서는 무의식으로 억압했던 여러 가지 심리적 잠재인상들을 직면하며, 미해결 과제를 충분히 체험하여 해소하는 치료 효과를 지닌다.

다음은 무의식적인 억압이 시각화를 통해 의식차원으로 올라옴으로써 자각할 수 있었던 경우로, 마약환자를 대상으로 요가니드라를 실시하였을 때의 사례이다.

"시각화의 내용은 이른 아침 바닷가를 걷는 것으로 시작하였다. 해변을 걸으면서 파도소리를 자각하고 파도가 밀려올 때 하얀 거품이 발에 와닿는 느낌 등으로 이루어진, 바다를 배경으로 한 시각화였다. 이러한 시각화의 요가니드라가 끝나고 난 뒤 각자 체험을 나누는 과정에서 한 여인이 울음을 터뜨렸다. 그녀는 17년 전 고통사고로 죽은 남자친구의 유해를 바닷가에 뿌렸던 장면이 갑자기 떠올라 그 슬픔을 체험했다고 말했다. 자신은 그 일을 잊기 위해 열심히 일만 하였으며, 그 사건이 자신의 기억 속에서 완전히 잊혀졌다고 여겨왔다. 그녀는 그 후, 맞선을 열한 번이나 보았지만 번번이 실패하였다. 요가니드라의 체험은 참여자로 하여금 그때 그 사건의 감정을 충분히 체험하지 못하고 억압해왔던 사실을 알게 하였으며, 억압했던 감정이 자신의 이성에 대한 태도와 행동에 영향을 미쳤음을 돌이켜보게 하는 중요한 계기가 되었다."

이후 저자는 다음의 시각화 단계에서 미해결 과제를 완결 지을 수 있도록 하는 과정을 진행했다. 하지만 이때 개인적인 요가니드라가 아닌 집단으로 실시하였기 때문에 직접적으로 위의 참여자를 중심으로 한 개인적인 내용을 안내할 수는 없었다. 이를테면 남자친구와 즐겨갔던 곳을 찾아가서 그를 만나는 장면을 직접적으로 안내하지 않고, 대신 간접적으로 자신이 좋아하는 장소에 가서 초대하고 싶은 사람을 만나 하고 싶은 이야기들을 할 수 있도록 하였다. 그리고 그 사람으로부터 듣고 싶은 이야기를 들을 수 있도록 하는 역할놀이 기법을 시각화 단계에서 활용하였다. 이때 그 참여자는 남자친구와 즐겨 갔던 곳을 가게 되었으며, 그곳에서 남자친구를 만나 나누고 싶었던 이야기를 하게 되었다.

이처럼 시각화 단계에서는 억압된 욕구나 감정들, 미해결된 과제들이 떠오르고, 그것을 수용하게 되며, 현재 자신의 삶에 미치고 있는 영향들을 통찰하고 통합하는 과정을 통해 아픔을 치유하게 된다. 시각화 단계에서 일어나는 것은 마음의 잠재의식 깊은 차원에서 통찰하게 되므로 쉽게 행동을 변화시킨다.

시각화는 내면의 잠재력을 일깨운다. 의식의 보다 깊은 층에서의 특정한 상징 사용은 마음의 무의식적 층과 현재 자신에게 알려지지 않은 존재의 양상을 지각하도록 한다. 따라서 내면의 시각화는 자신의 내적 잠재력을 각성시키고 내면의 지식을 가져온다. 시각화 과정에서 자신에게 가장 편안한 장소를 떠올린 다음 그 장소에 있는 자신의 모습을 바라보게 한 적이 있었다. 어떤 참여자는 10년 후 자신의 편안하게 이완된 모습이 떠올라 감격으로 눈물이 흐를 뻔하였다고 한다.

시각화는 집중을 가져오게 하며 나아가 명상의 상태를 발달시킨다. 이는 마음이 이완되어 여기저기로 흩어지지 않고 하나로 모아질 때 가능하다. 마음의 긴장이 사라지면 하나의 대상에 마음을 두는 것이 가능해진다. 이를 집중(dharana)이라고 하며, 여기서는 모든 것을 배제하고 오로지 한 상징만을 시각화하게 된다. 이러한 마음의 집중 상태가 지속됨으로써 명상의 상태가 일어난다. 무의식의 대상을 시각화하여 의식적으로 경험하게 되면 의식과 무의식의 구별이 사라지며 산만한 이미지들이 일어나지 않는다.[32]

또한 시각화는 자기자각을 발달시킨다. 다른 말로 하자면 시각화는 바라보는(witness) 힘을 강하게 만든다. 어떤 것의 형태를 주시하게 함으로써 자기 안에서 일어나고 있는 것들을 동일시 여기지 않고 바라보게 한다. 가령 자기 몸을 거울 속에 비친 것처럼 상상하고 바라보게 될 때 자신이 몸이 아니라는 것을 체험하게 된다. 즉 자신이 그것을 바라보는 자라는 것을 알아차린다. 이는 몸과의 동일시로부터 벗어나게 하는 하나의 방법이기도 하다.

시각화와 꿈의 차이

어떤 일이 실제로 자신에게 일어나고 있는 것처럼 생생하게 체험하는 것은 쉽지 않을 수 있다. 하지만 우리 모두는 그렇게 할 수 있는 능력을 가지고 있다. 사실 꿈을 꿀 때 우리는 어떤 것이 생생하게 실제로 자신에게 일어나는 것처럼 시각화하고 있는 것이다. 꿈은 잠재의식과 무의식적 마음의 회화적인 표현으로 상징의 형태와 이야기 형태를 취하며 모두 의미를 가지고 있다. 대부분의 꿈이 억압된 내면의 긴장과 갈등을 해소하기 위해 일어난다. 어떤 꿈은 우주적인 의미와 존재의 진실을 상징할 수도 있다.

요가니드라의 시각화는 꿈을 유도하는 것처럼 보일 수 있으나, 다음과 같은 맥락에서 꿈과 다르다.[33] 첫째, 요가니드라에서 시각화는 통제되며 선택되고, 안내된다. 하지만 일반적인 꿈은 자신의 선택이나 통제와 상관없이 무작위로 일어난다. 우리는 이런저런 꿈을 꾸고 싶다고 요구할 수 없으며, 자신이 원하는 대로 꿈을 꿀 수 있도록 안내할 수도 없다. 둘째, 요가니드라의 시각화는 의식적으로 경험된다. 이른바 바라보는 자에 의해 자신이 체험하고 있는 것을 알아차리는 경우이다. 하지만 일반적인 꿈은 무의식적이다. 자신이 그 꿈을 주시하는 것이 아니라 그 꿈과 동일시하게 된다. 그리하여 꿈속의 자신이 바로 자신이라고 여기게 된다. 요가니드라의 시각화와 꿈이 모두 표면적인 의식차원에서 이루어지는 것이 아니라 보다 깊은 잠재의식 또는 무의식 차원에서 일어나고 있는 점은 유사하지만, 자각의 유무에 따라 시각화와 일반적인 꿈의 차이가 생긴다. 이처럼 요가니드라의 시각화는 꿈에서처럼 생생하게 어떤 것을 실제로 보게 되지만 그것을 자각하고 있다는 측면에서 일반적인 꿈과 다르다.

시각화와 환영의 차이

여러 비전들은 약물을 복용하였을 경우나 신경증 환자에게 나타나는 경우도 있다. 비정상적인 마음의 상태에서 일어나는 비전을 단지 환영이라고 여기기에는 불충분하다. 하지만 이 경우의 비전은 돌발적이고 우발적이며 불일치한다. 반면 수행자에게 나타나는 비전은 확연하게 두드러지며 실재하고, 사실적이며 조직적이다. 환영이 의식의 압박감과 이상으로 나타나는 것이라면 비전은 내적으로 각성된 의식 이전에 볼 수 있는 특정한 힘과 사건의 양상이 자발적으로 드러나는 것이라 볼 수 있다. 수행자의 비전은 높은 수준의 의식에 대한 철저한 개방성으로부터 나타난다.[34]

시각화의 유형

요가니드라에서 사용되는 시각화는 수행자의 명상 도중 자발적으로 일어나는 것을 다루기보다는 의도적으로 시각화가 일어날 수 있도록 한다. 요가니드라에서의 시각화 상태는 명상 중에 일어나는 자발적인 비전과 유사하나 다만 안내자의 안내에 의해 시각화 대상이 선택된다는 측면에서 다르다고 볼 수 있다. 시각화는 안내자의 지시에 따라 다양한 방법으로 이루어질 수 있으나, 대체로 다음과 같은 방법으로 나누어 볼 수 있다.

상징적 대상의 시각화

이는 각기 다른 상징적인 대상을 연속적으로 시각화하는 것이다. 안내자는 참여자에게 어떤 상징적 대상을 일정한 간격으로 안내한다. 이는 문장이 아닌 단어 형태로 이루어지는데, 시각화의 대상은 주의 깊게 선정이 되어야 한다. 참여자가 준비되어 있지 않을 경우에는 뱀, 거미, 시체, 해골처럼 일반적으로 혐오의 대상이 되는 것들은 가능한 피하도록 한다. 참여자의 무의식 깊은 층을 긍정적으로 자극하여 긴장된 정서와 마음을 이완할 수 있는 것이어야 한다. 그리고 개인의 잠재력을 실현할 수 있는 상징들을 선택하도록 한다. 같은 시각화 대상이라도 개인의 배경에 따라 그 영향과 중요성은 저마다 다르다. 어떤 것은 매우 하찮고 어떤 것은 매우 중요한 것일 수 있다.

스와미 싸띠아난다에 의해 소개된 상징적 대상은 사물과 기하학적인 도형, 자연과 식물, 동물, 인간, 성자를 비롯한 영적이고 신화적인 상징들을 포함하고 있다. 한편 아싸지올리는 상징의 범주를 다음과 같이 일곱 가지로 분류하고 있다.[35]

■ 자연 상징

공기, 흙, 불, 물, 하늘, 해, 달을 포함하며, 주요한 자연 상징 중에는 산과 바다, 시내, 강, 호수, 연못, 바람, 구름, 비, 개구리, 동굴, 나무, 불꽃과 불, 씨앗, 꽃(장미, 연꽃, 해바라기 등), 보석, 다이아몬드와 빛과 관련된 다양한 상징(일출, 석양, 광선 등), 그리고 그림자를 포함한 어둠 등이 있다.

■ 동물 상징

사자, 호랑이, 뱀, 곰, 황소, 염소, 사슴, 말, 코끼리, 개, 고양이, 물고기, 애벌레-고치-나비(탈바꿈의 상징), 비둘기, 독수리 등의 새를 포함한다.

■ 인간 상징

· 일반적인 인간 상징: 아버지, 어머니, 할아버지, 할머니, 아들, 딸, 자매, 형제, 아이, 지혜로운 노인, 마술사, 왕, 왕비, 왕자, 공주, 기사, 교사, 심장, 손, 눈, 출생, 성장, 죽음 그리고 부활 등이 있다.

· 현대적 인간 상징: 등산가, 탐험가, 선구자, 과학적 탐구자(물리학자, 화학자 등), 자동차 운전자, 항해사, 라디오나 텔레비전 기술자, 전자 공학자 등을 들 수 있다.

■ 인공 상징

다리, 수로, 저수지, 터널, 깃발, 분수, 등대, 초, 도로 통행로, 벽, 문, 집, 성, 계단, 사다리, 거울, 상자, 칼 등을 들 수 있다.

■ 종교적이고 신화적인 상징

· 보편적이고 서양 종교적인 상징: 하나님, 그리스도, 성모, 천사, 악마, 성자 또는 성인, 신부, 승려, 수녀, 부활, 지옥, 연옥, 천국, 성배, 사원, 교회, 예배당, 십자가.
· 동양적 상징: 브라만, 비슈누, 시바, 가네샤, 락슈미, 사라스와띠, 붓다 등.
· 신화적 상징: 이교신, 여신과 영웅, 아폴로, 뮤즈(예술과 과학의 상징), 삼미신(三美神: 세련된 의미에서 여성성의 상징), 비너스, 다이애너(자신의 여성성을 거부하는 여성의 상징), 오르페우스, 디오니수스, 헤라클레스, 벌칸, 플루토, 사투르누스, 마르스, 머큐리, 주피터, 워탄, 지그프리드, 브룬힐데, 발할라, 니벨룽겐, 발키리스 등.

■ 추상적 상징

a. 수: 심리적 중요성이 피타고라스의 의미로 표현된 수. 예를 들어 1은 일체성, 2는 양극성, 3은 상호작용 등.
b. 기하학적 상징
 · 이차원적: 점, 원, 십자가(다양한 형태가 있는데 수학의 더하기 기호, 기독교의 상하가 긴 십자가, 성 앤드류의 십자가, 또는 곱하기 기호 등이 있다), 정삼각형, 정사각형, 다이아몬드형, 별형.
 · 삼차원적: 구, 원추형, 정육면체, 상승하는 나선형 등.

■ 개인적 또는 자연발생적인 상징

아싸지올리에 의하면 이것은 치료 도중 또는 꿈이나 백일몽 등에서 자연발생적으로 출현한다. 저자의 경험에 의하면 요가니드라 도중 반드시 시각화 단계가 아니더라도 자연발생적으로 상징이 나타나는 경우가 있다.

요가니드라에서의 시각화는 아싸지올리가 분류한 개인적 또는 자연발생적인 상징을 제외한 모두를 활용할 수 있다. 이외에도 저자는 참나의 신성한 품성, 이를테면 평화, 사랑, 행복, 만족, 즐거움, 순수, 자비, 온전함 등을 사용하기도 한다. 자연 상징 다음에 동물 상징이 온다거나 하는 일정한 방식은 없다. 다만 안내자의 직관에 따라서 여러 상징들을 다양하게 안내할 수 있다. 안내자는 다음과 같은 방식으로 안내할 수 있다.

"십자가… 십자가에 매달린 예수… 연화좌 자세의 부처… 타오르는 촛불… 촛불을 바라봄… 길을 따라 달리는 차… 흘러가는 하얀 뭉게구름… 일출… 정오의 태양… 일몰… 바닷가의 갈매기… 파도… 하얀 물거품… 항해하는 조그만 돛단배… 비행하는 비행기… 하늘을 날고 있는 새… 강가의 철새… 교회의 종소리… 빨간 지붕… 하얀 원피스… 등."

상징적 대상의 시각화 안내방법

한 대상을 말하고 난 뒤 참여자가 그것을 시각화 할 수 있는 충분한 시간을 주되, 너무 빠르거나 늦지 않도록 한다. 너무 빠를 경우 참여자가 한 대상을 시각화하기 전에 다른 대상으로 안내되므로 좌절감이나 혼란을 겪을 수 있으며, 너무 느릴 경우 참여자의 의식이 잠으로 빠져들거나 다른 생각을 할 수 있다.

시각화된 특별한 상징들은 마음의 다른 영역들을 자극하며 잠재된 인상들이나 원형들을 드러나게 한다. 사소한 시각화의 대상이 깊은 무의식 층을 자극하여 참여자로 하여금 억압받았던 사건과 정서를 다시 경험하게 하는 경우가 있다. 또한 무의식을 의식차원으로 통합하게 하여 마음의 긴장을 소멸시킴으로써 육체와 마음의 이완을 가져오는 경우도 있다. 이는 다음의 사례에서 잘 나타난다.

"요가니드라를 하고 있던 한 여인이 안내자로부터 '빨간 차'를 시각화하도록 안내되었다. 그녀의 마음에 어떤 폭발이 일어났다. 즉시 그녀는 정서적인 충격으로 몸을 흔들기 시작하였다. 하지만 잠시 후 그녀는 이완되었다. 프로그램이 끝나고 그녀는 안내자에게 자신이 무엇을 경험하였는지를 말하였다. 그녀는 독일 나치시대에 어린 시절을 보냈는데, 매우 어렸을 때 게슈타포에 의해 부모가 밝은 빨간 차로 끌려가는 것을 목격하였다. 그 이후 부모님을 보지 못하였고, 그녀는 그 사건의 기억을 잊었다(아마 억압하였다). 하지만 그때 받았던 정서적 기억은 씨앗의 형태로 그녀의 마음속에 깊이 각인 되었으며, 자신이 알지도 못한 사이에 늘 불행하다고 여기는 원인이 되었다. 그녀는 '빨간 차'라고 하는 단순한 단어의 시각화를 통해 부모님이 끌려갔던 사건의 순간을 실제로 다시 경험하게 되었으며, 그러한 경험으로 정서적인 충격을 받았다. 그리고 잠시 후 억압된 기억의 정서적 내용이 소멸되자 그녀는 이완을 느꼈던 것이다."[35]

이야기 형태의 시각화

이야기 형태의 시각화는 안내자가 참여자의 배경과 이루고자 하는 목적에 따라 이야기 형태로 참여자의 시각화를 이끌어가는 것이다. 이 경우는 안내자의 순발력, 상상력과 창의력, 그리고 의식수준과 에너지 수준에 따라 얼마든지 이루어질 수 있으나 무엇보다 참여자에게 초점을 두어야 한다는 것을 기억해야 한다. 이를테면 어린이를 대상으로 할 때는 보다 쉽게 아이들의 이해수준에 맞도록 이루어져야 한다. 열등감이 많은 참여자에게는 이를 극복할 수 있도록 구성할 수 있으며, 감각의 자각이 어려운 참여자에게는 감각에 깨어 있게 하는 이야기 형태를 구성할 수 있다.

이야기 형태의 시각화 소재는 다양하다. 모두에게 무난한 것으로 자연을 배경으로 한 것을 들 수 있다. 자연을 배경으로 할 때 다섯 가지 감각지각을 각성시킬 수 있는 이야기 형태를 이끌어갈 수 있다. 이를테면 촉각의 경우 맨발로 흙(또는 풀) 위를 걷기, 손으로 나무줄기를 만져보기, 바람이 피부에 와 닿는 것을 느껴보기, 피부로 스며드는 햇살을 느끼기, 나뭇잎이나 작은 돌을 주워서 만져보기 등. 청각의 경우 파도 소리, 바람이 나뭇잎을 흔드는 소리, 비 소리, 눈이 내리는 소리, 발자국 소리, 새소리, 동물들이 내는 소리 등. 후각의 경우 꽃향기 맡아보기, 흙냄새 맡아보기, 갓 자른 잔디 냄새, 음식 냄새, 풀잎 냄새 등. 미각의 경우 열매를 따서 맛보기, 좋아하는 음식의 맛보기 등. 시각의 경우는 위의 네 가지 감각을 대체로 모두 포함하게 된다. 이외에도 반짝이는 별들 보기, 일출, 일몰 등 끝이 없다.

위의 다섯 가지 감각지각은 실제로 외부세계와 연결되어 이루어지는 것이 아니라 내면에서 이루어지는 심리적 감각지각이다. 이는 외부세계에 대한 자각이기보다는 내부세계의 자각이다. 즉 마음의 의식차원에서 이루어지는 것이 아니라 잠재의식 차원에서 이루어지는 자각이라 할 수 있다. 이는 마음이 하나로 모아질 때, 바라보는 힘 또는 주시하는 힘이 깊어질 때 이루어질 수 있다.

탄트라 명상에서는 감각적인 즐거움조차 수행법이 될 수 있다고 한다. 탄트라 사상에 의하면 모든 경험은 잠재적으로 신성하기 때문에 그

것을 거부할 필요가 없다. 다만 차이가 있다면, 명상의 깊은 상태에서 감각은 거친 대상을 향하기보다는 내면으로 향한다. 대상이 없더라도 보고, 맛보고, 냄새 맡고, 듣고, 만질 수 있는 감각을 경험한다. 이러한 감각 활동은 매우 높은 감각적 상태에서도 활동적이지만 거친 대상에 의존하지 않기에 다른 차원을 설명하고 있다.[37] 요가니드라의 이야기 형태 시각화에서 이루어지는 감각의 자각은 거친 대상을 향하기보다는 내면의 미세한 감각을 자각하는 명상이라고 볼 수 있다.

이야기 형태의 시각화 내용은 안내자마다 다르지만 대체로 위의 다섯 가지 감각을 활용하여 자연 속에서 또는 일상생활 속에서 긍정적이고 마음의 평화를 가져오는 것으로 이루어지는 편이다. 그 외에 참여자의 특성에 맞도록 주제별로 다양하게 시각화를 안내할 수 있다. 삶의 의욕이 없는 경우 성취를 가져오게 하는 주제, 자아존중감이 낮은 이를 위하여 자신을 사랑하는 방법, 불안해하는 이들에게 안정을 찾게 하는 방법, 용기가 부족한 경우 용기를 북돋워주는 방법 등 다양하게 주제별로 시각화할 수 있다.

이야기 형태의 시각화 안내방법

이야기 형태의 시각화를 안내하는 방법은 안내자의 안내에 따라 참여자 스스로 시각화를 만들어가는 것과 안내자가 구체적으로 안내하는 경우도 있다. 안내자의 안내에 따라 참여자 스스로 시각화를 만들어가는 방법의 예는 다음과 같다.

"자신이 좋아하는 장소에 있습니다. 주위를 둘러봅니다. 무엇이 보이는지 살펴보세요. 잠시 귀를 기울여 어떤 소리가 들리는지 들어봅니다. 저쪽에서 누군가가 자기를 향해 걸어오고 있습니다. 어떤 모습으로 자신에게 다가오고 있는지 바라봅니다. 그 누군가가 좀 더 가까이 자신에게 다가와 어떤 말을 하고 있습니다…."

안내자가 구체적으로 안내하는 방법은 다음과 같다.

"이른 아침 길을 나서고 있습니다. 안개가 자욱하여 멀리 앞이 잘 보이지 않습니다. 고개를 숙여 아래를 봅니다. 노랑 꽃잎을 가진 조그만 들꽃이 있습니다. 그 옆에는 연한 보랏빛 꽃이 피어 있습니다…."

참여자 스스로 계속해서 시각화를 만들어가야 할 경우, 많은 주의력과 집중력이 필요하므로 자칫 다른 생각이나 잠으로 빠져드는 경우가 많다. 하지만 참여자의 주관적인 욕구와 감정들을 이해하고 파악할 수 있는 방법이기도 하므로 적절하게 활용하는 것이 좋다.

기타
대상의 시각화와 이야기 형태의 시각화 이외에도 응용 가능한 여러 방법들이 있다. 이를테면 차크라를 활용하거나 의식의 공간(chidakasha), 오라(aura), 자기탐구, 아사나의 시각화, 이슈타 데바타(Ishta devata)의 시각화, 시간여행 등을 들 수 있다. 대체로 대상의 시각화 또는 이야기 형태의 시각화를 시작하기 전이나 후에 함께 응용 가능하다. 구체적인 안내방법은 제4장에서 다룰 것이다.

시각화의 길이와 순서
시각화는 충분히 이완이 되었을 때 효과적이기 때문에 안내자는 체험자들의 이완 정도를 파악하여 시각화의 길이를 조절할 수 있어야 한다. 이완이 되지 않은 상태에서 시각화 안내를 받게 되면 상징적 대상이든 이야기 형태의 대상이든 긴장감을 줄 수 있다. 그러므로 처음부터 너무 길게 시각화를 하지 않도록 한다. 시각화는 상징적 대상부터 먼저 실시하도록 한다. 상징적 대상의 시각화가 어느 정도 익숙해지면 이야기 형태의 시각화를 짧게 실시하도록 한다.

시각화의 연습

요가니드라 단계에서 시각화가 가장 어렵다고들 하는데, 실제로 시각화가 무엇을 의미하는지 이해하지 못하는 경우가 많다. 눈을 감고 어떤 것을 시각화하라고 하면 아무것도 보이지 않으며 아무것도 일어나지 않는다고 한다. 아무것도 보이지 않으니 자신의 방법이 바른지 틀린지 알 수 없다고 한다. 그리고 애써 시각화의 대상을 보아야 한다고 여기며 노력한다. 이러한 노력은 자신을 긴장하게 하는 요인이 될 수 있다. 어떤 것이 일어나지 않더라도 그 자체를 수용하고 그것을 주시하는 것이 중요하다. 처음부터 어떤 이미지가 선명하게 보이지 않더라도 시각화 이전에 어떤 이미지를 생각하거나 느끼는 방법으로 점차 시각화할 수 있다.

다음은 상징적 대상을 시각화하는 연습을 해보자. 촛불이나 어느 한 대상을 지속적으로 안정되게 응시하는 트라타카(trataka)는 시각화를 촉진시키는 전통적인 방법이다.

"자신에게 익숙하거나 편안하게 와 닿는 상징적인 대상 중 어느 하나를 선택하여 응시합니다. 몇 분 동안 자신이 선택한 대상을 주의 깊게 살펴봅니다. 대상의 형태와 색을 따라가면서 눈을 떼지 않습니다… 이제 눈을 고요히 감고 미간에다 주의를 두면서 그 대상이 자기 내면의 눈에 떠오르도록 합니다…."

다음은 샥티 가웬이 제시한 시각화 연습을 안내하는 방법이다. 아래의 안내문을 읽고 난 다음 눈을 감고 자연적으로 자신에게 떠오르는 것을 보도록 한다. 마음속에 아래의 풍경들을 가져오기 위해 사용된 과정은 자신이 시각화하는 방법이라 볼 수 있다.

"눈을 감고 깊이 이완합니다. 침실 또는 거실과 같이 자신에게 익숙한 곳을 생각합니다. 방안의 익숙한 어떤 것을 기억합니다. 이를테면 바닥의 색깔이나 가구가 어떻게 배열되어 있는지, 가구의 색깔이 어떠한지를 떠올립니다. 자신이 방안을 걸어 다니며 편안한 의자 또는 침대에 앉거나 눕는 것을 상상하십시오.
이제 지난 며칠 동안 있었던 즐거운 경험들을 회상하십시오. 맛있는 음식을 먹었거나, 소식을 전해 들었거나, 시원한 물에서 수영을 하였거나 사랑을 나누었던 그런 좋은 신체적인 감각을 포함한 유쾌한 경험들을 회상하십시오. 가능한 그러한 경험들을 생생하게 기억하고 다시 지금 즐거운 감각들을 즐기도록 합니다.
이제 자신이 한적한 시골에 있다고 상상합니다. 강가의 부드러운 풀 위에 앉아서 쉬고 있거나, 아름다운 숲속을 걷고 있는 모습을 상상합니다. 자신이 예전에 다녀왔던 곳일 수도 있으며, 자기가 가고 싶은 곳일 수도 있습니다. 그곳을 상세하게 생각하고 자신이 좋아하는 방식으로 그곳을 창조하십시오."[38]

시각화의 연습은 언제든지 가능하다. 흔히 우리는 지치거나 스트레스를 받을 때 어디론가 떠나면 좋겠다고 생각만 한다. 생각으로 그치는 것은 언제나 마음의 긴장을 낳는다. 이제는 생각으로 그치는 것이 아니라 자신이 가고 싶은 곳, 하고 싶은 것을 실제로 하고 있다고 시각화해 본다. 그러면 5분 후에는 달라진 에너지를 느끼게 될 것이다.

7. 상칼파

위의 요가니드라 과정을 통해 마음이 이완되고 보다 긍정적인 사고와 제시에 수용적으로 바뀌므로 다시 상칼파를 실행하도록 한다. 이때 상칼파는 위의 2단계 상칼파 단계에서 정하였던 것과 같은 문장으로 세 번 반복하도록 한다.

8. 마무리

마무리 단계에서는 의식의 내면화 과정으로부터 의식의 외면화 과정을 가져오도록 한다. 요가니드라 마무리 단계 이전에 이루어졌던 마음의 깊은 층을 자각하는 내면화 과정에서 서서히 외부세계를 자각하도록 한다. 호흡, 신체, 환경의 자각, 바깥 소리의 자각을 통해서 의식이 외부세계를 다시 지각할 수 있도록 한다. 그리고 몸을 움직여서 완전히 외부세계에 적응할 수 있도록 한다. 이러한 체계적인 단계 없이 내면의 깊은 이완상태에서 갑자기 외부세계로의 변화를 가져올 경우 여러 가지 부작용을 가져올 수 있다. 이를테면 깊은 이완의 상태에서 갑자기 깨어나게 되면 일시적으로 충격을 받을 수 있으며 두통을 일으킬 수도 있다. 또는 정신이 나간 것처럼 멍한 느낌을 가질 수도 있다.

그러므로 점차적으로 외부세계에 적응할 수 있도록 준비되어야 한다. 너무 빨리 외부세계를 지각하게 하면 어떤 사람은 자신의 깊은 고요함에 스스로 놀라게 된다. 이럴 경우 계속해서 사바아사나 자세에서 누운 채로 마음이 고요해질 때까지 자신의 호흡을 자각하도록 한다.

그룹으로 요가니드라를 실시할 때 어떤 참여자는 요가니드라가 끝난 뒤에도 계속해서 자다가 먼저 일어나 앉은 참여자들의 웃음과 주위의 어수선한 분위기 때문에 갑자기 놀라 눈을 뜨는 경우가 있다. 이때 안내자는 갑자기 일어나 앉지 않도록 하며, 천천히 호흡을 자각하고 몸을 자각하고 움직여 충분히 준비가 된 다음 일어나도록 한다. 때로는 옆의 참여자가 자고 있는 사람을 깨우기 위해 몸을 흔드는 경우가 있는데, 요가니드라를 안내할 때 미리 주의를 주어 옆사람을 깨우지 않도록 한다.

요가니드라의 적절한 마무리 단계는 외부와 내부 지각의 혼란을 방지하고, 외부세계의 적응을 위해 매우 중요하다. 갑자기 요가니드라를 마치거나, 움직이거나, 눈을 뜨거나, 옆 사람과 이야기하지 않도록 한다. 눈을 뜨라는 안내가 있을 때까지 계속하여 눈을 감고 있도록 요가니드라를 시작할 때 주의를 준다. 대체로 저자의 경우, 명상자세로 앉게 한 다음 요가니드라의 영향을 자각한 뒤 옴 찬송을 다함께 세 번 하고 마치거나 또는 명상을 적당히 한 다음 자연스럽게 의식이 외부로 향하도록 하는 편이다. 간혹 잠을 자는 것은 아니고 신체의식을 벗어나 마치 몸이 마비가 된 것 같은 현상을 경험하는 참여자가 있다. 의식은 있으나 몸이 외부세계를 향해 준비가 되지 않아 움직이지 못하는 경우가 있으므로 안내자는 이를 주의 깊게 살피고 적절한 안내를 할 수 있어야 한다.

제4장 요가니드라의 기법

여기서는 요가니드라의 각 단계에서 사용할 수 있는 기법들을 안내하고 있다. 각 단계마다 해당되는 기법들을 보고 선택하여 안내할 수 있다.

1. 준비단계

요가니드라 실행에 들어가기 전

요가니드라를 실행하기 전에 육체적·심리적 긴장을 해소할 수 있는 간단한 연습을 하는 것도 보다 효과적이다. 요가니드라 전에 실시할 수 있는 간단한 방법들을 소개하고자 한다.

요가자세

몸이 딱딱하고 결리거나 긴장이 있는 경우 요가니드라를 실시하는 데 방해가 되기도 한다. 따라서 요가니드라를 실행하기 전에 가능하다면 요가자세를 실시하는 것이 좋다. 스와미 싸띠아난다는 초보자일 경우 빠완묵따아사나(pawanmuktasana)와 사바아사나를 실시하며, 아사나에 익숙한 수행자일 경우 다음의 요가자세를 실시하도록 하고 있다; 사르반가아사나(sarvangasana), 할라아사나(halasana), 마츠야아사나(matsyasana), 파스치모타나아사나(paschimottanasana), 부장가아사나(bhujangasana), 살라바아사나(shalabhasana), 시르샤아사나(sirshasana). 또한 이 요가자세 외에 수리야 나마스카라(surya namaskara)를 6회에서 12회 정도 실시하도록 권하고 있다. 이러한 요가자세들은 관절과 근육의 긴장을 풀어주고 신체 내부기관들을 마사지하는 효과가 뛰어나다.[39]

요가자세를 전혀 모르는 사람들이 요가니드라를 실시하고자 할 때는 나우카아사나(naukasana)와 심하가르자나아사나(simhagarjanasana) 같은 요가자세를 간단히 실시하는 것이 도움이 된다.

■ 나우카아사나의 실제

나우카아사나(보트 자세)는 근육, 소화, 혈액순환, 신경 그리고 호르몬 체계를 자극하고, 신체 모든 기관들을 활성화시키며 무기력을 감소시킨다. 특히 육체적인 긴장을 해소하고 깊은 이완을 가져온다. 긴장과 이완에 대해 직접적으로 체험할 수 있는 뛰어난 자세이므로 요가니드라를 실시하기 바로 직전에 유용하게 안내될 수 있다.

· 등을 바닥에 대고 눕는다.

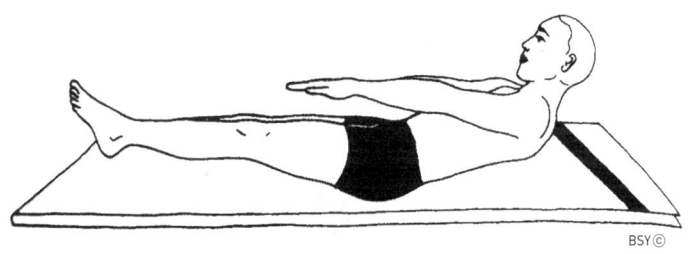

- 다리는 뻗은 채 서로 모으고 팔은 바닥에 닿지 않도록 하며 손바닥을 자연스럽게 다리 위로 놓는다. 여기까지가 준비 자세이다.
- 호흡을 자각하고, 숨을 들이마신 다음 멈추고 머리, 어깨, 팔, 다리를 동시에 들도록 한다. 이때 다리와 머리는 너무 높이 들지 않도록 하며, 바닥으로부터 약 15센티미터 정도 떨어지도록 한다. 팔과 손을 뻗도록 하는데, 팔과 발의 높이가 같게 한다. 발가락은 바깥을 향하도록 한다. 이 자세는 숨을 마신 뒤 멈춘 상태이므로 최대한 자기 몸의 긴장을 느낀다. 이 자세가 최종자세이다.
- 최종자세에서 가능한 자신이 유지할 수 있는 만큼 있다가 천천히 숨을 내쉬면서 준비자세로 되돌아온다. 이때 머리를 바닥에 부딪히지 않도록 유의한다.
- 준비자세에서 몸 전체의 이완을 느낀다. 여기까지가 1회이다.
- 이를 5회 정도 실시한다.

■ 심하가르자나아사나의 실제

심하가르자나아사나(포효하는 사자자세)는 눈, 귀, 코, 입, 목 부분의 질병을 치유하는 데 효과적이며, 목소리를 강화하고 말을 더듬거나 중얼거리는 경향이 있는 사람들에게 효과적이다. 또한 신경이 날카롭거나 지나치게 내성적인 사람들에게도 도움이 된다. 가슴 부위의 긴장

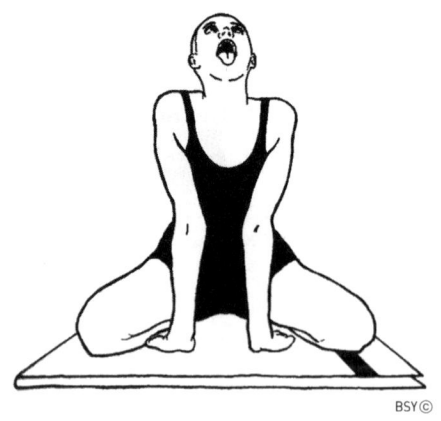

과 심리적·정서적 긴장 해소에도 효과적이기 때문에 요가니드라를 실시하기 전에 육체적·심리적 긴장을 해소하는 데 활용한다. 특히 집단으로 실시할 경우 집단원 간의 친밀감을 형성하며 집단 전체의 긴장감을 해소하는 데 매우 효과적이다.

- 무릎으로 바닥에 나란히 선다. 양쪽 엄지발가락은 서로 닿게 하면서 발꿈치는 서로 떨어지게 한다. 이 자세에서 엉덩이를 양쪽 발꿈치 안으로 가져다 앉는다.
- 무릎을 약 45센티미터 정도 벌린 다음 손바닥을 무릎 사이에 두고 손가락이 몸을 향하도록 한다. 이때 양손은 적절하게 떨어져 놓도록 한다.
- 몸을 앞으로 약간 구부리며 팔을 쭉 뻗도록 한다. 머리를 뒤로 젖힌다.
- 눈은 뜬 채로 미간을 응시한다. 몸 전체를 이완시키며 입은 다문다.
- 코로 숨을 깊게 천천히 마시며 거의 숨을 다 마실 때 입을 열고 혀를 가능한 턱 쪽으로 내밀면서 날숨과 함께 '아아….' 하는 안

정되고 선명한 소리를 낸다.
- 날숨이 끝날 때 입을 다물고 숨을 마신다. 여기까지가 1회이다.
- 이를 5회 정도 실시한다.

쿤잘

쿤잘(kunjal)은 따뜻한 소금물로 위에서 입까지의 소화기관을 씻어내는 정화법으로 위벽의 근육을 강하게 수축함으로써 모든 복부기관들을 자극하고 기능을 원활하게 한다. 심리적으로 울적한 정서와 정서적인 막힘 또는 내외적 갈등과 압박으로 인한 가슴의 무거움을 없애는 데 효과적이다.[40]

웃음명상

웃음이 명상이 될 수 있는 것은 웃는 이유가 사라져 웃음만이 있기 때문이다. 어떤 이유에 의해서 웃는 것이 아니라 웃다보면 웃음은 저절로, 자발적으로 나오게 된다. 웃음이 저절로 자연스럽게 이루어질 때는 다른 생각이 일어나지 않게 된다. 자발적이고 생각이 일어나지 않는다는 맥락에서 웃음이 명상이 된다. 웃음명상을 10~20분 정도 한 다음 요가니드라를 실시하게 되면 깊은 내적 이완을 체험하게 된다.

그 외에 춤을 들 수 있다. 온전히 몰두할 수 있다면 춤은 그 자체로도 치유가 된다. 하지만 익숙하지 않은 사람들에게는 또 다른 긴장을 만들 수 있으므로 참여자들의 상황을 잘 고려할 필요가 있다. 춤 외의 다른 놀이를 통해서 육체적·심리적 긴장을 이완할 수도 있다. 특히 아이들의 경우에는 재미있는 게임이나 오락을 통해서 이완을 가져올 수 있다.

시작단계에서의 안내

다음은 요가니드라를 실행하기 전에 기본적으로 안내되어야 하는 것들이다.

- 요가니드라 도중에 몸을 움직이지 않도록 최대한 모든 것을 편안하게 조절하도록 한다.
- 요가니드라가 끝날 때까지 눈을 감고 실행하며, 눈을 뜨라는 안내가 있을 때까지 감도록 한다.
- 몸과 마음은 충분히 이완하되, 잠으로 빠져들지 않도록 한다. 필요에 따라 안내자는 '나는 잠들지 않겠다, 또렷이 의식은 깨어 있겠다', '나는 요가니드라를 실행하고 있다' 라는 말을 요가니드라 수행자에게 마음속으로 이야기하도록 한다. 다만 불면증이나 심한 불안감을 가지고 있는 사람들에게는 이러한 다짐을 생략하는 것이 유용하다. '나는 잠들지 않겠다' 라는 마음의 다짐이 경우에 따라서 더 긴장을 야기하기 때문이다.
- 요가니드라에 대한 기대감을 미리 가지지 않도록 한다. 특히 이전에 요가니드라를 통해 좋은 체험을 하였던 참여자의 경우 다음에도 그와 같은 체험을 하고자 기대하며 그렇게 하기 위해 노력하는 경향이 있다. 어떤 체험이더라도 좋고 나쁜 것이 없으며, 옳고 그른 것은 없음을 상기시킨다. 중요한 것은 자신에게 그러한 것들이 자연스럽게 일어날 수 있도록 허용하는 것이며, 그러한 체험들을 바라보는 자로 있는 것임을 이해시킨다.
- 안내자의 목소리가 뚜렷하게 들리지 않거나 또는 안내자가 무슨 말을 하는지 이해하지 못할 수도 있다. 이때도 크게 상관하지 말

고 다음의 목소리를 자각하여 안내받도록 한다.
- 안내자의 안내를 경청하되, 분석하고 판단하려 하지 않도록 한다. 판단과 분석은 심리적 긴장을 야기하기 때문이다. 의식이 깨어 있는 상태로 안내자의 말에 주의를 기울여야 한다. 그러나 때때로 생각이 일어나면 생각이 일어나고 있음을 알아차리되 걱정하지 말고 다시 안내자의 목소리에 귀를 기울여 안내대로 따라가도록 한다. 다음과 같이 안내할 수 있다.

"요가니드라를 실행하는 도중, 안내자의 목소리를 자각하는 것이 중요합니다. 내용을 기억하거나 집중하려 하지 말고, 안내자의 목소리를 자각하고 물 흐르듯이 함께 따라 흐르도록 하십시오. 때때로 목소리를 놓칠 수 있으나 이때도 크게 개의치 말고 다시 자신의 의식을 안내자의 목소리에 둡니다. 요가니드라를 실행하는 동안 몸과 마음을 내려놓고 고요하게 하도록 허용합니다."

육체적·심리적 이완을 위한 기법

아래에 언급한 기법들은 요가니드라의 1단계 과정에서 응용 가능한 것들이다. 1단계에서 아래의 내용을 전부 사용하지 않지만 경우에 따라서 몇 가지를 조합하여 사용 가능하다.

토식호흡
입을 약간 벌려 숨을 천천히 길게 내쉬도록 한다. 숨을 내쉴 때 약간의 소리가 들리도록 한다. 그 다음 코로 숨을 들이마시고 다시 입으로 천천히 내쉰다. 입으로 숨을 내쉴 때 하루의 근심 걱정과 복잡한 마음이 날숨과 함께 사라진다고 여긴다. 숨을 코로 들이마실 때 몸 전체로 신선하고 고요한 에너지가 퍼져나가는 것을 느낀다. 숨을 내쉴 때 다시 근심 걱정, 긴장으로 인한 탁한 에너지가 빠져나가는 것을 느낀다.

이 기법은 특히 요가니드라를 시작하기 전에 참여자가 들고 오는 여러 가지 걱정과 생각들을 벗어버리고 요가니드라에 임할 수 있도록 사고, 감정을 전환하는 좋은 방법이다.

몸의 자각과 이완

몸 전체를 동시에 자각하도록 한다. 그 다음 신체의 주요 부분을 안내하면서 안내되는 신체 각 부위마다 의식을 두어 이완하도록 한다. 머리, 목, 오른팔, 오른손, 왼팔, 왼손, 가슴, 복부, 오른다리, 오른발, 왼다리, 왼발로 이어지면서 자각하도록 한다. 다시 몸 전체를 이완하기 위해 정수리부터 발가락까지의 이완을 느끼도록 한다. 몸의 어느 부분에 긴장이 있는지 파악하여 그 부분을 이완하도록 한다.

좀 더 세부적으로 들어가서 육체의 바깥뿐만 아니라 신체의 내부기관까지 이완할 수 있도록 한다. 이른바 뼈, 신경, 근육, 세포, 내부기관(호흡기관, 소화기관, 순환기관, 비뇨기관, 생식기관, 내분비기관)을 이완하도록 한다. 이러한 세부적인 단계는 신체의 해부생리적인 이해를 하고 있는 참여자에게 적합하다.

몸의 고요함 자각

몸 전체를 자각하고 몸의 고요함을 느끼도록 한다. 몸의 각 부위를 안내하면서 그 부위의 고요함과 안정감을 느끼도록 한다.[41] 방법은 '몸의 자각과 이완' 기법에서와 동일하다.

소리의 자각

외적인 것에 대한 자각을 지속적으로 하다보면 어느새 외부로 향하던 마음이 자기 내면으로 향하게 된다. 이는 주로 안타르 마우나(Antar mouna)[42]의 1단계에서 활용되고 있다. 소리에 대한 자각 방법 역시 다양한데, 대체로 다음과 같은 방법으로 안내할 수 있다.

i) 멀리서부터 가까이 들리는 소리의 자각

멀리서부터 시작하여 건물바깥, 방안, 자신의 호흡소리로 점차 가까이 들리는 소리를 자각하도록 한다. 이는 다시 반복 가능하다. 이를테면 다시 멀리서 들리는 소리에서부터 점차 가까이 들리는 소리에 의식이 깨어 있도록 한다.

"자신의 의식을 바깥에서 들려오는 소리에 두도록 합니다. 건물 바깥 저 멀리서 들리는 소리에 주의를 기울입니다… 이제 건물 바깥 주변에서 들려오는 소리를 자각합니다… 이제 건물 안에서 일어나는 소리를 자각하도록 합니다… 이 방 안에서 일어나는 소리를 자각합니다… 좀 더 가까이 들리는 소리를 자각하도록 합니다… 자기 안에서 일어나는 소리, 이를테면 자신의 호흡소리, 심장박동 소리를 듣도록 합니다… 다시 저 멀리 건물 바깥에서 일어나는 소리에 주의를 두도록 합니다…(반복)."

ii) 소리 전체 또는 한 가지 소리의 자각

들려오는 소리 전체를 자각하도록 한다. 그 다음 어느 한 소리만을 자각하도록 하고, 다시 또 다른 어느 한 소리만을 자각하도록 한다. 그리고 다시 들려오는 소리 전체를 자각하도록 한다. 이러한 과정을 반복하여 실행할 수 있다.

"자신의 의식을 동시에 들려오는 여러 가지 소리에 두도록 합니다… 이제 여러 가지 소리 중 한 가지를 선택해서 그 소리만을 자각하도록 합니다… 이제 또 다른 소리 하나를 선택해서 그 소리에만 주의를 기울입니다. 다른 소리들이 들리지 않도록 하십시오… 이제 들려오는 여러 가지 소리를 동시에 자각하도록 합니다. 들려오는 소리 전체에 의식을 두면서 자신의 자각을 최대한으로 확장하도록 하십시오. 아주 조그만 소리에도 귀를 기울이도록 하십시오… 이제 한 가지 소리만을 선택하여 그 소리를 자각하도록 합니다…(반복)."

iii) 호흡과 함께 소리 전체와 한 가지 소리의 자각

ii)의 방법에서 소리를 자각하다가 다시 자신의 의식을 호흡에 둔다. 다시 의식을 소리에 두다가 호흡에 두는 방식으로도 가능하다. 호흡을 자각할 때는 외부에서 들려오는 소리를 자각하지 않고 자연스런 호흡을 자각하도록 한다. 이를 요약하면 다음과 같다.

전체 소리 자각-한 가지 소리 자각-또 다른 한 가지 소리 자각-자연호흡 자각-전체 소리 자각-한 가지 소리 자각-또 다른 한 가지 소리 자각-자연호흡 자각으로 반복 가능하다.

iv) 들숨과 날숨에 따른 소리의 자각

호흡과 관련하여 들려오는 소리를 자각하도록 한다. 숨을 마실 때는 멀리서 들려오는 소리를 자각하고, 숨을 내쉴 때는 가까이 들려오는 소리를 자각하도록 한다.

v) 신체 방향과 소리의 자각

의식을 신체의 오른쪽에 두며 오른쪽에서 들려오는 소리를 자각하도록 한다. 이제 의식을 신체의 왼쪽에 두며 왼쪽에서 들려오는 소리를 자각하도록 한다. 의식을 머리 위쪽에 두며 위쪽에서 들려오는 소리를 자각한다. 발 아래쪽에 의식을 두며 아래쪽에서 들려오는 소리를 자각한다.

의식을 몸의 뒤쪽에 두며 몸의 뒤쪽에서 들려오는 소리를 자각하고, 의식을 몸의 앞쪽에 두며 몸의 앞쪽에서 들려오는 소리를 자각한다. 전체 사방에서 들려오는 소리를 자각하도록 한다. 이를 요약하면 다음과 같다. 몸의 오른쪽과 왼쪽, 몸의 위와 아래쪽, 몸의 뒤와 앞쪽 그리고 전체 방향에서 들려오는 소리 자각이다.

주의: 소리의 자각에 있어서 주의할 사항은 어떤 소리인지 개념화하고 판단하거나 분석하지 않도록 한다. 그냥 자연스럽게 들려오는 소리에 의식이 깨어 있도록 한다. 만약 들려오는 소리가 시계소리일 경우 저 소리가 시계소리라는 등의 개념화와 시계에 대한 이미지를 떠올리지 않도록 하며, 이 소리가 좋다 싫다라는 판단을 하지 않고 소리 그 자체를 자각하도록 한다. 그러다 보면 판단, 개념화하는 대신 소리만이 들리게 된다. 소리 그 자체에 온전히 깨어 있을 수 있을 때, 들려오는 소리에 마음이 고요할 때 요가에서는 쁘라띠야하라 상태를 경험할 수 있으며, 소리에 이완할 수 있게 된다. 다음과 같이 상황에 따라 안내할 수 있다.

"들려오는 소리가 어떤 것인지 판단하고 분석하지 말고 자각하십시오. 소리의 원인을 생각하지 말고 그냥 소리 자체에 의식이 깨어 있도록 합니다. 어떤 소리에 대해 좋고 싫음이 일어나면 이를 알아차리고 다시 들려오는 소리에 바라보는 자로 깨어 있으십시오. 나는 이 소리들에 영향을 받지 않는 단지 바라보는 자라고 마음속으로 자신에게 말하십시오."

집중하는 것이 어려운 참여자일 경우 소리에 대한 자각이 쉽지 않을 수 있다. 이때 요가니드라를 실행하면서 들려오는 소리의 상황에 따라 안내자가 적절하게 소리의 명칭을 불러주면서 실시하면 효과적이다. 예를 들어, 바깥에서 새 소리가 들리면 새 소리에 자각하라는 안내를 할 수 있다. 이외에 '다른 사람의 말소리에 주의를 두십시오… 고요한 소리를 자각하십시오… 바람이 나뭇잎을 스치는 소리를 자각하십시오'와 같이 상황에 따라 안내할 수 있다.

바닥과 몸의 접촉 부위의 자각

바닥에 누워 있는 몸 전체를 자각하도록 한다. 마치 몸으로부터 떨어져서 몸을 관찰하듯이 바라본다. 몸과 바닥 사이를 자각하고 몸과 바닥 사이에 와 닿는 어떤 감촉을 느낀다. 머리와 바닥 사이의 접촉, 목덜미와 바닥 사이의 접촉, 오른팔과 바닥 사이의 접촉, 오른손등과 바닥 사이의 접촉, 왼팔과 바닥 사이의 접촉, 왼손등과 바닥 사이의 접촉, 등과 바닥 사이의 접촉, 엉덩이와 바닥 사이의 접촉, 오른다리와 바닥 사이의 접촉(좀 더 세부적으로 넓적다리와 바닥 사이, 다리오금과 바닥 사이, 종아리와 바닥 사이, 발뒤꿈치와 바닥 사이로 할 수 있다), 왼다리와 바닥 사이의 접촉을 자각한다(원할 경우 위의 과정 전체를 다시 반복할 수 있다). 그 다음 다시 몸 전체와 바닥 사이의 접촉을 자각하도록 한다. 다음은 바닥과 몸의 접촉부위의 자각을 안내하는 예다.

"오른발 뒤꿈치와 바닥 사이에 닿는 부분에 의식을 두고, 거기서 일어나는 감각을 바라봅니다." 또는 "오른발 뒤꿈치와 바닥의 접촉 부분을 자각하십시오."

이외에도 자각이 좀 더 깊어지면 신체와 신체 각 부위의 접촉 부분을 자각하게 할 수 있다. 이를테면 윗입술과 아랫입술 사이의 접촉 부분을 자각하거나, 눈꺼풀이 눈에 닿는 부분을 자각하게 할 수 있다. 옷이 피부에 닿는 느낌, 머리카락이 얼굴에 닿는 느낌, 공기가 피부에 닿는 느낌을 자각하게 할 수 있다.

몸과 바닥 사이의 접촉 부분에 대한 자각은 요가니드라의 3단계인 '의식의 순환' 뒷부분에 활용되기도 한다.

몸 전체의 무거움을 느끼기

몸 전체가 무거워지는 것을 느낀다. 세부적으로 신체의 주요부분을 언급하면서 그 부위가 무거워지고 있음을 자각하도록 한다. 이는 육체적인 이완을 쉽게 가져오는 하나의 방법이다.

"자신의 몸 전체가 점차 무거워지고 있음을 느끼십시오. 오른다리가 무거워지고 있음을 느낍니다. 왼다리의 무거움, 오른팔의 무거움, 왼팔의 무거움, 몸통의 무거움을 느낍니다. 이제 온몸 전체가 무거워지고 있음을 느끼십시오."(세 번 정도 이 과정을 반복할 수 있다.)

자연호흡의 자각

숨을 들이마시고 내쉬는 과정을 자각하도록 한다. 그리고 숨을 들이마시고 내쉴 때마다 숫자를 헤아리도록 하는 방법도 있다. 이때 호흡의 리듬을 바꾸거나 통제하지 않도록 한다.

"숨을 들이마시고 내쉬고 있는 것을 알아차리십시오. 숨이 들어오고 나가는 것을 지금 알아차리고 있습니다. 자연스럽게 숨이 일어나고 사라지는 것을 바라보고 있습니다. 일부러 숨을 깊게 천천히 마시려 하지 말고 평소대로 자연스럽게 호흡하십시오. 다만 호흡이 일어나고 사라지는 것을 알아차리도록 하십시오… 이제 숨을 마실 때 숨이 들어오는 것을 알아차리고 숫자를 헤아리도록 합니다. 숨을 내쉴 때 숨이 나가는 것을 알아차리고 숫자를 헤아립니다. 숨을 들이마시면서 하나, 숨을 내쉬면서 둘… 다시 들이마시면서 셋… 내쉬면서 넷… 이렇게 50까지 헤아리도록 합니다."

자연호흡과 몸의 확장 및 수축의 자각

자연호흡을 자각한 다음 몸을 함께 자각하도록 한다. 숨을 들이마실 때 몸이 확장되는 느낌과 숨을 내쉴 때 수축되는 느낌을 가진다. 그 다음 숨을 들이마실 때 몸이 확장되었다가 숨을 내쉴 때 몸이 이완되는 것을 느낀다. 다음과 같이 안내할 수 있다.

"자연스런 호흡을 자각하십시오. 공기가 몸으로 들어오고 나가는 것을 느낍니다. 천천히 깊게 숨을 들이마시고 내쉬는 과정이 자연스럽게 일어나도록 합니다… 이제 호흡을 할 때 몸을 동시에 자각하도록 합니다. 숨을 들이마실 때 몸이 확장되는 것을 느끼고, 숨을 내쉴 때 몸이 수축되는 것을 느낍니다. 숨을 들이마실 때 모든 세포, 신체기관, 몸의 모든 부분이 점점 확장되는 것을 느낍니다. 숨을 내쉴 때 모든 세포, 신체기관, 몸의 모든 부분이 점점 수축되는 것을 느낍니다… 숨을 마시면서 몸이 확장되고, 숨을 내쉬면서 몸이 수축되고… 마치 고무풍선처럼 숨을 들이마실 때 몸 전체가 부풀었다가 숨을 내쉴 때 몸 전체가 줄어드는 것처럼 느낍니다. 처음에는 어느 정도 자신의 몸이 확장되었다가 수축되는 것을 상상하는 것이 필요합니다.… 숨을 들이마실 때 몸이 팽창되는 느낌과 숨을 내쉴 때 몸이 수축되는 느낌이 자연스럽게 일어나게 됩니다….

이제 숨을 들이마실 때 몸이 팽창하는 느낌과 함께 숨을 내쉴 때 몸이 완전히 이완되는 느낌을 가집니다. 숨을 들이마시면서 몸이 확장되고, 숨을 내쉬면서 몸이 이완되고… 이를 자신의 호흡 리듬에 맞게 실행하도록 합니다."

2. 상칼파

안내자는 참여자가 요가니드라에 익숙해 있는가의 여부에 따라 다음과 같이 상칼파를 안내할 수 있다.

요가니드라에 익숙하지 않은 대상을 안내할 경우
"자신이 삶에서 이루고 싶은 것, 혹은 원하는 것들을 떠올리도록 합니다. 여러 가지 중 하나를 선정하여 이를 이루고자 하는 다짐을 나타내는 한 문장을 만들도록 합니다. 자신의 다짐을 긍정적이고 가능한 짧고 단순한 문장으로 만듭니다… 자신의 다짐을 나타내는 문장을 마음속으로 세 번 반복하도록 합니다. 반드시 이루어질 것이라는 강한 열망과 믿음을 가지고 자신에게 세 번 같은 문장으로 마음속으로 반복하십시오…."(상황에 따라 다음과 같이 연결하여 안내할 수 있다; "만약 어떤 것을 원하는지 떠오르지 않는 사람은 서둘러 결정할 필요가 없습니다… 천천히 떠올리도록 하십시오… 지금 상칼파가 떠오르지 않는다면 다음에 떠올리도록 합니다.")

요가니드라에 익숙한 대상을 안내할 경우

"자신의 상칼파를 마음속으로 세 번 반복하십시오. 상칼파는 자신이 이루고 싶은 것을 자기 언어로 스스로 다짐하는 것입니다. 상칼파는 요가니드라의 시작과 끝부분에 이루어집니다. 이는 자신의 마음속 깊이 실현 가능한 씨앗을 심는 것과 같습니다…."

"자신의 상칼파를 강한 믿음과 열망으로 세 번 같은 문장으로 반복하십시오. 상칼파를 반복할 때 온몸과 마음이 상칼파로 진동하는 것을 느끼십시오. 입으로가 아닌 가슴으로 자신의 상칼파를 반복합니다…."

3. 의식의 순환

신체 각 부위를 통한 의식의 순환을 시작하기 전에 다음과 같이 안내할 수 있다.

"지금부터 신체 각 부위의 이름을 부르겠습니다. 신체 각 부위를 안내할 때 그 부위를 자각하면서 마음속으로 신체 부위의 이름을 반복하도록 합니다."

이때 요가니드라의 목적과 참여대상자의 성향에 따라 신체 부위의 이름을 반복하는 대신 만트라 옴이나 사랑, 평화, 자유와 같은 단어를 마음속으로 반복하게 할 수도 있다.

또는 "신체의 각 부위를 안내할 때 의식을 그 부위에 두고 거기서 일어나는 감각 또는 에너지를 자각하도록 하십시오."

또는 "신체 각 부위를 안내할 때 그 부위를 자각하면서 그 부위를 마음속으로 시각화합니다."

한 가지를 선택하여 안내할 수 있으며, 두 가지 또는 세 가지 방법을 혼합하여 안내할 수도 있다. 요가니드라에 익숙하지 않은 경우에는 한 가지를 선택하는 것이 효과적이며, 시각화하는 것보다 신체 부위 명칭을 마음속으로 반복하거나 감각을 자각하도록 하는 것이 쉽다.

이는 집중하는 것이 아니며 자신의 의식을 신체 각 부위에 두고 자각의 포인트를 옮기는 방법이다. 그러므로 특정 신체 부위에 집중하거나 생각하지 않도록 한다. 또한 자각하기 위하여 신체를 움직이지 않도록 한다.

1) 기본적인 의식순환

■ **오른쪽**: 엄지손가락, 집게손가락, 가운뎃손가락, 약손가락, 새끼손가락, 손바닥, 손등, 손목, 아래팔, 팔꿈치, 팔오금, 위팔, 겨드랑이, 어깨, 옆구리, 엉덩이(볼기), 허벅지, 무릎, 다리오금, 정강이, 종아리, 발목, 발꿈치, 발바닥, 발등, 엄지발가락, 집게발가락, 가운뎃발가락, 약발가락, 새끼발가락.

■ 왼쪽: 엄지손가락, 집게손가락, 가운뎃손가락, 약손가락, 새끼손가락, 손바닥, 손등, 손목, 아래팔, 팔꿈치, 팔오금, 위팔, 겨드랑이, 어깨, 옆구리, 엉덩이(볼기), 허벅지, 무릎, 다리오금, 정강이, 종아리, 발목, 발꿈치, 발바닥, 발등, 엄지발가락, 집게발가락, 가운뎃발가락, 약발가락, 새끼발가락.

■ 뒤쪽: 등의 아래쪽, 등의 위쪽, 오른쪽 어깨날개, 왼쪽 어깨날개, 목덜미, 머리 뒤통수.

■ 앞쪽: 정수리, 이마, 오른쪽 관자놀이, 왼쪽 관자놀이, 오른쪽 눈썹, 왼쪽 눈썹, 미간, 오른쪽 눈, 왼쪽 눈, 오른쪽 귀, 왼쪽 귀, 오른쪽 볼, 왼쪽 볼, 코, 콧등, 오른쪽 콧구멍, 왼쪽 콧구멍, 인중, 윗입술, 아랫입술, 혀, 혀 끝, 혀 중간, 혀뿌리, 턱, 목, 오른쪽 가슴, 왼쪽 가슴, 가슴 중앙, 윗배, 배꼽, 아랫배.

※ 위의 과정(오른쪽, 왼쪽, 뒤쪽, 앞쪽)을 시간과 상황에 따라 두 번 또는 세 번 정도 반복 안내할 수 있다.

■ 주요 부위와 몸 전체: 오른팔 전체, 왼팔 전체, 두 팔 전체, 오른다리 전체, 왼다리 전체, 두 다리 전체를 자각하십시오. 머리 부위 전체, 몸통, 몸의 오른쪽 전체, 몸의 왼쪽 전체, 온몸 전체.

2) 의식순환의 변형의 예

기본적인 의식순환을 바탕으로 순서를 다음과 같이 변형할 수 있다.

의식순환의 변형 1

몸의 오른쪽(오른쪽 엄지손가락부터 오른쪽 새끼발가락까지)→

몸의 왼쪽(왼쪽 엄지손가락부터 왼쪽 새끼발가락까지)→

몸의 오른쪽 밑에서 위로(오른쪽 엄지발가락부터 오른쪽 새끼손가락까지)→

몸의 왼쪽 밑에서 위로(왼쪽 엄지발가락부터 왼쪽 새끼손가락까지)→

몸의 뒤쪽(위의 기본 의식순환 참조)→

몸의 앞쪽(위의 기본 의식순환 참조)→

주요 부위와 몸 전체

의식순환의 변형 2

몸의 오른쪽(오른쪽 엄지손가락부터 오른쪽 새끼발가락까지)→

몸의 왼쪽(왼쪽 엄지손가락부터 왼쪽 새끼발가락까지)→

몸의 오른쪽 밑에서 위로(오른쪽 엄지발가락부터 오른쪽 새끼손가락까지)→

몸의 왼쪽 밑에서 위로(왼쪽 엄지발가락부터 왼쪽 새끼손가락까지)→

몸의 뒤쪽 위에서 아래로(머리 뒤, 오른쪽 어깨날개, 왼쪽 어깨날개, 척추(혹은 등), 오른쪽 볼기, 왼쪽 볼기, 오른쪽 허벅지, 왼쪽 허벅지, 오른쪽 다리오금, 왼쪽 다리오금, 오른쪽 종아리, 왼쪽 종아리, 오른쪽 발목, 왼쪽 발목, 오른쪽 발뒤꿈치, 왼쪽 발뒤꿈치)→

몸 앞쪽의 위에서 아래로(정수리부터 왼쪽 발가락까지)→

주요 부위와 몸 전체: (머리, 팔, 몸통, 다리, 몸의 오른쪽 전체, 왼쪽 전체, 몸의 앞쪽 전체, 뒤쪽 전체, 몸 전체)

의식순환의 변형 3

몸의 오른쪽(오른쪽 엄지손가락부터 오른쪽 새끼발가락까지)→

몸의 왼쪽(왼쪽 엄지손가락부터 왼쪽 새끼발가락까지)→

몸의 오른쪽 밑에서 위로(오른쪽 엄지발가락부터 오른쪽 새끼손가락까지)→

몸의 왼쪽 밑에서 위로(왼쪽 엄지발가락부터 왼쪽 새끼손가락까지)→

몸의 뒤쪽 위에서 아래로(머리 뒤, 오른쪽 어깨날개, 왼쪽 어깨날개, 척추

(혹은 등), 오른쪽 볼기, 왼쪽 볼기, 오른쪽 허벅지, 왼쪽 허벅지, 오른쪽 다리오금, 왼쪽 다리오금, 오른쪽 종아리, 왼쪽 종아리, 오른쪽 발목, 왼쪽 발목, 오른쪽 발뒤꿈치, 왼쪽 발뒤꿈치)→

몸의 뒤쪽 아래에서 위로(오른쪽 발목, 왼쪽 발목, 오른쪽 종아리, 왼쪽 종아리, 오른쪽 다리오금, 왼쪽 다리오금, 오른쪽 허벅지, 왼쪽 허벅지, 오른쪽 볼기, 왼쪽 볼기, 척추(등), 오른쪽 어깨날개, 왼쪽 어깨 날개, 머리 뒤통수)→

몸 앞쪽의 위에서 아래로(정수리부터 왼쪽 발가락까지)→

몸 앞쪽의 아래에서 위로(오른쪽 발가락부터 정수리까지)→

주요 부위와 몸 전체

신체 내부를 포함한 의식순환

기본적인 신체 각 부위의 의식순환과 함께 신체 내부를 자각할 수 있다. 신체 내부는 기본적인 신체 각 부위를 마친 다음, 몸의 주요 부위를 자각하기 이전에 아래의 신체 내부를 안내할 수 있다.

"혀, 치아, 입천장, 코 안, 뇌, 대뇌, 소뇌, 중뇌, 식도, 오른쪽 폐, 왼쪽 폐, 심장, 간, 신장, 위, 췌장, 소장, 대장."

옴 찬송과 함께 의식순환

신체 각 부위를 안내할 때 그 부위에 의식을 두고 옴 만트라를 함께 마음속으로 찬송하도록 한다. 예를 들어 안내자로부터 오른쪽 엄지손가락이라는 말을 들었을 때 오른쪽 엄지손가락을 자각하면서 동시에 마음속으로 옴(Om)을 찬송한다. 이때 오른쪽 엄지손가락 전체에서 옴 만트라의 진동을 느끼도록 한다. 가능하다면 오른쪽 엄지손가락을 시각화하도록 한다.

　이러한 방법은 고대 탄트라의 방법인 니야사와 비슷한 것으로, 다만 만트라가 현대인에게 더 쉽게 와닿을 수 있도록 한 것이다. 옴 만트라와 함께하는 방법은 요가를 접한 수련자들에게 적합할 것이다. 만트라에 대한 이해가 없을 경우 거부반응을 느낄 수도 있기 때문이다.

기본적인 의식순환 과정 후 사용될 수 있는 기법
■ 몸과 바닥 접촉 부위의 자각

　기본적인 의식순환 자각의 과정 다음에 몸과 바닥 사이의 접촉 부위를 자각하게 할 수 있다. 다음과 같이 안내할 수 있다.

"바닥에 누워 있는 몸 전체를 바라보십시오. 마치 바깥에서 몸을 보듯이 바라보십시오. 몸과 바닥 사이의 접촉 부분을 자각하십시오. 머리와 바닥 사이, 어깨날개와 바닥 사이, 등과 바닥 사이, 팔과 바닥 사이, 엉덩이와 바닥 사이, 다리와 바닥 사이 닿는 접촉부분을 자각하십시오."

■ 거울 속에 비친 자기 몸의 시각화

　자신이 마치 전신이 다 보이는 커다란 거울 앞에 앉아 있는 것처럼 상상하고, 거울에 비친 자신의 몸을 시각화한다. 거울 속에 비친 자신의 몸을 오른쪽에서, 왼쪽에서, 위에서 아래로, 아래에서 위로 바라본다. 한 번에 모든 측면으로부터의 자신의 몸 전체를 바라본다. 기본적인 의식순환의 과정과 마찬가지로 몸의 오른쪽에서부터 세부적으로 신체 각 부위를 명칭할 때 거울 속에 비친 그 부위를 바라보도록 한다.

■ 천장에서 바라본 자신의 누운 자세

편안한 이완자세로 누워 있는 자신의 몸을 마치 천장에서 바라보는 것처럼 상상한다. 누워 있는 몸을 정수리에서 발가락 끝까지 천천히 바라본다. 얼굴을 바라보며 가슴과 배, 팔, 손바닥, 다리와 발을 바라본다. 마치 자신이 자기 몸으로부터 떨어져서 바라본다고 느낀다. 이제 좀 더 세부적으로 누워 있는 몸을 바라본다. 이마, 오른쪽 눈썹, 왼쪽 눈썹, 오른쪽 눈, 왼쪽 눈, 미간, 오른쪽 관자놀이, 왼쪽 관자놀이, 오른쪽 귀, 왼쪽 귀, 오른쪽 볼, 왼쪽 볼, 코, 콧등, 윗입술, 아랫입술, 턱, 목, 오른쪽 어깨, 오른쪽 위팔, 팔오금, 아래팔, 손바닥, 엄지손가락, 집게손가락, 가운뎃손가락, 약손가락, 새끼손가락, 왼쪽 어깨, 왼쪽 위팔, 팔오금, 아래팔, 손바닥, 엄지손가락, 집게손가락, 가운뎃손가락, 약손가락, 새끼손가락, 오른쪽 가슴, 왼쪽 가슴, 가슴중앙, 윗배, 배꼽, 아랫배, 오른쪽 허벅지, 무릎, 정강이, 발목, 발, 왼쪽 허벅지, 무릎, 정강이, 발목, 발을 바라본다. 다시 누워 있는 자세를 머리에서부터 발끝까지 동시에 바라본다.

3) 의식순환의 실제

요가니드라의 전체 시간과 상황에 따라서 신체 각 부위를 통한 의식순환의 과정 또한 그 길이가 다양하다. 짧은 길이의 의식순환은 대체로 세부적인 것을 자각하기보다 신체의 주요 부분을 자각하도록 한다. 이는 기본적인 의식순환의 과정보다 덜 세부적이다. 긴 길이의 의식순환은 위에서 언급한 의식순환의 변형 1, 2, 3 과정 모두를 들 수 있다. 물론 의식순환의 변형 3은 가장 시간이 걸리는 것이다. 그리고 기본적인 의식순환을 두세 번 정도 하게 되면 자연히 그 시간이 길어진다.

기본적인 의식순환의 실제

공통적인 안내문: 신체 각 부위의 이름을 부르기 전에 다음과 같이 안내하도록 한다.

"이제 의식을 자신의 몸에 두도록 합니다. 지금부터 신체 각 부위를 안내하도록 하겠습니다. 신체 각 부위의 이름을 부를 때 의식을 그 부분에 두며, 마음속으로 그 부위의 이름을 반복하도록 합니다. 이는 집중하는 것이 아니므로 한곳에 오랫동안 주의를 두지 않으며 다음에 어느 부위가 안내되는지 미리 생각하지 않도록 합니다. 안내자의 목소리와 함께 자신의 자각이 신체 각 부위를 통해 흘러갈 수 있도록 하십시오. 몸을 움직이지 않고 신체 각 부위를 자각하도록 합니다."

■ **오른쪽**: 몸의 오른쪽을 자각하십시오. 오른쪽 엄지손가락, 두번째 손가락, 세번째 손가락, 네번째 손가락, 다섯번째 손가락, 손가락 전체, 손바닥, 손목, 팔꿈치, 겨드랑이, 어깨, 옆구리, 오른쪽 엉덩이, 허벅지, 무릎, 다리오금, 정강이, 종아리, 발목, 발뒤꿈치, 발바닥, 발등, 오른쪽 엄지발가락, 두번째 발가락, 세번째 발가락, 네번째 발가락, 다섯번째 발가락.

■ **왼쪽**: 이제 의식을 몸의 왼쪽에 두도록 합니다. 왼쪽 엄지손가락, 두번째 손가락, 세번째 손가락, 네번째 손가락, 다섯번째 손가락, 손가락 전체, 손바닥, 손목, 팔꿈치, 겨드랑이, 어깨, 옆구리, 왼쪽 엉덩이, 허벅지, 무릎, 다리오금, 정강이, 종아리, 발목, 발뒤꿈치, 발바닥, 발등, 왼쪽 엄지발가락, 두번째 발가락, 세번째 발가락, 네번째 발가락, 다섯번째 발가락.

■ **몸의 뒤쪽과 앞쪽**: 이제 몸의 뒷부분을 자각하십시오. 허리, 등의

중간 부위, 목덜미, 머리뒤통수, 이제 몸의 앞부분을 자각하십시오. 정수리, 이마, 오른쪽 눈, 왼쪽 눈, 오른쪽 눈썹, 왼쪽 눈썹, 미간, 오른쪽 귀, 왼쪽 귀, 오른쪽 뺨, 왼쪽 뺨, 코, 턱, 목, 가슴, 배, 배꼽.

■ **주요 부위와 몸 전체**: 오른팔 전체를 자각하십시오. 왼팔 전체, 두 팔 전체를 자각하십시오. 오른다리 전체, 왼다리 전체, 두 다리 전체, 머리부위 전체, 몸통 전체, 몸의 뒷부분 전체, 몸의 앞부분 전체를 자각합니다. 몸의 오른쪽 전체, 몸의 왼쪽 전체, 이제 온몸 전체를 동시에 자각하십시오. 몸 전체 몸 전체….

짧은 의식순환의 실제

몸의 오른쪽을 자각하십시오. 오른손, 오른팔, 겨드랑이, 오른쪽 어깨, 오른쪽 다리, 오른발, 이제 자신의 의식을 몸의 왼쪽에다 두십시오. 왼손, 왼팔, 겨드랑이, 왼쪽 어깨, 왼쪽 다리, 왼발… 이제 등을 자각하십시오. 목덜미, 머리, 이마, 오른쪽 눈, 왼쪽 눈, 오른쪽 귀, 왼쪽 귀, 오른쪽 뺨, 왼쪽 뺨, 코, 턱, 목, 가슴, 배… 이제 오른팔 전체를 자각하십시오. 왼팔 전체, 오른다리 전체, 왼다리 전체, 몸의 뒷부분 전체, 몸의 앞부분 전체를 자각합니다. 몸 전체를 동시에 자각하십시오. 몸 전체… 몸 전체… 몸 전체….

긴 의식순환의 실제

■ **오른쪽**: 몸의 오른쪽을 자각하십시오. 오른쪽 엄지손가락, 두번째 손가락, 세번째 손가락, 네번째 손가락, 다섯번째 손가락, 손가락 전체, 손바닥, 손목, 팔꿈치, 겨드랑이, 어깨, 옆구리, 오른쪽 엉덩이, 허벅지, 무릎, 다리오금, 정강이, 종아리, 발목, 발뒤꿈치, 발바닥, 발등, 오른쪽 엄지발가락, 두번째 발가락, 세번째 발가락, 네번째 발가락, 다섯번째

발가락.

■ **왼쪽**: 이제 의식을 몸의 왼쪽에 두도록 합니다. 왼쪽 엄지손가락, 두번째 손가락, 세번째 손가락, 네번째 손가락, 다섯번째 손가락, 손가락 전체, 손바닥, 손목, 팔꿈치, 겨드랑이, 어깨, 옆구리, 오른쪽 엉덩이, 허벅지, 무릎, 다리오금, 정강이, 종아리, 발목, 발뒤꿈치, 발바닥, 발등, 왼쪽 엄지발가락, 두번째 발가락, 세번째 발가락, 네번째 발가락, 다섯번째 발가락.

■ **오른쪽/왼쪽**: 이제 발가락에서부터 정수리까지 각 부위를 안내하도록 하겠습니다. 몸의 오른쪽과 왼쪽을 번갈아 가며 자각하도록 합니다. 오른쪽 엄지발가락, 두번째 발가락, 세번째 발가락, 네번째 발가락, 다섯번째 발가락, 오른쪽 발가락 전체, 왼쪽 엄지발가락, 두번째 발가락, 세번째 발가락, 네번째 발가락, 다섯번째 발가락, 왼쪽 발가락 전체를 자각합니다. 오른쪽 발바닥, 왼쪽 발바닥, 양쪽 발바닥 전체, 오른쪽 발뒤꿈치, 왼쪽 발뒤꿈치, 양쪽 발뒤꿈치, 오른쪽 발목, 왼쪽 발목, 양쪽 발목 전체, 오른쪽 종아리, 왼쪽 종아리, 종아리 전체, 오른쪽 무릎, 왼쪽 무릎, 양쪽 무릎 전체, 오른쪽 다리오금, 왼쪽 다리오금, 양쪽 다리오금 전체, 오른쪽 허벅지, 왼쪽 허벅지, 양쪽 허벅지 전체, 오른쪽 엉덩이, 왼쪽 엉덩이, 엉덩이 전체, 오른쪽 허리, 왼쪽 허리, 허리전체, 오른쪽 쇄골, 왼쪽 쇄골, 양쪽 쇄골 전체, 목, 오른쪽 어깨, 왼쪽 어깨, 양쪽 어깨 전체, 오른쪽 팔, 왼쪽 팔, 오른팔 뒤꿈치, 왼팔 뒤꿈치, 오른쪽 손목, 왼쪽 손목, 오른손, 왼손, 오른쪽 엄지손가락, 두번째 손가락, 세번째 손가락, 네번째 손가락, 다섯번째 손가락, 오른손가락 전체, 오른손바닥, 오른손등, 왼쪽 엄지손가락, 두번째 손가락, 세번째 손가락, 네번째 손가락, 다섯번째 손가락, 왼쪽 손가락 전체, 왼손바닥, 왼손등.

■ **몸의 뒤쪽과 앞쪽**: 등의 위쪽, 등의 중간부위, 등의 아래쪽, 오른쪽

측면의 등, 왼쪽 측면의 등, 등 전체, 아랫배, 윗배, 배 전체, 오른쪽 가슴, 왼쪽 가슴, 가슴 중앙, 가슴전체, 목덜미, 목, 목 전체, 턱, 아랫입술, 윗입술, 입술 전체, 치아, 혀, 입천장, 오른쪽 뺨, 왼쪽 뺨, 뺨 전체, 오른쪽 콧구멍, 왼쪽 콧구멍, 양쪽 콧구멍 전체, 콧등, 코 전체, 오른쪽 눈꺼풀, 왼쪽 눈꺼풀, 오른쪽 눈, 왼쪽 눈, 오른쪽 눈썹, 왼쪽 눈썹, 미간, 오른쪽 귀, 왼쪽 귀, 오른쪽 관자놀이, 왼쪽 관자놀이, 이마, 머리뒤통수, 정수리, 얼굴 전체, 머리전체.

■ **주요 부위와 몸 전체:** 오른팔 전체를 자각하십시오. 왼팔 전체, 두 팔 전체를 자각하십시오. 오른다리 전체, 왼다리 전체, 두 다리 전체, 몸의 뒷부분 전체, 몸의 앞부분 전체를 자각합니다. 몸의 오른쪽 전체, 몸의 왼쪽 전체, 이제 몸 전체를 동시에 자각하십시오. 온몸 전체… 온몸 전체… 온몸 전체.

4. 호흡의 자각

아래의 기법들은 호흡을 통한 이완과 자각향상 방법이다. 호흡은 그 자체로도 자각의 대상이지만 호흡할 때 일어나는 신체의 움직임 혹은 감각과 함께 자각할 수 있다. 호흡할 때 신체의 움직임이 일어나는 것은 자연스럽다. 그리고 호흡과 함께 신체의 특정부위도 항상 움직인다. 우리의 자각이 확장되지 않은 까닭에 이를 알아차리지 못할 뿐이다. 호흡할 때 신체의 움직임은 여러 가지로 나타날 수 있다.

다음은 호흡과 함께 자연스럽게 일어나는 신체 각 부위의 움직임 또는 감각을 함께 자각하거나 신체 특정부위를 자각하면서 호흡하는 방법이다. 요가니드라를 할 때 참여 대상에 따라 아래의 여러 기법 중 하나를 선택하여 실시할 수 있으며, 몇 가지 조합으로 할 수도 있다. 대체로 자각하기 쉬운 것부터 실시하도록 한다.

1) 자연호흡의 자각
- 자신의 의식을 자연스런 호흡에 둔다.
- 자신의 호흡 리듬을 일부러 바꾸거나 통제하지 않도록 한다. 다만 자신이 숨을 들이쉬고 내쉬고 있음을 알아차린다. 숨을 들이쉴 때는 숨을 들이쉬고 있음을 알아차리고, 숨을 내쉴 때는 숨을 내쉬고 있음을 알아차린다. 오로지 들숨과 날숨의 리듬을 자각한다.

(숫자 헤아리기와 함께)
- 숨을 마셨다가 숨을 내쉴 때 숫자 47부터 거꾸로 마음속으로 헤아려 나가도록 한다.
- 숨을 마시고 내쉬면서 숫자 47을 마음속으로 헤아린다. 다시 숨을 들이쉬고 내쉬면서 숫자 46…(이때 안내자는 참여자의 호흡 리듬을 참조하면서 적절한 속도로 안내하도록 한다).
- 만약 숫자를 헤아리다가 잊었다면 다시 숫자 47부터 거꾸로 헤아려 나가도록 한다.

2) 복부를 통한 호흡의 자각
- 자연스런 호흡을 자각하도록 한다.
- 자신의 호흡 리듬을 일부러 바꾸거나 통제하지 않도록 한다. 다만 자신이 숨을 들이쉬고 내쉬고 있음을 알아차린다. 숨을 들이쉴 때는 숨을 들이쉬고 있음을 알아차리고, 숨을 내쉴 때는 숨을 내쉬고 있음을 알아차린다.

- 이제 자신의 의식을 배에 둔다. 숨을 들이쉬고 내쉴 때 배의 움직임을 자각한다. 마치 숨이 배를 통해 들어오고 배를 통해 나가는 것처럼 여긴다.
- 숨을 들이쉴 때는 배가 위로 부풀어 오르고, 숨을 내쉴 때는 배가 아래로 수축되는 것을 느낀다.
- 호흡을 할 때마다 배의 움직임을 관찰하면서 배가 위로 부풀어 오를 때의 감각을 알아차리고, 배가 아래로 수축될 때의 감각을 알아차리도록 한다.

(숫자 헤아리기와 함께)
- 배의 움직임과 함께 한 호흡마다 숫자 19부터 1까지 거꾸로 마음 속으로 헤아려 나가도록 한다.
- 들숨과 함께 배가 위로 부풀어 오르고 날숨과 함께 배가 아래로 수축되는 것을 자각하면서 숫자 19를 헤아린다. 다시 호흡과 함께 배의 움직임을 자각하면서 숫자 18을 헤아린다.
- 만약 숫자 헤아리는 것을 잊어버렸다면 다시 숫자 19부터 헤아리도록 한다.

3) 가슴을 통한 호흡의 자각
- 자신의 의식을 자연스런 호흡에 둔다.
- 자신의 호흡 리듬을 일부러 바꾸거나 통제하지 않도록 한다. 다만 자신이 숨을 들이쉬고 내쉬고 있음을 알아차린다. 숨을 들이쉴 때는 숨을 들이쉬고 있음을 알아차리고, 숨을 내쉴 때는 숨을 내쉬고 있음을 알아차린다.
- 이제는 의식을 가슴에 둔다. 자연호흡을 할 때 가슴부위의 움직

임을 관찰한다.
- 숨을 들이마실 때 흉곽이 확장되는 것을 느끼는 동시에 공기가 폐로 들어오는 것을 느낀다.
- 숨을 내쉴 때는 흉곽이 수축되는 것을 느끼는 동시에 공기가 폐 밖으로 빠져나가는 것을 느낀다.
- 숨을 들이마실 때 흉곽의 팽창과 함께 폐로 공기가 들어오고, 숨을 내쉴 때는 흉곽이 수축됨과 함께 폐의 공기가 빠져나가는 것을 알아차린다. 흉곽이 팽창되고 수축될 때 일어나는 감각을 자각한다. 흉곽의 팽창을 느끼기 위해 일부러 가슴을 움직이지 않는다. 다만 자신의 의식을 가슴부위에 두고 자연스런 호흡과 함께 일어나는 감각을 알아차리도록 한다.

(숫자 헤아리기와 함께)
- 흉곽의 확장과 수축의 움직임과 함께 한 호흡마다 마음속으로 숫자 19부터 거꾸로 헤아려 나가도록 한다.
- 숨을 마실 때 흉곽이 확장되고 숨을 내쉴 때는 흉곽이 수축되는 것을 자각하면서 숫자 19, 다시 흉곽이 확장되고 수축되면서 숫자 18…(이때 안내자는 참여자의 호흡 리듬을 관찰하면서 그 리듬에 맞게 안내를 할 수 있다).
- 만약 숫자를 헤아리다가 잊어버렸다면 다시 숫자 19부터 거꾸로 헤아려 나간다.

4) 목을 통한 호흡의 자각
- 자신의 의식을 자연스런 호흡에 둔다.
- 자신의 호흡 리듬을 일부러 바꾸거나 통제하지 않도록 한다. 다

만 자신이 숨을 들이쉬고 내쉬고 있음을 알아차린다. 숨을 들이쉴 때는 숨을 들이쉬고 있음을 알아차리고, 숨을 내쉴 때는 숨을 내쉬고 있음을 알아차린다.
- 이제 호흡을 자각함과 동시에 의식을 목에 둔다.
- 호흡이 목을 통해 일어난다고 상상한다. 목을 통해 숨이 들어왔다가 나간다고 여긴다.
- 목에서 느껴지는 어떤 감각을 알아차린다. 숨을 들이쉬고 내쉴 때 목에서 일어나는 감각을 알아차린다.
- 어떤 감각을 알아차리기 위해 의도적으로 숨을 크게 들이쉬고 내쉴 필요가 없이 그냥 호흡이 목을 통해 자연스럽게 일어나고 있음을 느끼고 그 부위를 자각한다.
- 숨을 마실 때 목 부위가 확장되고, 숨을 내쉴 때 목 부위가 수축되는 것을 자각한다.

(숫자 헤아리기와 함께)
- 목 부위의 확장과 수축의 움직임과 함께 한 호흡마다 마음속으로 숫자 19부터 거꾸로 헤아려 나가도록 한다.
- 숨을 마실 때 목 부위가 확장되고 숨을 내쉴 때는 목 부위가 수축되는 걸 자각하면서 숫자 19, 다시 들숨과 함께 목 부위가 확장되고 날숨과 함께 그 부위가 수축되면서 숫자 18…(이때 안내자는 참여자의 호흡 리듬을 관찰하면서 그 리듬에 맞게끔 안내를 할 수 있다).
- 만약 숫자를 헤아리다가 잊어버렸다면 다시 숫자 19부터 거꾸로 헤아려 나간다.

5) 콧구멍을 통한 호흡의 자각

■ 1단계

- 자신의 의식을 자연스럽게 일어나는 호흡에 둔다.
- 자신의 주의를 코에 둔다. 코를 통해 숨을 들이쉴 때와 내쉴 때를 알아차린다. 코를 통해 일어나는 호흡을 자각한다.
- 숨을 마실 때 코에서 일어나는 어떤 감각을 느껴본다. 그리고 내쉴 때도 마찬가지로 코에서 일어나는 감각을 알아차린다. 이때 의도적으로 호흡의 리듬을 바꾸려고 하지 않으며 코를 통해 자연스럽게 일어나는 호흡의 과정을 그저 바라본다. 바라보는 과정에서 어떤 생각이나 판단, 느낌 등이 함께 일어날 수 있으나, 그런 느낌들이 일어나고 있음을 단지 알아차리고 코를 통한 호흡을 계속 자각한다.
- 이제 두 콧구멍을 통해 숨을 마실 때와 내쉴 때 공기의 세기에 주의를 기울인다. 숨을 들이쉬고 내쉴 때 공기의 세기와 흐름이 같은지 자각한다.
- 이제 두 콧구멍을 통해 호흡을 할 때의 온도에 대해 자각한다. 들숨과 날숨의 공기 온도가 같은지 어떤 차이가 있는지를 자각한다. 숨을 마실 때는 약간 시원한 공기를 느낄 수 있으며 내쉴 때는 약간 따뜻한 공기를 느낄 수 있을 것이다(초보자에게 안내할 경우 이 부분은 생략해도 좋다).
- 콧구멍을 통해 호흡할 때 공기의 세기, 온도 등 일어나는 감각 전체를 동시에 자각하도록 한다.
- 위와 같은 방법으로 다음의 안내가 있을 때까지 계속 실행하도록 한다.

■ 2단계(삼각형 호흡)

양쪽 콧구멍을 통한 호흡과 거기서 일어나는 감각을 바라보는 1단계 훈련이 어느 정도 되었을 경우 다음의 삼각형 호흡을 실시하도록 한다.

· 양쪽 콧구멍을 통해 들이쉬는 숨이 미간에서 서로 만난다고 상상한다. 숨을 내쉴 때는 미간에서부터 두 콧구멍으로 숨을 내쉰다고 상상한다. 들숨 때는 숨의 흐름이 둘에서 하나로 모이게 되며, 날숨 때는 그 흐름이 미간의 한 지점에서 두 개로 흩어짐을 느낀다.
· 미간에서 두 공기의 흐름이 하나로 만나고, 다시 미간에서 공기의 흐름이 두 콧구멍을 통해 나가는 것을 알아차리기는 쉽지 않다. 그러므로 너무 걱정하지 않아도 된다. 이때 미간에서의 어떤 감각을 느끼기 위해 의도적으로 숨을 깊이 들이쉬거나 코를 움직일 수도 있으나 그렇게 하지 않도록 유의한다. 자연스럽게 일어나는 호흡의 리듬을 자각한다.
· 다음의 안내가 있을 때까지 위와 같은 방법으로 계속 실행하도록 한다.

■ 교호호흡(Nadhi shodana)

· 자신의 자연스런 호흡을 자각한다.
· 숨을 들이쉬고 내쉬는 것을 바라본다.
· 이제 의식을 코에 두며, 콧구멍을 통해 호흡하고 있음을 자각한다.
· 두 콧구멍이 교대로 호흡하는 것을 상상한다. 한쪽 콧구멍으로 숨이 들어오고, 다른 쪽 콧구멍으로 숨이 나간다고 여긴다.
· 왼쪽 콧구멍으로 숨이 들어오고 오른쪽 콧구멍으로 숨이 나가며, 다시 오른쪽 콧구멍으로 숨이 들어오고 왼쪽 콧구멍으로 숨이 나

간다. 왼쪽 콧구멍부터 반복하여 마음속으로 교호호흡을 하도록 한다.
- 이제 호흡과 함께 숫자를 거꾸로 108부터 1까지 헤아리도록 한다.
- 왼쪽 콧구멍으로 숨을 들이마시고 오른쪽으로 내쉬면서 108, 오른쪽 콧구멍으로 숨을 들이마시고 왼쪽으로 내쉬면서 107, 왼쪽 콧구멍으로 숨을 들이 마시고 오른쪽으로 내쉬면서 106, 오른쪽으로 숨을 들이마시고 왼쪽으로 내쉬면서 105… 양쪽 콧구멍을 번갈아가며 호흡하면서 마음속으로 숫자를 계속 헤아려가도록 한다.

6) 혀뿌리를 통한 호흡의 자각
- 자신의 의식을 자연스런 호흡에 둔다.
- 자신의 호흡 리듬을 일부러 바꾸거나 통제하지 않도록 한다. 다만 자신이 숨을 들이쉬고 내쉬고 있음을 알아차린다. 숨을 마실 때는 숨을 마시고 있음을 알아차리고, 숨을 내쉴 때는 숨을 내쉬고 있음을 알아차린다.
- 이제 호흡을 자각함과 동시에 목 위의 입 뒤쪽 혀뿌리에 주의를 둔다.
- 혀뿌리에 의식을 두고 거기서 일어나는 감각을 알아차린다. 혀를 움직이거나 긴장하지 않도록 한다.
- 이제 호흡이 혀뿌리에서 일어났다가 사라진다고 여긴다. 숨을 들이쉬고 내쉴 때마다 그 부분에서 일어나는 감각도 함께 알아차린다.
- 다음의 안내가 있을 때까지 위와 같은 방법으로 계속 실행하도록 한다.

7) 배꼽에서 목까지의 움직임을 통한 호흡의 자각

- 자신의 의식을 자연스런 호흡에 둔다.
- 자신의 호흡 리듬을 일부러 바꾸거나 통제하지 않도록 한다. 다만 자신이 숨을 들이쉬고 내쉬고 있음을 알아차린다. 숨을 들이쉴 때는 숨을 들이쉬고 있음을 알아차리고, 숨을 내쉴 때는 숨을 내쉬고 있음을 알아차린다.
- 이제 의식을 배꼽에서 목 사이 또는 목에서 배꼽 사이의 움직임에 두도록 한다.
- 호흡할 때 배꼽과 목 사이의 통로를 따라 자연스럽게 일어나는 움직임을 관찰한다.
- 숨을 들이쉴 때 배꼽에서 목 사이에 일어나는 움직임을 자각한다.
- 숨을 내쉴 때 목에서 배꼽 사이에 일어나는 움직임을 자각한다.
- 숨을 들이쉴 때 공기의 흐름이 배꼽에서부터 목으로 올라간다고 여긴다.
- 숨을 내쉴 때 공기의 흐름이 목에서부터 배꼽으로 내려간다고 여긴다.

(숫자 헤아리기와 함께)

- 들숨과 함께 배꼽에서부터 목 사이, 날숨과 함께 목에서 배꼽까지의 움직임을 자각하면서 마음속으로 한 호흡마다 숫자 19부터 거꾸로 헤아려 나가도록 한다.
- 숨을 들이쉬면서 배꼽에서부터 목까지, 숨을 내쉬면서 목에서부터 배꼽까지의 움직임을 자각하며 숫자 19, 다시 들숨과 함께 배꼽에서부터 목까지, 날숨과 함께 목에서부터 배꼽 사이를 자각하며 숫자 18…(이때 안내자는 참여자의 호흡 리듬을 관찰하면서 그 리

- 듬에 맞게 안내를 할 수 있다).
- 만약 숫자를 헤아리다가 잊어버렸거나 1까지 모두 다 헤아렸다면 다시 숫자 19부터 거꾸로 헤아려 나간다.

8) 미간을 통한 호흡의 자각
- 자신의 의식을 자연스런 호흡에 둔다.
- 자신의 호흡 리듬을 일부러 바꾸거나 통제하지 않도록 한다. 다만 자신이 호흡을 하고 있음을 알아차린다. 숨을 들이쉴 때는 숨을 마시고 있음을 알아차리고, 숨을 내쉴 때는 숨을 내쉬고 있음을 알아차린다.
- 이제 의식을 눈썹과 눈썹 사이의 미간에 둔다.
- 호흡이 미간을 통해 일어났다가 사라진다고 여긴다.
- 호흡을 자각하면서 미간을 통해 숨이 들어오고 미간을 통해 숨이 나간다고 여긴다.
- 미간을 통해 들어오는 숨이 머리 뒤쪽 중심지점으로 퍼진다고 상상한다.

(숫자 헤아리기와 함께)
- 미간의 호흡을 자각하면서 숫자를 50부터 1까지 거꾸로 헤아리도록 한다.
- 숨이 들어오고 50, 숨이 나가고 50, 숨이 들어오면서 49, 숨이 나가면서 49, 이렇게 호흡과 숫자 헤아리는 것을 계속해서 자각하도록 한다.
- 호흡과 숫자 헤아리는 것을 동시에 자각하도록 한다. 만약 숫자를 잊었으면 다시 50부터 헤아려 나간다.

9) 정수리에서부터 발바닥까지의 호흡자각

- 자신의 의식을 자연스런 호흡에 둔다.
- 자신의 호흡 리듬을 일부러 바꾸거나 통제하지 않도록 한다. 다만 자신이 숨을 들이쉬고 내쉬고 있음을 알아차린다. 숨을 들이쉴 때는 숨을 들이쉬고 있음을 알아차리고, 숨을 내쉴 때는 숨을 내쉬고 있음을 알아차린다.
- 이제 숨을 들이쉴 때 정수리에서부터 숨이 들어와서 몸 전체를 타고 발바닥까지 내려간다고 여긴다.
- 숨을 내쉴 때 발바닥에서부터 숨이 들어와 몸 전체를 타고 정수리로 내쉰다고 여긴다.
- 다시 숨을 정수리에서부터 발바닥까지 들이쉬며 발바닥에서부터 정수리까지 숨을 내쉰다.
- 이를 숫자 헤아리기와 함께 반복하도록 한다.

숫자 헤아리기와 관련하여

숫자를 몇부터 헤아려야 하는지는 정해져 있지 않다. 요가니드라의 전체 시간과 안내자의 직관에 따라 적정한 숫자를 조절할 수 있다. 분명한 것은 숫자를 거꾸로 헤아리는 것이다. 숫자를 거꾸로 헤아릴 때, 이완이 잘 되는 것으로 알려져 있다. 그리고 숫자를 끝까지 헤아리는 것 자체보다 헤아리는 과정을 자각하는 것이 더 중요하므로 만약 숫자를 헤아리다가 잊어버렸을 경우 원래 시작한 숫자부터 다시 헤아리도록 한다. 대체로 요가니드라의 호흡자각 단계에 이르게 되면, 특히 숫자를 거꾸로 헤아리기 시작할 때 대부분 숫자를 놓쳐버리거나 다른 생각으로 빠져들게 된다.

안내자는 적절한 시간을 고려하여 다음의 요가니드라 단계로 진행할 수 있다. 이때 안내자도 숫자를 헤아리면서 어느 정도 시간의 흐름을 파악하는 것이 좋다. 너무 빨리 다음 단계로 진행하게 되면 참여자의 입장에서 볼 때 약간의 불편과 긴장감이 생길 수도 있다. 그리고 안내자가 자각하고 있지 않은 것에 대한 불신감 또는 함께 호흡을 맞추어 나가지 못하는 불일치를 느끼기도 한다. 자신이 하고 있는 것이 잘못된 것이 아닌가 하는 의심도 들 수 있다. 이러한 느낌은 요가니드라를 잘 이해하지 못하고 있을 때 일어날 수 있는 것들이다. 개인마다 호흡의 리듬과 비율이 다르기 때문에 정확하게 한 개인의 호흡 리듬에 맞추기는 쉽지 않다. 안내자는 다음 단계로 넘어가기 전에 다음과 같은 안내로 참여자의 마음을 편안하게 할 수 있다.

"이제 숫자 헤아리는 것을 멈춥니다. 하지만 호흡을 계속해서 바라보십시오… 자신이 호흡을 주시하고 있음을 자각하십시오… 편안한 이완자세로 바닥에 누워 있는 자신을 자각하십시오…."

시각화와 함께하는 호흡자각

호흡자각은 위에서 언급한 것처럼 자연호흡과 자연호흡에 따른 신체부위의 움직임, 그리고 호흡마다 거꾸로 숫자를 헤아리는 데 중점을 두게 된다. 이외에도 시각화와 더불어 호흡을 자각할 수 있다. 예를 들어 임산부의 경우, 숨을 들이쉴 때마다 신성한 에너지가 몸 안으로 들어오고 숨을 내쉴 때마다 그 에너지가 태아에게 전달되고 있음을 시각화한다. '발바닥에서부터 정수리까지의 호흡'에서는 숨을 들이쉴 때마다 빛이 정수리를 통해 몸 전체로 스며드는 것을 시각화하며, 숨을 내쉴 때는 발바닥에서부터 완전한 어둠이 몸 전체로 호흡과 함께 스며드는 것을 시각화한다. 이 방법은 오쇼(Osho)가 권장하는 하나의 명상법이기도 하다. 사실 요가니드라에서 활용되고 있는 여러 기법들은 그 자체가 하나의 명상법이다. 그러므로 요가니드라를 알면 다양한 명상법을 아는 것과 같다.

5. 감각과 느낌의 자각

감각 또는 느낌의 자각은 억압된 정서를 깊이 이완하는 효과를 지니고 있다. 이완이 잘 될수록 감각의 자각 또한 쉽게 이루어진다. 이 단계는 서로 반대되는 감각과 느낌으로 이루어져 있다. 아래의 감각들은 요가니드라에서 매우 중요하며 기본적인 것들이다. 요가니드라의 시간과 상황에 따라 아래의 감각을 모두 자각하게 할 수도 있지만 한두 가지 정도 조합하여 간단하게 실시할 수도 있다.

신체의 무거움과 가벼움, 차가움과 뜨거움, 고통과 쾌락을 체험하게 하는 기법들은 안내자의 역량과 상상에 따라 다양하게 표현될 수 있다. 중요한 것은 참여자로 하여금 그러한 감각들이 자신의 몸에서 실제로 일어나고 있는 것처럼 온전히 체험하게 하는 것이다. 온전히 체험하게 될 때 억압되었던 감각과 느낌은 사라지게 된다.

다음은 감각과 느낌의 자각을 이끌기 위한 몇 가지 예다.

1) 무거움과 가벼움

무거움
■ 신체 부위별로 무거움을 느끼기
"몸 전체가 점차 무거워지고 있음을 체험하십시오… 발가락의 무거움을 체험하십시오. 발꿈치, 발목, 종아리, 넓적다리, 엉덩이, 등, 배, 가슴, 어깨, 팔, 손바닥, 머리, 눈썹… 몸 전체의 무거움을 자각하십시오. 온몸 전체가 무거워졌습니다… 몸 전체의 무거움을 체험하십시오."

■ 바위 같은 몸
"이제 자신의 몸이 점점 무거워지고 있습니다… 온몸이 무거워지고 있음을 체험하십시오. 몸은 점점 무거워져 이제 자신이 움직이고 싶어도 움직일 수 없는 바위가 되었습니다. 커다란 바위처럼 무거운 자신의 몸을 느끼십시오… 온몸 전체의 무거움을 충분히 체험하십시오."

■ 바닥으로 가라앉는 몸
"바닥에 누워 있는 몸의 무게를 자각하십시오. 지금부터 자신의 몸은 점점 무거워져 바닥 밑으로 가라앉고 있습니다. 바닥으로 가라앉는 몸의 무거움을 느끼십시오… 온몸 전체가 무거워 바닥 저 아래로 가라앉고 있습니다. 온몸의 무거움을 체험하십시오."

"바닥에 누워 있는 자신을 자각하십시오. 몸이 점점 무거워지고 있습니다. 바닥에 닿은 몸이 점점 바닥으로 내려가고 있습니다. 바닥으로 가라앉는 발의 무게를 체험하십시오. 다리가 무거워 이제 바닥으로 가라앉고 있습니다. 엉덩이… 몸통… 팔… 머리… 몸 전체가 바닥 저 밑으로 가라앉고 있습니다. 온몸 전체의 무거움을 체험하십시오. 몸 전체의 무거움…."

가벼움

■ 신체 부위별로 가벼움을 느끼기

"몸이 점점 가벼워지고 있음을 체험하십시오. 머리에서부터 발가락까지의 몸 전체가 가벼워지고 있음을 체험하십시오… 머리 전체가 점점 가벼워지고 있습니다. 어깨, 팔, 손바닥, 등, 가슴, 배, 넓적다리, 무릎, 종아리, 발꿈치, 발바닥, 발가락의 가벼움을 느끼십시오. 정수리에서부터 발가락까지 온몸의 가벼움을 체험하십시오."

■ 솜털처럼 가벼운 몸

"몸이 점점 가벼워지고 있음을 느끼십시오. 온몸이 점점 가벼워지고 있습니다. 이제 몸은 아주 가벼워져 마치 무게가 하나도 없는 것처럼 느껴집니다. 몸은 공기 중에 날고 있는 솜털처럼 가벼워졌습니다. 솜털처럼 가벼워진 몸을 자각하십시오. 온몸 전체의 가벼움을 느끼십시오. 몸 전체의 가벼움…"

■ 공중으로 떠오르는 몸

"바닥에 누워 있는 몸을 자각하십시오. 바닥과 몸 사이의 접촉부분을 자각하십시오… 몸이 점차 가벼워지고 있음을 체험하십시오… 가벼워진 몸은 조금씩 바닥으로부터 떠오르기 시작합니다. 몸은 점점 가벼워져 이제 천장으로 떠오릅니다. 자기 몸의 가벼움을 충분히 느끼십시오."

"몸이 점점 가벼워지고 있음을 체험하십시오. 머리에서부터 발가락까지의 몸 전체가 가벼워지고 있음을 체험하십시오… 머리 전체가 점점 가벼워지고 있습니다. 어깨, 팔, 손바닥, 등, 가슴, 배, 넓적다리, 무릎,

종아리, 발꿈치, 발바닥, 발가락의 가벼움을 느끼십시오. 정수리에서부터 발가락까지 온몸의 가벼움을 체험하십시오. 이제 몸은 아주 가벼워져 바닥으로부터 조금씩 떠오르기 시작합니다… 바닥 위로 떠오르는 몸의 가벼움을 체험하십시오. 마치 몸무게가 하나도 없는 것처럼 가볍습니다. 공중에 떠 있는 솜털처럼 몸의 가벼움을 충분히 체험하십시오."

무거움과 가벼움의 상호작용

무거움과 가벼움의 감각을 자각하도록 안내한 다음 다시 무거움과 가벼움을 교대로 체험하게 할 수도 있다. 무거움을 나타내는 바위와 가벼움을 나타내는 솜털을 상징적으로 사용하면서 다음과 같이 안내할 수 있다.

"이제 몸 전체가 바위처럼 무겁다고 느끼십시오. 자기 몸이 하나의 바위가 되었다고 여깁니다. 자신의 몸이 뼈도 없고 세포도 없고 피도 없이, 오로지 바위가 되었음을 자각합니다… 다시 상상을 바꾸어, 이제 몸이 솜털이 되었다고 느끼십시오. 몸 전체가 하나의 솜털처럼 가벼워졌음을 느낍니다… 다시 몸은 바위처럼 무거워졌습니다. 무거워서 움직이고 싶어도 움직일 수 없는 바위를 체험하십시오… 이제 다시 몸이 솜털로 이루어져 있음을 느낍니다. 공중에 떠있는 솜털처럼 가벼운 몸을 체험하십시오."

2) 고통과 쾌락

자신이 체험했던 고통이나 쾌락을 떠올려 다시 온전히 체험함으로써 억압되었던 정서를 해소하는 데 목적이 있다. 참여자가 충분히 이완되어 있지 않거나, 아직 내면의 무의식을 직면할 준비가 되어 있지 않을 경우 고통스러웠던 경험이 떠오르지 않는다고 하거나 여러 가지가 한꺼번에 떠올라 어떤 것을 선택해야 할지 갈등이 생긴다고 하는 경우가 있다. 자신의 마음이 들키지 않을까 하는 갈등은 심리적인 방어를 내려놓을 정도로 이완이 충분하지 않기 때문이다. 안내자는 자연스럽게 떠오르는 것을 선택할 수 있도록 하며, 아무런 고통이 떠오르지 않는다면 그 상태를 자각하도록 한다.

고통

"자신이 살아오면서 경험했던 고통을 떠올리십시오. 이를테면 위장병과 두통 같은 육체적인 고통 또는 마음의 고통을 하나 떠올립니다… 신체의 특정부위일 수도 있으며, 몸 전체의 고통일 수도 있습니다. 또는 마음의 고통일 수도 있습니다. 우리 모두는 고통을 경험하면서 살아가고 있습니다. 하지만 그 고통을 충분히 경험하지 않고 회피하거나 억압하여 해결되지 않은 상태로 두고 있습니다. 자신이 경험했던 고통 하나를 떠올려 다시 느끼십시오… 가능한 그 고통을 선명하게 떠올리십시오. 실제로 지금 다시 그때의 고통을 생생하게 체험합니다. 그 고통을 머리로 생각하고 떠올리는 데 그치지 말고, 몸으로 마음으로 실제 그 고통과 함께하고 있음을 느끼십시오. 그 고통을 실제로 체험할수록 자신의 무의식적인 고통으로부터 자유롭게 됩니다. 지금 이 순간 온전히 자신의 고통과 함께 머무르십시오."

쾌락

"자신이 경험하였던 쾌락을 다시 경험하십시오. 어떤 종류의 감각적인 쾌락이든 그것을 충분히 느끼십시오. 접촉의 쾌락, 맛의 쾌락,

보는 것의 쾌락, 듣는 것의 쾌락, 냄새 맡는 것의 쾌락, 또는 어떤 마음의 쾌락이든 상관없이 충분히 느끼십시오. 이전에 경험했던 어떤 쾌락을 다시 떠올려 지금 이 순간 생생하게 경험하십시오… 그때의 쾌락을 다시 체험하고 있음을 느낍니다. 그 쾌락에 집중하여 희열의 느낌을 발달시키십시오."

3) 차가움과 뜨거움

차가움

■ 사이킥 센터를 통한 차가움

"몸이 차가워지고 있음을 체험하십시오… 바닥으로부터 차가운 냉기가 몸 전체로 스며드는 것을 느끼십시오… 척추에 의식을 두고 거기서부터 차가움이 일어나는 것을 체험하십시오… 왼쪽 콧구멍의 호흡에 주의를 두고 몸 전체로 스며드는 차가움을 느끼십시오. 왼쪽 콧구멍을 통해 숨을 들이쉴 때마다 몸은 점점 차가워집니다. 이 차가움을 온전히 경험하십시오… 자신의 주의를 목 안쪽에 두고 차가움을 느끼십시오. 목 안쪽의 에너지센터(비숫디차크라)에서 온몸 전체로 차가움이 퍼져가는 것을 느끼십시오… 몸 전체의 차가움을 온전히 체험하십시오."

■ 맨발로 얼음 위에 선 차가움

"이제 자신이 맨발로 얼음 위에 서 있다고 상상합니다. 차가운 바람이 귓밥을 스칩니다… 몸 전체가 차가워지고 있습니다. 얼음 위의 맨발에서부터 냉기가 다리를 거쳐 손, 팔, 어깨, 몸통, 목, 머리로 올라오고 있습니다. 몸 전체가 아주 차가워졌습니다. 머리에서부터 발끝까지의 차가움으로 이제 온몸이 꽁꽁 얼어붙은 것처럼 차갑습니다. 차가워서 입김이 서리고 손발이 덜덜 떨립니다… 머리에서부터 발끝까지 온 몸 전체의 차가움을 체험하십시오."

뜨거움

■ 사이킥 센터를 통한 뜨거움

"몸 주위가 차츰 열기로 가득 차 있는 것을 느끼십시오. 몸 안의 열기를 발달시키십시오… 머리에서부터 발끝까지 몸 전체가 열기로 퍼지는 것을 체험하십시오… 이제 자신의 주의를 오른쪽 콧구멍에 두고 거기서 일어나는 호흡을 바라보십시오. 오른쪽 콧구멍을 통해 숨을 마실 때마다 온몸으로 뜨거운 열기가 퍼져나가는 것을 체험하십시오. 숨을 마실 때마다 몸이 점점 뜨거워지고 있습니다….. 이제 자신의 주의를 배에 두고 몸의 열기가 배 근처의 에너지센터(마니푸라 차크라)에서 일어나고 있음을 느끼십시오. 배 부위에 위치한 에너지센터를 통해서 몸 안의 열기가 생성되고 몸 전체로 퍼져나가고 있다고 느끼십시오… 오른쪽 콧구멍을 통해서, 배 부위의 에너지센터를 통해서 몸이 점점 뜨거워져 오고 있습니다. 온몸의 뜨거움을 체험하십시오."

■ 강한 햇살 아래 서 있는 뜨거움

"뜨거운 햇살 아래 그늘이 없는 아스팔트 위에 서 있다고 상상합니다. 아스팔트 위로 올라오는 뜨거운 열기와 내리쬐는 뜨거운 햇살이 온몸 전체로 스며듭니다… 몸 전체가 점점 뜨거워지고 있습니다. 머리 부분의 뜨거움을 체험하십시오. 가슴, 배, 등, 팔, 다리, 발바닥의 뜨거움을 온전히 체험하십시오… 머리에서부터 발가락까지 온몸 전체가 땀이 흐를 정도로 아주 뜨겁습니다. 몸 전체의 뜨거움을 지금 이 순간 온전히 체험하십시오."

요가니드라의 형태에 따라 위의 쌍을 이루는 감각들이 모두 사용되기도 하며, 때로는 무거움과 가벼움 그리고 고통과 쾌락, 때로는 차가움과 뜨거움, 그리고 고통과 쾌락, 때로는 무거움과 가벼움 그리고 차가움과 뜨거움으로 응용되기도 한다. 이는 특정한 형식으로 정해져 있는 것이 아니므로 안내자의 직관에 따라 응용될 수 있다. 이외에 이원적인 정서, 이를테면 불만족과 만족, 불행과 행복, 슬픔과 즐거움 같은 정서들을 상황에 따라 또는 치료적인 목적에 따라 적절하게 활용 가능하다. 중요한 것은 참여자로 하여금 온전히 체험하게 하는 것이다. 어떤 정서든, 그리고 어떤 감각이든 억압하지 않고 온전히 체험할 때 그것은 더 이상 미해결 과제로 남아 상처가 되지 않는다.

6. 시각화

1) 상징적 대상의 시각화

상징적인 대상을 시각화하기 전에 다음과 같은 안내문이 들어갈 수 있도록 한다.

- 시각화를 하기 위한 적절한 신체부위는 미간 주위이다. 이는 미세한 몸의 치다까샤(chidakasha, 의식의 공간)에 해당하는 부분이다. 의식을 미간에다 두고 눈을 감은 채 앞을 바라보도록 한다. 앞에 펼쳐진 무한한 공간을 자각하도록 한다.
- 앞으로 부르게 될 어떤 대상들을 주의 깊게 듣고 가능한 실제로 그것들을 볼 수 있도록 시각화하며, 그 대상으로부터 느껴지는

감정 또는 감각 등을 자각하도록 한다. 이미지가 선명하게 나타나지 않더라도 염려할 필요가 없으며, 단지 그 이미지에 대한 느낌이나 생각이 떠오른다면 그것을 자각하도록 한다.
- 한 대상에 머무르지 않도록 하며 불리는 각 대상을 그때그때 자각하도록 한다. 불리는 대상에 대해 의도적으로 생각하지 않도록 한다.
- 안내자의 목소리를 자각하고 안내에 따라 대상의 비전을 보도록 한다. 때로는 매우 느리게, 때로는 매우 빠르게 언급할 것이라는 안내를 한다. 의식을 미간에 두고 감은 눈앞의 공간을 자각한다.

느린 방법의 시각화: 한 대상을 각각 세 번씩 또는 두 번씩 언급한다.

타오르는 촛불, 타오르는 촛불, 타오르는 촛불. 끊임없는 사막, 끊임없는 사막, 끊임없는 사막. 쏟아지는 비, 쏟아지는 비, 쏟아지는 비. 눈 덮인 산, 눈 덮인 산, 눈 덮인 산. 떠오르는 태양, 떠오르는 태양, 떠오르는 태양. 따뜻한 햇살, 따뜻한 햇살, 따뜻한 햇살. 흘러가는 뭉게구름, 흘러가는 뭉게구름, 흘러가는 뭉게구름. 교회의 종소리, 교회의 종소리, 교회의 종소리. 노을을 가로질러 날아가는 새, 노을을 가로질러 날아가는 새, 노을을 가로질러 날아가는 새. 교회의 십자가, 교회의 십자가, 교회의 십자가. 밤하늘의 별들, 밤하늘의 별들, 밤하늘의 별들. 보름달, 보름달, 보름달. 미소 짓는 부처, 미소 짓는 부처, 미소 짓는 부처. 바다로부터 불어오는 바람, 바다로부터 불어오는 바람, 바다로부터 불어오는 바람. 모래사장에 부서지는 파도, 모래사장에 부서지는 파도, 모래사장에 부서지는 파도. 깊이를 알 수 없는 바다, 깊이를 알 수 없는 바다, 깊이를 알 수 없는 바다. 바닷가의 야자수, 바닷가의 야자수, 바닷가의 야자수. 모래사장 위로 뛰어가는 개, 모래사장 위로 뛰어가는 개, 모래사장 위로 뛰어가는 개. 기타 등등.

빠른 방법의 시각화: 한 대상을 각각 한 번씩 언급한다.

붉게 물든 단풍나무, 길가의 벚나무, 수양버들, 느티나무, 소나무, 도로 가의 코스모스, 길옆의 갈대, 도로의 움직이는 차, 신호등을 기다리는 학생들, 재잘대는 아이들, 운동장에서 공놀이하는 아이들, 별, 보름달, 그믐달, 초승달, 새벽 별, 해돋이, 해넘이, 잠자는 고양이, 풀 뜯는 소, 걸어가는 개, 맑은 물의 호수, 호수 위의 돛단배, 연못, 파란 연꽃, 하얀 연꽃, 핑크빛 연꽃, 발가벗은 자신, 교회의 십자가, 기도하는 소녀, 기도하는 자신, 오래된 시골집의 굴뚝, 저녁연기, 추운 겨울, 장작불, 절의 풍경소리, 바람에 흔들리는 대나무, 아침 햇살 속으로 걸어가는 승려, 고요함, 평화로움, 어두운 밤, 비안개, 산 속, 다람쥐, 사슴, 토끼, 멧돼지, 밤나무, 저녁의 푸른 하늘, 정상이 눈으로 덮인 높은 산, 비둘기, 춤추는 바람, 장미 꽃봉오리, 활짝 핀 노란 장미, 산 속의 오두막, 질주하는 말, 하얀 야생말, 폭풍이 치는 밤, 산불, 벌어진 밤알, 빨갛게 익은 사과, 꽃이 활짝 피어 있는 커다란 정원, 산의 계곡. 기타 등등.

느린 방법과 빠른 방법의 대상 시각화는 따로 실시 가능하다. 초보자의 경우에는 먼저 느린 방법으로 대상을 시각화하는 것이 효과적이다. 요가니드라에 익숙해지면 빠른 방법으로 시각화할 수도 있다. 그리고 두 방법을 서로 조합하여 실시할 수 있다. 이를테면, 처음에는 느린 방법으로 하나의 대상을 세 번씩 또는 두 번씩 언급하다가 빠른 방법의 시각화로 각 대상을 한 번씩 언급할 수 있다. 경우에 따라서 다시 느린 방법과 **빠른** 방법을 반복할 수 있다. 특정한 규칙이 있는 것은 아니지만 안내자의 직관에 따라 적절하게 대상을 선택할 수 있고 속도를 조절할 수 있으며, 대상을 언급하는 중간에 아래와 같이 안내할 수도 있다.

"의식을 미간에다 둡니다. 지금부터 부르게 될 대상들을 실제로 생생하게 보는 것처럼 마음속으로 떠올려봅니다. 연꽃이 피어 있는 호수, 과수원 길, 고요한 저녁, 아침햇살, 항해하는 배, 산 계곡… 의식을 호흡에다 둡니다. 왼쪽 콧구멍을 통해 숨을 들이쉬고 오른쪽 콧구멍을 통해 숨을 내쉽니다. 왼쪽 콧구멍으로 숨을 들이쉬고 오른쪽 콧구멍으로 내쉬고….

의식을 미간에다 둡니다. 떠오르는 태양, 안개 낀 숲 속, 안개가 피어나는 호수, 해바라기, 봉선화, 나팔꽃, 네 잎 클로버, 곧게 뻗은 참나무, 통나무로 지어진 숲 속의 오두막 등등."

2) 이야기 형태의 시각화

이야기 형태의 시각화 단계에 들어가기 전에 시각화를 이끌어가기 위한 안내를 다음과 같이 할 수 있다.

"자신의 의식을 미간에 두고 지금부터의 이야기를 실제로 자신이 생생하게 체험하고 있다고 여깁니다. 이야기의 내용을 기억하거나 분석하려 하지 않고 어떤 것이든 자기 안에서 일어나도록 허용하고 체험하도록 하십시오. 만약 다른 생각들이 떠오르면 그러한 생각이 일어나고 있음을 알아차리고 다시 주의를 안내자의 목소리에 두고 실제로 자신에게 일어나고 있다고 여깁니다."

이야기 형태의 시각화는 참여자의 특성과 상황을 고려하여 안내자의 창의성에 따라 다양하게 이루어진다. 필요에 의해 두려움과 같은 부정적인 정서를 의도적으로 창출하지 않는 한 밝고 긍정적이고 마음의 평화와 고요를 가져오게 하는 이야기 형태를 시각화하도록 한다.

저자의 경우 일반적으로 자연을 배경으로 다섯 가지 감각지각을 각성시키고, 자연과 접촉하는 것에서부터 마음을 정화하는 것과 마음을 정화함으로써 보다 영적으로 각성되는 과정을 시각화하기를 좋아하는 편이다. 우리의 진정한 본성인 순수의식을 나타내는 태양 또는 빛, 세속에 내재해 있으면서도 영향 받지 않는 연꽃, 무한한 바다를 상징으로 영적인 발달을 가져오고자 한다. 태양의 빛을 통해 자기 내면의 의식을 확장시키고 그 빛으로 하나가 되는 것을 시각화하는 것은 자신의 자아가 소멸되고 보다 높은 차원의 의식과 합일되는 것을 상징으로 나타내고 있다. 예를 들어 다음과 같이 안내할 수 있다.

■ 해변의 산책

이른 아침입니다. 당신은 바닷가 해변을 따라 걷고 있습니다. 해변에는 아무도 없으며 혼자서 걷고 있습니다. 맨발로 모래사장을 걸으면서 발바닥에 와닿는 모래의 감촉을 느낍니다. 발가락 사이로 모래알이 묻어 발가락을 자극합니다. 수평선으로부터 밀려오는 파도를 바라봅니다. 모래사장에 부딪히는 파도의 하얀 거품이 일어났다가 사라지는 것을 바라봅니다. 파도가 밀려올 때 발에 와닿는 느낌이 부드럽고 아주 시원합니다. 파도는 종아리까지 밀려왔다가 사라집니다. 다리에서 느껴지는 어떤 감각을 바라봅니다. 파도소리가 들립니다. 파도가 밀려올 때 모래와 부딪히는 소리를 듣습니다. 파도가 사라질 때 일어나는 소리를 듣습니다. 어디선가 바닷새의 소리가 들려옵니다. 아직 태양은 떠오르지 않지만 차츰 여명이 밝아오고 있습니다. 가슴을 펴고 맑은 공기를 코로 들이마십니다. 입을 벌려 자신의 탁한 공기를 내뿜습니다. 가슴이 시원해지는 것을 느낍니다. 주위는 고요하고 맑고 따뜻한 에너지로 감싸여 있습니다. 고개를 돌려 지평선 너머로 태양이 붉게 올라오는 것을 바라봅니다. 햇살이 따뜻하게 온몸의 피부로 스며드는 것을 느낍니다. 모든 세포가 살아 움직입니다. 가슴이 활짝 열리고 태양의 빛이 심장으로 스며듭니다. 자신을 어둡게 했던 케케묵은 그 무언가가 녹아들고 있습니다. 가슴은 맑은 빛으로 가득 차고 몸 전체로 빛이 퍼져나가는 것을 느낍니다. 몸 전체가 하나의 빛의 기둥으로 이어져 있는 것 같습니다… 어디선가 '당신은 빛입니다' 라는 소리가 들려옵니다. '당신은 빛입니다… 당신은 바로 빛입니다… 당신은 바로… 빛… 빛입니다….'

■ 공원과 연꽃

이른 아침입니다. 당신은 지금 아름답고 고요하고 평화로운 공원에 있습니다. 주변에 아무도 없으며 혼자 아침 공원을 걷고 있습니다. 아직 태양은 떠오르지 않았으며 아침 안개가 피어오르고 있습니다… 하얀 안개방울이 얼굴에 떨어지고 있는 것을 느낍니다. 얼굴에 와 닿는 신선하고 약간 차가운 이슬방울을 느끼면서 숨을 크게 들이마십니다. 신선한 공기가 콧구멍을 지나 폐 깊숙이 이어지는 것을 체험합니다. 입을 약간 벌려 숨을 천천히 토해냅니다. 가슴이 시원해지고 가벼워지는 것을 느낍니다. 신선한 공기를 코로 피부로 느끼면서 길을 걸어갑니다… 촉촉한 흙의 감촉을 느끼기 위해 신발을 벗고 맨발로 걸어갑니다. 시원한 흙이 발바닥을 통해 온몸으로 스며들고 있습니다. 이제 맨발로 이슬에 젖은 잔디밭을 걸어갑니다. 걸을 때마다 잔디의 감촉과 잔디로부터 발등에 떨어지는 이슬방울이 시원합니다… 새가 여기저기 울창한 숲속에서 지저귀고 있습니다. 새롭고 아름다운 하루의 시작을 알리는 새 소리에 가만히 귀를 기울입니다… 저기 아름답게 피어난 꽃의 정원이 있습니다. 여러 가지 색깔의 꽃이 피어 있는 꽃밭으로 다가갑니다. 노란 장미가 이슬을 머금은 채 활짝 피어있습니다. 분홍 장미, 자주색 장미, 빨간 장미, 하얀 장미… 가까이 다가가 장미 향기를 맡습니다. 장미 향기가 코끝에서 계속 납니다… 옆에 있는 조그마한 연못으로 갑니다. 연못에는 수선화와 연꽃이 있으며 그 사이로 물고기들이 천천히 지나가고 있습니다. 물고기들이 숨을 쉴 때마다 일어나는 작은 물방울을 바라봅니다… 넓은 연꽃의 잎에다 물방울을 떨어뜨려 봅니다. 물방울은 미끄럼 타듯이 쪼르르 굴러 떨어집니다. 아침 햇살이 연못을 비추기 시작합니다. 가부좌 자세를 하고서 연못가에 앉습니다. 따뜻한 햇살이 머리, 어깨, 등, 가슴, 배, 팔, 다리로 스며드는 것을 느낍니다. 몸 전체가 아침 햇살로 빛나고 있음을 느낍니다. 눈앞에 있는 하얀 연꽃잎도 아침 햇살을 받아 조금씩 피어나기 시작합니다… 살짝 눈을 감고 앞을 바라봅니다. 감은 눈앞에 끝없이 펼쳐진 공간을 바라보면서 조금 전 보았던 하얀 연꽃이 조금씩 봉오리를 펴며 피어나는 것을 봅니다… 자신이 마치 하나의 연꽃이 되어 피어나는 것을 봅니다. 무한한 자유로움과 평화로움… 고요함이 있음을 느낍니다… 자신이 곧 그 자유이며, 평화이고 고요함이라는 것을 알아차리고 있습니다.

■ 산에 오르기

이른 아침 가까운 산을 올라가고자 혼자 길을 나섭니다. 아직 이른 새벽이라 푸른 밤하늘의 별들이 반짝이고 있습니다. 산길 옆에는 키 큰 소나무들이 뻗어 있습니다. 소나무 향기를 맡으면서 산길로 올라갑니다… 숨이 조금씩 차오릅니다. 잠시 걸음을 멈추고 숨결을 조절합니다. 가슴을 펴고 시원한 공기를 깊이 마십니다. 공기가 폐 깊숙이 스며드는 것을 느끼면서 이제 천천히 숨을 토해냅니다. 저절로 가슴이 펴지면서 깊이 숨이 들어왔다가 나가는 것을 체험합니다. 점차 몸과 마음이 상쾌해지는 것을 느낍니다… 새롭고 희망찬 하루를 알리는 새들의 소리가 들립니다. 계곡의 물 흘러가는 소리가 경쾌하게 들립니다… 다시 산을 오르기 시작합니다. 가파른 경사길을 오르기 시작합니다. 옆에 있는 나무를 잡으면서 한걸음 한걸음 천천히 위로 올라갑니다… 숨이 차오르고 땀이 흐르기 시작합니다. 이마와 등줄기로 땀방울이 흘러내리는 것을 느낍니다. 잠시 쉴 곳을 찾기 위해 조금 더 올라갑니다. 평평한 바위가 있는 곳으로 갑니다. 걸음을 멈추고 땀을 닦습니다. 바위에 앉아 아래를 내려다봅니다. 아래로 조그마한 산들의 능선이 보이며 산과 산 사이로 아름다운 호수가 보입니다. 호수의 물결이 잔잔하게 일렁이는 것을 봅니다. 시원한 바람으로 더위를 식히며 몸 전체가 시원해지는 것을 느낍니다. 마음도 상쾌해지는 것을 느낍니다… 다시 정상을 향해서 올라갑니다. 몸 전체는 땀으로 젖었으며, 숨은 차서 점점 거칠어집니다. 발에서 통증이 느껴집니다. 쉬었다가 다시 아래로 내려가고 싶은 마음이 일어나는 것을 바라봅니다… 이제 조금만 올라가면 정상입니다… 드디어 산 정상에 발을 내딛습니다. 거친 숨을 몰아쉬면서 땀을 닦습니다. 산 아래를 내려다보면서 무한한 희열을 느낍니다. 가만히 편안하게 자리에 앉아 산 아래의 고요함과 평화로움을 바라봅니다… 아침 햇살이 엷게 퍼지는 것을 느낍니다. 밝고 부드러운 태양 빛이 몸 전체로 퍼지고 있습니다. 자신의 고요함과 평화로움이 빛처럼 퍼져나가고 있습니다….

■ 강물을 따라 바다에 이르기

이른 새벽입니다. 새벽의 파란 하늘을 바라봅니다. 아직 새벽하늘에는 별들이 반짝이고 있습니다. 새벽공기가 피부 전체로 스며드는 것을 느낍니다. 가슴을 열어 새벽공기를 폐 깊숙이 마십니다. 숨을 천천히 내쉰 다음 다시 신선한 공기를 마십니다. 강둑을 따라 걷고 있습니다. 이슬방울에 맺힌 풀잎 위로 발을 내딛을 때마다 풀잎과 발바닥 사이의 감촉이 시원합니다. 강물은 고요히 흐르고 있습니다. 강물이 흐르는 방향으로 강둑을 따라 걸어가고 있습니다. 강둑에 매여 있는 조그마한 나룻배를 탑니다. 노를 저어서 강물과 함께 흘러갑니다.

때로는 마음의 부정적인 정서를 제거하기 위하여 무의식을 자극하는 내용으로 무섭고 두려운 상황과 직면하도록 하지만, 시각화의 끝에는 마음의 평화와 고요를 가져오는 이미지로 마무리하도록 한다. 이는 억압된 정서를 해소하고 잠재의식 혹은 무의식적인 마음을 보다 수용적이게 한다. 다음과 같이 시각화할 수 있으나 자신의 무의식을 직면할 준비가 되어 있지 않은 사람에게는 가능한 실시하지 않도록 한다.

■ 깊은 밤 폐허의 공원

깊은 밤 폐허의 공원 안을 혼자서 걷고 있습니다. 보름달이 공원 안을 내리비치고 있습니다. 박쥐들이 시끄럽게 여기저기를 날아다니고 있습니다. 어디선가 밤의 으스스한 소리가 들려옵니다. 걷다 보니 높은 벽에 이르게 됩니다. 그 벽에는 조그만 구멍이 나 있습니다. 구멍 안으로 들어갑니다. 그 안에서 커다란 돌로 장식되어 있고 커다란 나무들이 우뚝 솟아 있으며 넓은 잔디밭이 있는 정원을 보게 됩니다. 정원의 저쪽 어두운 공간을 바라봅니다. 그쪽으로 조심스럽게 다가갑니다.

오래된 우물이 하나 있으며, 우물 주변에는 풀들이 무성하게 자라 있습니다. 우물 안을 들여다봅니다. 매우 깊으며 끝이 보이지 않는 깊은 어둠의 터널로 된 것 같습니다. 우물 안에는 밑으로 내려가는 나선형의 계단이 있습니다. 그 계단으로 한 발짝 발을 들여놓습니다. 마치 자신의 의지와 상관없이 아래로 이끌려 내려가는 듯합니다. 우물 안 벽은 젖어 있으며 이끼가 끼어 있습니다. 위를 쳐다봅니다. 보름달이 점점 작아지고 있습니다. 벽에 있는 작은 동물들이 소리를 내고 있습니다. 그 소리를 가만히 귀 기울여 들어봅니다. 쥐가 찍찍대는 소리, 벽을 갉는 소리, 살랑거리는 소리… 이제 완전히 어둠에 갇혔습니다. 좀 더 깊이 아래로 내려가기 위해서는 손으로 벽을 짚어야만 합니다. 이때 갑자기 자신을 응시하고 있는 두 개의 초록 눈을 봅니다. 다시 갑자기 초록 눈이 사라집니다. 부엉이의 날갯짓 소리를 듣습니다. 부엉이의 울음소리를 듣습니다. 온몸이 뻣뻣해져오는 것을 느낍니다. 다시 아래를 내려다봅니다.

아래 밑바닥에서 엷은 빛이 보입니다. 천천히 그 빛을 향해 움직입니다. 빛을 따라 한 발 한 발 내려가니 커다란 터널에 이르게 됩니다. 터널은 밝은 빛으로 가득 차 있습니다. 밝은 터널을 따라 달려갑니다. 터널의 끝에는 눈부신 황금빛 해변이 펼쳐져 있습니다. 평화와 축복으로 무한정한 바다를 바라보며 해변을 걷고 있습니다. 평화와 축복이 온몸으로 가슴으로 스며들고 있습니다. 자기의 밝은 존재로 스며드는 것을 느낍니다.[43]

이외에도 참여자의 특성에 따라 주제별로 시각화를 할 수 있다. 이를테면 용기가 필요한 참여자의 경우 이를 북돋워줄 수 있는 내용으로 시각화를 구성할 수 있다.

3) 시각화와 활용 가능한 방법

대상의 시각화와 이야기 형태의 시각화 이외에 활용될 수 있는 시각화 방법은 아래와 같다. 아래의 방법들은 시각화 단계에서 그 자체로도 사용될 수 있으나 대상의 시각화 또는 이야기 형태의 시각화와 함께 활용 가능하다.

치다까샤의 활용

치다까샤는 '의식의 공간' 또는 '내면의 공간'으로 번역되고 있으며, 감은 눈앞에 펼쳐진 공간을 의미한다. 이 공간은 비슛디(vishuddhi), 아갸(ajna), 사하스라라 차크라(sahasrara chakra) 사이의 머리영역에서 경험된다. 치다까샤는 어떤 이미지나 형태, 색깔, 도형 등으로 나타나는 마음의 잠재의식을 바라볼 수 있게 하므로 중요하다. 치다까샤에서 중요한 것은 우리가 무엇을 보든, 혹은 보지 않든, 끊임없이 이를 주시하는 것이다. 요가니드라에서는 잠으로 빠져들지 않고 또는 생각으로 젖어들지 않고 우리의 잠재의식을 자각하도록 한다. 치다까샤는 시각화를 시작하기 전과 시각화가 끝난 후에 적절하게 활용할 수 있다. 안내자에 따라 다양한 표현으로 안내할 수 있는데, 시각화를 시작하기 전에 다음과 같이 안내할 수 있다.

"눈을 감은 채 앞을 바라봅니다. 자기 앞에 무한한 공간을 볼 수 있는 투명한 스크린이 펼쳐져 있다고 여깁니다. 자기 앞에 펼쳐진 무한한 공간에 의식을 두면서 거기서 일어나는 어떤 현상들을 알아차리도록 합니다. 어떤 것이 보이든 또는 아무것도 보이지 않든지 간에 계속해서 의식의 공간을 자각하도록 하십시오. 어떤 현상이 일어나면 그것을 멀찌

감치 떨어져서 바라보도록 하십시오. 마치 영화를 보듯이 바라봅니다."

시각화가 끝난 후에는 다음과 같이 안내할 수 있다.

"다시 자신의 감은 눈앞을 바라보십시오. 자기 앞에 펼쳐져 있는 무한한 공간을 자각하십시오. 이 따뜻하고 정겨운 어두운 공간 속에서 마음을 내려놓고 쉽니다… 어떤 미세한 현상, 이를테면 색깔, 형상 등이 나타나면 이를 알아차리고 바라보십시오… 일부러 무언가를 만들려고 애쓰지 않도록 합니다… 생각이 일어난다면 일어났다가 사라지도록 허용하며, 계속해서 자기 앞의 어두운 공간을 주시합니다. 이 어두운 공간을 멀찌감치 떨어져서 바라보십시오…."

또한 치다까샤, 의식의 공간은 바다와 우물로 상징되어 이 의식의 공간에서 펼쳐지게 되는 무의식을 자각하게 할 수 있다.

■ 대양에 비유될 때
"검푸른 넓은 대양을 떠올리십시오. 그 위로 출렁이는 파도를 자각하도록 합니다… 대양은 내면의 공간을 나타내며, 일렁이는 파도는 마음의 무의식 상태가 드러나는 것을 상징합니다. 대양의 파도처럼 내면의 무의식 상태를 시각화하십시오. 대양 위로는 푸른 밤하늘이 펼쳐져 있으며, 이 푸른 밤하늘과 대양 사이에 파도… 무의식의 파도가 출렁거리고 있습니다."

■ 우물에 비유될 때
"우물을 하나 떠올리십시오. 자신은 깊이를 알 수 없는 그 우물 안을 들여다보고 있습니다. 우물 안은 물이 없이 텅 비어 있으나 어둡고 끝이 보이지 않습니다… 옆에 있던 두레박을 아래로 천천히 내려 보냅니다. 두레박이 아래로 내려갈수록 두레박을 볼 수는 없으나, 저 밑으로 깊이 내려가는 것을 느낄 수 있습니다… 이제 천천히 두레박을 끌어 올려 당깁니다. 원한다면 자신이 두레박 안에 타고 내려갈 수 있습니다. 두레박의 끈은 탄탄하고 무한정 길어 끊어질 염려가 없습니다. 용기를 내어 두레박을 타고 깊이를 알 수 없는 우물 아래로 조금씩 내려갑니다. 우물 아래로 내려갈수록 점점 어둡고 더 깊어지는 것을 느낍니다… 주위의 모든 것이 텅 비어 있으며 어둠 그 자체로 가득 차 있음을 느낍니다. 너무 어두워 자신도 볼 수 없지만 자신이 존재하고 있음을 느낄 수는 있습니다. 어두운 공간을 자각하면서 좀 더 아래로 두레박을 타고 내려갑니다… 이제 천천히 두레박이 위로 올라갑니다. 위로 올라올 때마다 조금씩 어두움이 옅어지는 것을 느낍니다. 이제 우물 바깥으로 나왔습니다….”

치다까샤, 의식의 공간을 자각할 때 억압된 무의식적인 사고가 자발적으로 일어나게 된다. 이때 어떤 생각, 느낌이든 일어날 수 있도록 허용한다. 내면세계에는 맞고 틀린 경험이 없으므로 수용하는 자세가 필요하다. 내면세계의 경험들이 일어났다가 사라지는 과정을 주시하고 바라보는 것이 중요하다. 자발적인 사고들을 지속적으로 주시하도록 하는 것 또한 치다까샤에서 응용될 수 있는 방법이다.

이외에 치다까샤, 의식의 공간을 자각할 수 있는 응용 방법은 다음과 같이 앉은 자세에서 실시할 수 있다.

“눈을 감은 채 앞을 바라봅니다. 앞쪽에 펼쳐져 있는 넓은 공간을 바라보십시오… 이제 자신이 눈을 감고 고요히 명상 자세로 앉아 있는 모습을 자각하십시오. 이 방 안에는 명상자세로 앉아 있는 자신과 자기 바로 앞에 다른 누군가가, 중요한 누군가가 명상자세로 앉아 있습니다. 자신의 미간과 바로 앞에 앉아 있는 이의 미간은 바로 하나입니다. 그 사람과 자신은 미간을 통해 함께 숨을 쉬고 있습니다. 자신이 숨을 내쉬면 숨결이 앞에 있는 이의 미간에 닿습니다. 그 사람이 숨을 내쉴 때 그의 숨결이 자신의 미간에 와 닿습니다. 하나의 숨결이 서로 주고받습니다… 숨을 내쉴 때 그의 미간에 닿으며, 숨을 마실 때 그의 숨결이 자신의 미간으로 들어옵니다. 자신의 숨결이 미간으로부터 나가서 그의 미간에 닿으며, 그의 미간으로부터 자신의 미간으로 이어집니다…."

의식의 공간을 자각하면서 자발적으로, 자동적으로 떠오르는 생각들을 자각하는 방법과 어느 한 생각을 의도적으로 일정한 시간 동안 자각하게 하는 방법을 활용할 수 있다. 이는 안타르 마우나[44]의 기법에서 활용되는 것이다. 다음과 같이 안내할 수 있다.

■ 자발적인 생각들
"감은 눈앞을 바라보며 의식의 공간을 자각하십시오. 자연스럽게 떠오르는 생각들을 알아차립니다. 어떤 생각이든 자발적으로 떠오를 수 있도록 자신에게 허용합니다. 생각이 일어나지 않으면 일부러 어떤 생각을 떠올리려고 애쓰지 않고 생각 없음의 상태를 자각합니다. 다시 생각이 떠오르면 그 생각에 집착하지 않고 바라보도록 합니다… 생각이 자연스럽게 일어났다가 사라지는 과정에 깨어 있도록 하십시오…."

■ 의도된 생각들

"이제 자발적으로 떠오르는 생각들을 멈추고 의지적으로 하나의 생각을 선택하여 그 생각을 의지적으로 자각합니다. 자발적으로 그리고 자동적으로 떠오르는 다른 생각들을 배제하고 오로지 자신이 선택한 하나의 생각만을 자각하십시오… 다른 생각이 일어나면 다시 자신이 선택한 생각에 주의를 모읍니다."

이슈타 데바타의 시각화

이슈타 데바타는 개인적으로 선호하는 신 혹은 정신적 상징을 의미한다. 자신에게 종교가 있다면 그 종교에서 선호하는 형상, 예컨대 예수, 붓다, 크리슈나, 가네샤 등의 형상이나 자기가 믿는 종교의 상징 또는 자신의 스승(구루), 성인과 성자들이 이슈타 데바타가 될 수 있다. 종교를 가지고 있지 않은 사람에게는 내면의 힘과 사랑, 외경하는 마음과 존경심, 정신적 향상을 고양시키는 시각적 상징이 이슈타 데바타가 될 수 있다. 예를 들어 태양, 별, 나무, 산, 얀트라(yantra), 옴, 꽃, 불꽃 같은 높은 차원의 의식을 구현하는 것이 될 수 있다.

이슈타 데바타는 의식적으로 선택되는 상징이 아니다. 그것은 이미 알려진 것이 아니라 하더라도 언젠가는 때맞춰 드러날 상징이다. 만일 자신의 이슈타 데바타 또는 정신적 상징이 무엇인지 모른다면 불꽃을 시각화하도록 한다. 불꽃은 높은 차원의 의식을 보편적으로 상징하기 때문이다.[45]

이슈타 데바타는 정신적이고 영적인 안내를 하며 지지하는 내면의 스승이라고 볼 수 있다. 자기 내면에 있는 지혜의 상징이며, 참나의 모습이 어떤 형태로 드러난 것이라고 여길 수 있다. 다른 많은 형태와 이름으로 자신에게 와 닿을 수 있으나, 가슴 깊이 와닿는 것이어야 한다.

이슈타 데바타는 시각화 단계의 시작과 끝부분에서 모두 활용할 수 있다. 이슈타 데바타가 선명하게 와 닿지 않을 경우 다음과 같이 안내할 수 있다.

"자신을 지지하고 지켜주고 안내하는 자기 내면의 지혜로운 분이 있습니다. 자기 내면의 높은 의식이 다양한 형태로 자신과 늘 함께하고 있습니다… 이제 자신을 지지하고 사랑하는 내면의 안내자를 만나십시오. 그분은 선명하고 밝은 빛을 발하며 자신에게 다가오고 있습니다. 그분이 어떤 형태로 보이는지 보십시오. 어떤 성인의 모습일 수 있으며, 빛일 수도 있고, 어떤 상징을 나타내는 자연의 배경일 수도 있습니다… 어떤 모습이든 따뜻한 사랑과 평화가 넘쳐나고 있습니다. 고요한 생명력이 자신에게 전해지는 것을 느낍니다… 이제 자신이 안내 받고 싶은 것 또는 해결하고 싶은 것을 여쭙습니다… 내면의 안내자로부터 들려오는 소리에 귀를 기울입니다. 지금 당장 어떤 해답이 없더라도 다음에 어떤 형태로 찾아올 것입니다… 내면의 지지자와 함께하는 고요한 평화와 사랑을 느끼고 있습니다…."

"이슈타 데바타의 손길이 자신에게 와 닿는 것을 느낍니다. 머리 위에서 밝은 빛을 발하는 절대자의 손길이 부드럽고 따스하게 와 닿는 것을 느낍니다."

이외에 자신이 성장시키고 싶은 긍정적인 특성들을 불러일으킬 수 있다. 사실 모든 것이 자기 내면에 내재해 있다. 다만 내재한 것을 보지 못하고 있을 뿐이다. 따라서 우리는 자신이 필요로 하는 특성들을 드러나게 할 수 있다. 만약 사랑의 특성을 키우고 싶다면 이슈타 데바타로부터 사랑의 에너지가 전해지는 것을 느낀다. 자신의 온몸으로부터 사랑의 에너지가 넘쳐흐르고 사랑의 빛이 빛나는 것을 체험한다. 자신이 온전히 사랑으로 감싸여 있는 것을 체험한다. 자신이 바로 사랑 그 자체임을 느낀다. 이외에도 자기 내면에 내재해 있는 자비의 특성, 즉 강인함, 용기, 치유의 힘, 지혜, 따뜻함, 평화, 고요함, 자신감 등을 드러내게 할 수 있다.

시간여행

시간여행은 다시 과거로 되돌아가는 방법이다. 일어나는 경험과 느낌을 자각하면서 단계적으로 회고한다. 시간여행은 아침에 일어나기 전으로 되돌아가거나 1년 전, 어린 시절, 출생과 그 이전으로도 가능하다. 이는 미해결된 과거 사건을 해결하는 데 효과적이며 억압을 제거하도록 한다. 시간여행을 하기 전에는 깊은 이완이 필수적이다. 혹시 이 책을 읽고 있다면 잠시 눈을 감고 이 순간부터 거꾸로 아침에 눈을 뜨기 전으로 거슬러 가보도록 하라. 이 과정을 계속 훈련하다보면 우리가 하루 중에 얼마나 무의식적으로 살아가고 있는지를 알게 된다. 혹시 오늘 어떤 불쾌한 사건이 있었다면 그 사건이 일어나기 이전으로 거슬러 가보라. 분명 그 사건이 일어나게 된 모든 원인이 이미 사건 이전에 주어졌음을 알게 될 것이다. 이것은 까르마 법칙을 이해할 수 있는 하나의 명상법으로도 좋다.

요가자세의 시각화

요가 수련자의 경우 시각화 단계에서 요가자세를 시각화할 수 있다. 요가자세의 시각화는 수련자로 하여금 정기적으로 요가자세를 실행할 수 있도록 의식의 깊은 차원에서 잠재적인 인상을 남긴다. 실제로 자신이 요가자세를 실행하고 있다고 여기며 동작 하나하나를 객관적으로 관찰할 수 있는 계기가 되므로 자신의 몸과 동작에 대한 자각을 향상시킬 뿐만 아니라 몸과의 비동일시를 가져오도록 한다. 다음과 같이 안내할 수 있다.

"지금부터 자신은 요가자세를 실시하고 있다고 여깁니다. 몸을 실제로 움직이지 않으면서 안내에 따라 자신이 요가자세를 취하고 있는 동작을 마치 떨어져서 관찰하듯이 시각화하도록 합니다… 이제 마음속으로 수리야 나마스카라(surya namaskara), 태양경배 자세를 실시합니다. 두 손을 가슴에 모으고 준비자세를 취하도록 합니다. 열두 가지 동작 하나 하나를 주의 깊게 실시하십시오. 자세 하나, 둘, 셋…(생략)… 열둘. 등을 바닥에 대고 자리에 눕도록 합니다. 사바아사나(송장자세)를 취합니다… 이제 사바아사나에서 천천히 다리를 올려 사르반가아사나, 어깨로 서기 자세를 취해주십시오. 이제 할라아사나, 쟁기자세를 취해주세요. 등등."

위의 안내문은 요가자세를 알고 있는 수련자들을 대상으로 한 것이다. 만약 요가자세를 어느 정도 알고는 있지만 규칙적으로 실행하는 데 어려움을 겪는 수련자들은 자신에게 적합한 아사나를 몇 가지 선택하여 요가자세 프로그램을 만든 다음, 그 프로그램대로 아사나를 실천하는 것을 시각화 할 수 있다. 그리고 아사나에 대해 초보자의 경우, 요가니드라 안내자는 각 아사나마다 실제로 그 자세를 취할 수 있도록 동작을 안내할 수 있다.

사람마다 신체 체형과 기질이 다르기 때문에 남들이 잘하는 자세를 자신은 못하거나 남들은 못하는 자세를 자신은 쉽게 할 수 있다. 자신이 가장 힘들어하는 자세를 요가니드라의 시각화 도중 실시하게 할 수 있다. 힘들어하는 자세는 신체적인 특징도 있지만 대체로 심리적인 특징도 함께하고 있다. 시각화의 과정은 심리적으로 이완된 상태이므로 자신이 할 수 없었던 자세를 실제로 하는 것처럼 이미지를 생생하게 시각화할 수 있게 된다. 시각화를 통하여 할 수 없었던 자세를 하게 됨으로써 실제로 그 요가자세를 하게 되는 경우가 있다. 굳이 요가자세가 아니어도 좋다. 자신이 움직이고 싶은 동작을 움직이는 것을 시각화하여도 좋다. 손이 마비가 된 사람에게 도끼를 들고 장작을 패는 것을 여러 차례 시각화시킨 후 실제로 손을 움직이게 된 사례가 있듯이 특정 신체부위를 건강하게 기능하게 하는 움직임을 창조적으로 시각화할 수 있다.

차크라 시각화

차크라는 생명 에너지가 모이는 에너지 중심센터이다. 해부학적으로 척추를 따라 위치하고 있으나 볼 수 있는 것은 아니며 미세한 몸[46]으로 나타난다. 보편적으로 일곱 개의 차크라를 들 수 있는데, 요가니드라는 차크라의 자각을 발달시키는 데 매우 효과적으로 이용될 수 있다. 차크라 시각화는 '차크라'라는 용어에 익숙한 참여자에게 효과적일 수 있으나, '차크라'라는 용어를 모르더라도 미세한 몸이 이완되어 있는 참여자에게 실시하면 효과적이라 본다. 다음과 같이 차크라의 위치와 주요 차크라의 상징을 시각화할 수 있다.

■ 차크라 의식순환

"우리 몸에는 육안으로 보이지는 않지만 생명 에너지가 모여 있는 중심센터가 척추를 따라 있습니다. 이제 척추에 위치하고 있는 차크라,

에너지 중심센터를 자각하도록 합니다. 자신의 의식을 척추에다 둡니다. 척추 밑에서부터 위로 의식을 두도록 하십시오(휴식). 먼저 물라다라 차크라를 자각하겠습니다. 남성의 몸에는 항문과 생식기 사이의 회음에 위치하고 있으며, 여성의 경우에는 자궁경부의 뒤쪽에 있습니다. 물라다라 차크라에서의 감각을 느끼도록 하십시오. 그 부분에 의식을 두고 '물라다라, 물라다라' 라고 반복합니다… 다음은 의식을 스와디스타나 차크라에 둡니다. 스와디스타나 차크라는 척추 끝, 꼬리뼈(미골) 부분에 위치하고 있습니다. 그 부분의 감각을 알아차리고, 의식을 두면서 '스와디스타나, 스와디스타나' 라고 반복합니다. 세번째는 마니푸라 차크라입니다. 이는 배꼽 바로 뒤 척추에 위치합니다. 그 부위에 의식을 두고 감각을 알아차리면서 '마니푸라, 마니푸라' 라고 마음속으로 반복합니다. 이제 네번째 아나하타 차크라를 자각합니다. 아나하타 차크라는 가슴 중앙 바로 뒤 척추에 위치합니다. 그 부분에 의식을 두고 '아나하타' 라고 마음속으로 반복합니다. 이제 다섯번째 차크라인 비슛디를 자각합니다. 비슛디는 목구멍 바로 뒤 척추에 위치하고 있습니다. 그 부분에 의식을 두고 감각을 알아차리면서 '비슛디' 라고 마음속으로 반복합니다. 다음은 아갸 차크라입니다. 아갸 차크라는 미간 뒤쪽 척추 맨 꼭대기, 송과선이 있는 부분에 위치합니다. 이 부분에 의식을 두고 마음속으로 '아갸' 라고 반복합니다. 다음 일곱번째 차크라는 빈두입니다. 빈두는 머리 뒤통수 위쪽에 위치하고 있습니다. 가능한 정확하게 그 부분에 의식을 두고 마음속으로 '빈두' 라고 반복합니다. 마지막으로 사하스라라입니다. 정수리에 의식을 두고서 '사하스라라' 라고 마음속으로 반복합니다(긴 휴식).

 이제 역순으로 이 과정을 반복합니다. 먼저 정수리 부분의 사하스라라를 자각하십시오. 뒤통수 위쪽의 빈두, 미간 뒤쪽의 아갸, 목구멍 뒤쪽의 비숫디, 가슴 중앙의 뒤쪽 아나하타, 배꼽 바로 뒤쪽의 마니푸라, 꼬리뼈 부분의 스와디스타나, 마지막으로 물라다라를 자각합니다. 이것이 차크라 의식순환의 1회입니다. 다시 2회를 시작하도록 합니다. 각 차크라의 명칭이 불리면 마음속으로 반복하면서 그 부분에 엄지손가락이 닿는 듯한 느낌을 가지도록 합니다. 물라다라… 회음, 스와디스타나… 꼬리뼈, 마니푸라… 배꼽 뒤쪽, 아나하타… 가슴 뒤쪽, 비숫디… 목구멍 뒤쪽, 아갸… 미간 뒤, 빈두… 뒤통수 위쪽, 사하스라라… 정수리 (휴식). 사하스라라, 빈두, 아갸, 비숫디, 아나하타, 마니푸라, 스와디스타나, 물라다라….

다시 한 번 더 차크라를 자각하도록 합니다. 이제는 좀 더 빠르게 각 차크라를 안내하겠습니다. 각 차크라에 의식을 두고 미세한 진동이 일어나고 있음을 느끼도록 합니다. 원한다면 마음속으로 옴을 염송해도 좋습니다(위의 차크라 순서대로 반복하도록 한다)."

기타: 물라다라에서 사하스라라까지 자각한 다음, 다시 물라다라에서 사하스라라까지 자각하여도 좋다. 마지막 옴 찬송은 어느 정도 차크라 시각화가 익숙한 다음 실시하여도 좋다.

■ 차크라의 상징 시각화
"각 차크라마다 상징이 있습니다. 이제 각 차크라의 상징을 시각화하도록 합니다. 각 차크라의 이름을 부를 때, 엄지로 약하게 그 차크라가 위치하고 있는 신체부위를 누른다고 여기면서 상징을 시각화하도록 합니다. 자신의 의식을 모아 시각화하도록 합니다. 물라다라의 상징은 빨간 역삼각형입니다. 물라다라 차크라에 의식을 집중하면서 빨간 역삼각형을 상상하십시오. 스와디스타나 차크라는 무의식을 나타냅니다. 스와디스타나 차크라에 의식을 집중하면서 밤바다의 파도 형태로 무의식을 시각화하십시오. 밝은 노랑의 해바라기 꽃은 마니푸라 차크라의 상징입니다. 마니푸라 차크라에 의식을 집중하고 이를 시각화합니다. 이제 의식을 아나하타 차크라에 두면서 완전히 어두운 넓은 방에 조그만 등잔불의 가느다란 불꽃을 보도록 하십시오. 주위 전체가 어두운데 한쪽 구석에서 밝게 타오르고 있는 기름 등잔불의 황금불꽃을 바라봅니다. 비슛디의 상징은 신들의 음료인 넥타의 차가운 방울입니다. 이 차가운 감로수에 집중하십시오. 아갸는 직관의 자리입니다. 아갸에 의식을 집중하십시오. 이제 빈두를 자각하면서 밤하늘의 초승달을 상상합니다. 마지막으로 사하스라라를 자각하십시오. 신성한 불꽃이 타오르고 있으며 신성한 의식이 이루어지고 있습니다. 개별자아가 절대자아와 하나가 되는 순간의 신성한 불길이 타오르고 있습니다."

오라 시각화

오라(aura)는 후광으로서, 물질계보다 더 정묘한 파동에 존재하는 영혼의 빛깔 같은 것으로, 한 인간의 의식발달 수준이나 건강 등을 파악할 수 있다. 오라 시각화는 프라나 몸(pranamaya kosha)을 시각화하는 데 그 목적이 있다. 오라 시각화는 보다 어려우므로 향상된 요가니드라에서 실시되어야 한다. 프라나 비디아[47]와 결합하여 수련될 수 있다. 오라를 시각화하는 방법으로 다음과 같이 안내할 수 있다.

"자신을 자각하십시오. 마치 거울 속에 비친 자신을 보듯이 자신을 자각하십시오… 또는 내 안의 누군가가 자신의 모습을 보듯이 바라보십시오… 자신이 앉아 있는 모습으로 펼쳐지는 후광을 바라보십시오… 자신의 모습을 앞에서 바라봅니다. 오른쪽에서 보며… 왼쪽에서… 위에서… 아래에서… 뒤쪽에서….

자기 모습 주위로 비치는 후광을 보도록 하십시오. 그 후광이 어떤 색깔을 가지고 있는지 보십시오. 노란색인지, 황금색인지, 분홍색인지, 빨간색인지, 자줏빛인지, 갈색인지, 초록인지, 검은색인지, 하얀색인지, 푸른색인지, 보랏빛인지를 보십시오. 어떤 색깔이 보이든 그것을 판단하지 않고 주시하도록 합니다….”

창조적으로 다음과 같이 자신의 후광을 만들어 갈 수도 있다.

"의식을 몸의 자세에다 둡니다. 바닥에 누워 있는 자신을 자각하십시오. 머리 위에서 황금빛이 자신의 머리를 감싸고 있다고 여깁니다… 머리 주위에 빛나고 있는 황금빛을 느끼십시오… 이제 그 빛이 얼굴과 목 주위를 감싸고 있음을 느낍니다… 얼굴과 목 주위에서 빛나고 있는 황금빛을 체험하십시오… 점차 그 빛은 가슴으로 내려와 환하게 빛나고 있습니다. 가슴 부위에서 빛나고 있는 황금빛을 느끼십시오… 이제 복부 주위에서 황금빛이 빛나고 있는 것을 체험합니다. 배 전체에 밝게 황금빛이 퍼져 있는 것을 느끼십시오… 이제 엉덩이와 다리에서 그 황금빛이 밝게 빛나는 것을 체험합니다. 그 부위에서 황금빛이 빛나는 것을 느끼십시오."[48]

7. 상칼파

상칼파는 요가니드라에서 두 번 나온다. 요가니드라의 첫 단계에서 몸과 마음을 어느 정도 이완한 다음 상칼파를 한다. 그리고 점차적으로 깊이 정서적으로, 심리적으로 이완이 된 다음 마음의 잠재의식 층에서 깊이 수용할 수 있도록 시각화 다음 단계에서 다시 상칼파를 하도록 되어 있다.

이때 상칼파는 위의 단계에서와 같아야 하며 똑같이 세 번 마음속으로 반복한다. 안내자는 시각화의 이야기 형태에서 자연스럽게 다음의 상칼파를 연결할 수 있다. 만약 산 정상에 오른 이야기 형태의 시각화를 안내하였다면 산 정상에서 자신의 상칼파를 크게 세 번 외치도록 안내할 수 있다. 그리고 이슈타 데바타와 연결하여 상칼파를 다음과 같이 안내할 수 있다.

"자신의 목소리에 귀를 기울이고 자신을 돌보는 이, 이슈타 데바타를 느끼십시오. 이슈타 데바타가 자신의 손을 꼭 잡고 있으며 이슈타 데바타로부터 솟아오르는 힘을 느낍니다… 이제 앞에서 반복하였던 (자신이 삶에서 이루고자 다짐한) 상칼파를 세 번 마음속으로 반복하십시오. 반드시 이루어질 것이라는 열망과 믿음으로 반복하십시오."

8. 마무리

이 단계는 내면세계에서 다시 외부세계를 자각하기 위한 과정이다. 자신의 의식을 외부세계에 둘 수 있도록 다음과 같이 안내할 수 있다.

■ 호흡의 자각

호흡은 의식과 무의식을 이어주는 다리라고 일컬어진다. 앞에서 호흡이 외부세계에서 내부세계로 들어가기 위한 도구로 활용되었다면 마무리 단계에서는 의식이 내면세계로부터 외부세계로 나오기 위한 도구로서 활용된다. 하지만 앞의 '호흡의 자각'에서처럼 깊이 들어가지 않고 단지 자신의 의식을 외부세계로 자각하기 위한 과정임을 염두에 두어야 한다. 다음과 같이 안내할 수 있다.

"이제 의식을 호흡에다 두십시오. 숨이 들어오고 나가는 과정을 바라보십시오. 일부러 호흡을 통제하려 하지 말고 자연스럽게 일어나는 호흡을 바라보십시오… 마음속으로 옴 찬송을 세 번 하도록 합니다. 숨을 들이쉬고 내쉬면서 옴…, 다시 숨을 들이쉬고 내쉬면서 옴…, 한 번 더 숨을 들이쉬고 내쉬면서 옴…."

"자신의 의식을 호흡에다 둡니다. 자연스럽게 일어나는 호흡을 바라보십시오… 호흡의 고요함과 여유로움을 주시하십시오… 콧구멍을 통해 숨이 들어오고 나가는 것을 자각하십시오… 숨을 들이쉴 때 생명 에너지가 몸 전체로 퍼지는 것을 자각하십시오… 계속해서 호흡을 주시하면서 생명 에너지가 온몸의 세포를 깨우는 것을 느끼십시오."

■ 신체의 자각
"바닥에 누워 있는 몸을 자각하십시오. 충분히 이완된 자기 몸을 자각합니다. 머리를 자각하십시오. 얼굴, 어깨, 팔, 손, 등, 가슴, 배, 다리, 발… 깊이 이완된 몸 전체를 자각하십시오."

■ 바깥 소리의 자각
"자신의 의식을 바깥에서 들려오는 소리에 두십시오. 바깥에서 들려오는 여러 가지 소리에 깨어 있도록 하십시오. 나뭇잎이 바람에 흔들리는 소리, 시계소리, 사람들이 떠드는 소리, 옆 사람의 숨결소리….”
(안내자는 상황에 따라 일어나는 소리를 안내할 수 있다.)

■ 환경의 자각

"자신이 누워 있는 방을 떠올리십시오… 그 방에 누워 있는 자신의 모습, 옆 사람의 모습을 자각하십시오… 천장을 자각하십시오. 오른쪽 벽, 왼쪽 벽, 바닥을 자각하십시오."

■ 몸을 움직이기

몸을 움직이기 전에 요가니드라가 끝났음을 알리는 안내를 다음과 같이 할 수 있다.

"이제 요가니드라는 끝났습니다. 내면으로부터의 여행이 끝나고 다시 바깥세계로 의식이 깨어 있도록 준비합니다…."

"눈을 여전히 감은 채 천천히 오른발을 움직이십시오. 왼발을 움직입니다. 오른손을 움직입니다. 왼손… 오른팔… 왼팔… 머리를 좌우로 움직입니다. 이제 손을 깍지 낀 다음 머리 위로 뻗어 몸 전체를 쭉 펴도록 합니다. 몸을 오른쪽으로 비틀고, 왼쪽으로도 비틀어봅니다… 준비가 된 분은 천천히 자리에서 일어나 앉도록 합니다. 계속해서 눈을 감고 있으며, 요가니드라가 끝난 지금 어떻게 느끼는지 자각하십시오… 이제 손바닥을 서로 비벼 따뜻한 열기가 전해지면 눈꺼풀 위에 살짝 갖다 대도록 합니다… 준비가 된 사람은 고요히 눈을 뜨도록 합니다."

마무리 단계의 간단한 예

"이제 자연스럽게 일어나는 호흡을 자각하십시오. 숨이 들어오고 나가는 과정을 바라보십시오. 이제 의식을 누워 있는(혹은 앉아 있는) 몸의 자세에 둡니다. 머리부터 발가락까지 몸 전체를 느끼십시오. 바닥에 누워 있는 몸의 무게를 느끼십시오. 바닥과 몸의 닿는 부분을 알아차리십시오. 몸 전체가 완전히 이완되었음을 느끼십시오. 누워 있는 방의 공간을 자각하십시오. 주위에 무엇이 있는지, 자신은 방의 어느 위치에 누워 있는지 알아차리십시오. 천천히 손가락을 움직이기 시작합니다. 팔을 움직이며, 다리를 움직이도록 합니다. 머리를 좌우로 흔들어봅니다. 몸을 최대한 뻗도록 합니다. 몸 전체가 시원해지는 것을 느끼면서 천천히 자리에 앉도록 합니다… 손바닥을 비벼 눈꺼풀 위에 살짝 갖다댑니다. 준비가 되었으면 이제 눈을 뜨도록 합니다."

요가니드라 마무리 후 명상 안내

사바아사나에서 명상자세로 앉은 다음 계속하여 명상을 안내할 수 있다. 요가니드라에 활용된 기법 하나하나가 명상법이기도 하다. 요가니드라를 마친 후의 명상법으로는 몸 자각과 호흡자각을 통한 명상법이 적절하다. 이를테면, 앉은 상태에서 정수리에서부터 아래로 의식을 옮겨가면서 발가락까지 신체부위를 자각하는 것도 하나의 방법이다. 또는 신체의 감각을 자각하거나 호흡의 고요한 상태를 자각하는 것도 방법이다. 생각의 일어남을 바라보는 것을 할 수도 있으며, 생각 없는 그 상태를 바라보는 방법도 있다. 요가니드라의 깊은 상태가 계속 유지되면 어떤 특정한 명상법 없이, 그 상태가 명상으로 계속 이어지게 된다.

제5장 요가니드라 실시방법

1. 요가니드라의 실시

요가니드라를 수행하는 방법은 세 가지다. 첫째, 자기 스스로 마음속으로 실시할 수 있으며 둘째, 녹음된 요가니드라 테이프를 활용하여 실시할 수 있다. 마지막은 안내자가 요가니드라를 직접 실시하는 방법이다. 자기 스스로 요가니드라를 실시할 때에는 전체적인 요가니드라의 윤곽과 흐름을 선명하게 이해하고 있어야 한다. 스스로 요가니드라를 실시하면서 다음 단계는 무엇이고 어떤 내용이 나와야 하는지 의문이 생긴다면 내적인 긴장감이 초래된다. 스스로 실시할 때는 의식이 각성되어 있는 경우가 드물기 때문에 대체로 요가니드라 초기 단계에서부터 자신도 모르게 잠으로 빠져드는 어려움이 있다. 그러므로 가능한 안내자로부터 요가니드라를 충분히 경험하여 요가니드라를 이해하고, 잠재의식 상태에서도 자각할 수 있는 훈련을 한 다음 스스로 실시하는 것이 좋다.

위의 세 가지 방법 중 보다 효과적인 것은 안내자로부터 직접 요가니드라를 실시하는 것이다. 이것이 어려울 경우에는 안내자의 육성을 녹음하여 오디오로 반복하여 들을 수 있다. 오디오를 통해 실시할 경우, 자신의 상황이 매번 바뀌더라도 요가니드라의 내용은 같은 것이기 때문에 상황을 고려하지 못하는 아쉬움이 있다.

요가니드라는 실제로 아주 단순하기 때문에 적절한 훈련을 통해 안내자의 입장이 되어 다른 사람에게 요가니드라를 안내할 수 있다. 요가니드라를 안내하는 그 자체가 하나의 명상이며, 안내자를 내면으로 깊게 안내한다. 다음은 요가니드라를 다른 사람에게 실시할 때 도움이 되는 방법이다.

요가니드라를 소개하는 방법

요가니드라를 소개할 때는 앞에서 언급한 요가니드라의 정의와 목적, 요가니드라의 발달과정, 요가니드라를 실시할 때 유의점 등을 기본적으로 안내하는 것이 요가니드라를 이해하는 데 도움이 된다. 이러한 안내는 시간과 상황에 따라서 길게 또는 짧게 가능하므로 안내자는 이를 잘 파악하여야 한다. 이를테면 그룹 전체가 지쳐 있는 상황에서 요가니드라의 기본적인 개념들을 장황하게 설명하게 되면 그룹은 더 지치게 되며 흥미를 잃게 된다. 따라서 간단하게 5분 또는 10분 정도 짧게 핵심적인 것을 설명한 다음 요가니드라를 바로 실시할 수 있다.

요가니드라를 이해하는 데 있어서 무엇보다 중요한 점은 어떤 것이든 자신에게서 일어나고 있는 것을 자각 또는 바라보는 것이다. 자신이 체험하는 것과 동일시하지 않고, 자신은 그 체험들을 바라보는 자임을 상기하는 것이 중요하다. 그러므로 실제로 자각한다는 것 또는 바라본다는 것이 어떤 것인지를 간단히 체험할 수 있도록 한다. 요가니드라를 실시하기 전에 시간이 짧은 경우에도 반드시 자각을 체험할 수 있는 간단한 연습을 시작한다. 이를테면 눈을 감고 자신의 의식을 오른쪽 어깨에 두고 거기서 일어나는 어떤 감각을 자각하라고 한다. 잠시 후 어떤 감각을 체험하였는지를 물은 뒤 아직 자각이 어떤 것인지를 잘 이해하지 못한 사람을 위해 다시 눈을 감고 왼쪽 어깨를 자각한 다음 이제는 오른손으로 왼쪽 어깨를 약간 꼬집도록 한다. 이때 느껴지는 어떤 감각을 알아차리도록 한다. 대체로 이 단계에서는 모두 자신의 감각을 알아차리게 된다. 다시 눈을 감고 오른쪽 어깨에다 의식을 두고 거기서 일어나는 어떤 감각을 자각하도록 한다. 이러한 신체 감각의 자각연습은 요가니드라의 세번째 단계인 '의식의 순환' 과 직접적인 관련이 있으므로 보다 효과적이다.

　호흡을 통한 자각도 이해할 수 있다. 자신의 의식을 호흡에다 두고 숨을 들이쉬고 내쉴 때 신체의 어느 부위가 움직이는지를 알아차리라고 한다. 대체로 호흡에 대한 의식이 없으며 호흡을 할 때 신체에 일어나는 움직임을 자각하지 않고 있으므로 이러한 간단한 연습을 통해 호흡에 대한 자각을 도울 수 있다. 이러한 자각 연습은 요가니드라의 네번째 단계인 '호흡의 자각' 과 밀접한 관련이 있으므로 보다 효과적이다.

　또한 외부 소리에 대한 자각을 연습할 수 있다. 이를테면 바깥에서 일어나고 있는 소리에 주의를 기울이도록 한다. 멀리서 들리는 소리를 자각할 수 있으며, 가까이서 들리는 소리를 자각하게 할 수 있다. 이러한 외부소리에 대한 자각 연습은 요가니드라의 첫 단계인 '육체적·심리적 이완' 의 기법 가운데 하나이므로 효과적이다.

　이외에도 자각을 체험하게 하는 간단한 연습은 많다. 존 카밧진 박사는 스트레스 클리닉의 환자들에게 건포도를 세 개 나눠 준 뒤 한 번에 한 알씩 씹으면서 순간순간 행하는 일과 체험에 대해 주의를 집중하게 하였다.[49] 자각을 향상시키기 위한 방법으로 손가락을 천천히 움직인다든지, 손목 또는 고개를 돌린다든지 하는 신체 움직임을 통해서 자각을 체험할 수 있다. 요가니드라의 기법 중 쉬운 것을 선택하여 미리 연습하면 보다 효과적으로 이해할 수 있을 것이다.

요가니드라에서 중요한 점은 이완을 체험하는 것이다. 우리는 보통 긴장과 이완이라는 단어를 많이 사용하고 있다. 하지만 무엇이 긴장이고 이완인지를 깊이 이해하고 있지는 않다. 요가니드라를 처음 접하였을 때 가장 많이 들은 단어가 '릴렉스(relax)'였다. 'Relax your arms(팔을 이완하십시오). Relax your legs(다리를 이완하십시오)' 라는 안내를 받을 때마다 도대체 이완한다는 것이 어떤 것인지 감을 잡을 수가 없었다. 긴장을 많이 하는 사람의 경우에는 이완하라는 단어가 더 익숙하지 않을 것이다. 따라서 직접적으로 무엇이 긴장이고 이완인지를 체험할 수 있는 간단한 연습을 실시할 수 있다. 이를테면 요가니드라를 실시하기 전에 보트 요가자세(108쪽 참조)를 실시함으로써 긴장과 이완을 동시에 체험하게 할 수 있다. 이외에도 간단하게 주먹을 불끈 쥐게 한 다음 자각과 함께 천천히 주먹을 펴게 함으로써 이완을 체험하게 할 수 있다.

한편 긴장과 이완을 이해하기 위한 과정으로 각자 또는 그룹에게 다음과 같은 질문을 할 수 있다.

· 어떤 경우 자신은 주로 긴장하는가?
· 긴장할 때 어떤 신체적 반응이 나타나는가?
· 신체의 어느 부위가 가장 긴장되어 있는가?

- 누구와 함께 있을 때 주로 긴장을 느끼는가?
- 긴장할 때 심리적 반응은 어떠한가?
- 긴장을 해소하기 위해 노력해온 방법은?
- 언제 이완을 체험하였는가?
- 이완할 때 육체적·심리적 반응은 어떠하였는가?

위의 질문들은 긴장과 이완에 대한 이해를 도울 뿐만 아니라 긴장할 때 자신의 신체적·심리적 반응을 자각할 수 있는 계기가 되기도 한다.

요가니드라 프로그램 계획

요가니드라를 다른 사람에게 실시할 때는 참여자의 상황과 특성에 따라서 요가니드라의 실시 시간과 내용을 고려하여야 한다. 대체로 수련이 익숙하지 않거나 요가니드라 초보자의 경우에는 자각하기 쉽고 이해하기 쉬운 간단한 내용부터 실시하며, 시간 또한 길지 않도록 한다. 너무 길 경우 사바아사나 자세에서 몸을 움직이지 않고 있는 그 자체를 힘들어한다. 또한 불안이 심한 사람의 경우에는 처음부터 긴 요가니드라를 실시하지 않도록 한다. 약물중독환자들을 대상으로 요가니드라를 실시하였을 때, 한 여성은 요가니드라를 실시한 후 10분이 지나면 불안해서 몸을 뒤척이거나 일어나 밖으로 나가곤 했다. 이런 경우에는 요가니드라 시간을 10분에서 조금씩 늘려가는 방법으로 안내하도록 한다.

초보자일수록 그리고 긴장이 많은 사람일수록 요가니드라를 실시하기 전에 요가자세를 선행하는 것이 도움이 된다. 이처럼 요가니드라는 참여자 개인의 특성에 따라서 내용과 시간이 조절되어야 한다.

요가니드라를 실시할 때 몇 회 정도 할 것인지를 계획하고 각 회기마다 내용과 시간의 길이를 조절할 수 있다. 처음에는 요가니드라의 기본적인 여덟 단계 모두를 실시하기보다 변형된 방법으로 실시할 수 있다. 이를테면 요가니드라의 감각과 느낌 자각, 시각화 단계를 생략하고 실시하다가 점차로 각 단계를 체계적으로 포함시킬 수도 있다. 요가니드라를 실시하기 전에 어떤 내용으로 할 것인지 전체적인 계획을 미리 설정하면 도움이 된다.

다음은 초보자를 대상으로 한 요가니드라의 전체적인 프로그램 구성의 예다. 구체적이고 세부적인 내용은 숙련된 요가 안내자라면 그 순간의 직관에 의해 자발적으로 다양하게 이루어질 것이다. 다음은 하루 1시간씩 요가니드라를 5회 지도할 경우, 초보 안내자를 위해 아이디어를 주기 위한 하나의 예다.

초보자를 위한 요가니드라 프로그램

제1회 요가니드라

구 분	내 용
준비	나우카아사나, 사바아사나, 일반적인 안내 몸과 바닥의 접촉 부분 자각(또는 자연호흡)
상칼파	요가니드라 실행 중 선정
의식순환	몸의 오른쪽, 왼쪽, 뒤쪽, 앞쪽, 주요 부위, 전체
감각자각	무거움/가벼움
상칼파	위와 동일한 상칼파의 반복
마무리	환경자각, 소리자각, 스트레칭

• 요가니드라 실시 전: 요가니드라의 의미, 요가니드라를 실시할 때 유의점을 상기시키며, 간단한 자각연습(감각자각)과 신체 부위의 익숙하지 않은 명칭을 확인하도록 한다.

제2회 요가니드라

구 분	내 용
준비	나우카아사나, 사바아사나, 일반적인 안내, 몸과 바닥의 접촉 부분 자각
상칼파	요가니드라 실행 중 선정
의식순환	몸의 오른쪽, 왼쪽, 뒤쪽, 앞쪽, 주요부위, 전체
호흡자각	자연호흡과 숫자 거꾸로 헤아리기
감각자각	무거움/가벼움, 뜨거움/차가움
시각화	상징적 대상의 시각화
상칼파	위와 동일한 상칼파의 반복
마무리	환경자각, 소리자각, 스트레칭

• 요가니드라 실시 전: 상칼파의 이해를 돕기 위하여 간단하게 설명한다.

제3회 요가니드라

구 분	내 용
준비	나우카아사나, 사바아사나, 일반적인 안내, 소리자각
상칼파	요가니드라 실행 중 선정
의식순환	몸의 오른쪽, 왼쪽, 뒤쪽, 앞쪽, 주요 부위, 전체
호흡자각	복식호흡과 숫자 거꾸로 헤아리기
감각자각	무거움/가벼움, 고통/쾌락
시각화	상징적 대상의 시각화
상칼파	위와 동일한 상칼파의 반복
마무리	환경자각, 소리자각, 스트레칭

• 요가니드라 실시 전: 신체 각 부위의 자각과 호흡의 자각에 대한 이해를 돕도록 한다.

제4회 요가니드라

구 분	내 용
준비	나우카아사나, 사바아사나, 일반적인 안내, 몸 전체 자각과 이완, 소리의 자각
상칼파	상칼파의 반복
의식순환	몸의 오른쪽, 왼쪽, 뒤쪽, 앞쪽, 주요 부위, 전체
호흡자각	복식호흡과 숫자 거꾸로 헤아리기
감각자각	무거움/가벼움, 고통/쾌락, 뜨거움/차가움
시각화	이야기 형태 시각화(정원에서의 산책)
상칼파	위와 동일한 상칼파의 반복
마무리	환경자각, 소리자각, 스트레칭

• 요가니드라 실시 전: 감각과 느낌의 자각에 대한 이해를 돕도록 한다.

제5회 요가니드라

구 분	내 용
준비	나우카아사나, 사바아사나, 일반적인 안내, 몸 전체 자각과 이완, 소리의 자각
상칼파	상칼파의 반복
의식순환	몸의 오른쪽, 왼쪽, 뒤쪽, 앞쪽, 주요 부위, 전체
호흡자각	콧구멍을 통한 호흡과 숫자 거꾸로 헤아리기
감각자각	무거움/가벼움, 고통/쾌락, 뜨거움/차가움
시각화	이야기 형태 시각화 (등반)
상칼파	위와 동일한 상칼파의 반복
마무리	환경자각, 소리자각, 스트레칭

• 요가니드라 실시 전: 시각화에 대한 간단한 설명을 하도록 한다.

자신을 위한 요가니드라 만들기

요가니드라를 가장 쉽게 빨리 이해할 수 있는 방법은 자신의 욕구와 필요를 고려하여 직접 요가니드라를 만들어보는 방법이다. 요가니드라의 여덟 단계를 이해한 다음, 각 단계별로 자신에게 쉽게 와닿는 기법을 선택한다(제4장 참조). 시각화 단계에서는 상징적 대상의 시각화와 이야기 형태의 시각화를 나름대로 작성해보도록 한다. 먼저 고요하게 잠시 명상을 한 후, 종이에다 상징적 대상의 시각화를 위하여 떠오르는 대로 대상을 쓴다. 이야기 형태의 시각화를 만들어갈 때는 마음을 열고 내면에서 나오는 대로 자연스럽게 써내려간다. 때로는 이야기 형태의 시각화를 쓰는 과정에서 놀라운 체험이나 깨달음을 가지기도 한다. 나의 경우 '해변의 산책'을 묘사할 때 마지막 부분에 '당신은 빛입니다'라는 말이 자신도 모르게 나오면서 순간 울음을 터뜨렸다. 나의 존재가 지고의 빛으로 여겨지는 순간이었다. 바로 이 순간이 영적인 이완의 상태였던 것이다.

요가니드라 안내자의 자질

안내자의 성숙한 태도와 요가니드라에 대한 정확한 이해는 참여자의 깊은 체험을 이끌어내므로 안내자의 자질이 중요하다. 다음은 요가니드라 안내자가 갖추어야 할 몇 가지 관점이다.

■ 요가니드라를 신뢰하라

안내자는 무엇보다 요가니드라를 많이 체험해보고 스스로 요가니드라를 통하여 변화된 부분을 인정하며 요가니드라에 대한 믿음이 있어야 한다. 무슨 일이든 마찬가지지만 어떤 것을 안내할 때 그에 대한 믿음이 없으면 그만큼 에너지가 약해질 수밖에 없다.

■ 안내자 스스로 이완하라

요가니드라 안내자는 스스로 이완이 되어 있어야 한다. 요가니드라를 실시하기 전에 자신이 긴장을 느낀다면 그 긴장의 에너지가 참여자에게 미세하게 전달되므로 요가니드라를 효과적으로 이끌 수 없다. 그러므로 요가니드라 안내자에 따라서 요가니드라의 체험이 다를 수 있다.

자신이 긴장되어 있는지 또는 이완되어 있는지는 안내자 스스로 잘 알 수 있다. 요가니드라를 다른 사람에게 실시하기 전에 안내자 스스로 명상을 하는 것이 좋다. 나의 경험에 의하면 명상을 하고 난 뒤 요가니드라를 실시할 때와 명상을 하지 못하고 실시하였을 때 스스로 느끼는 자연스런 흐름이 다르다. 따라서 요가니드라를 실시하기 전에 가능한 명상을 하고 실시한다. 요가니드라를 실시하기 전에 긴장을 느낀다면 이를 해소하는 간단한 연습을 통해 안내자 자신의 긴장을 해소함과 동시에 참여자의 긴장을 해소할 수 있도록 한다.

■ 목소리는 에너지이다

요가니드라 참여자에게 있어서 안내자의 목소리는 매우 중요하다. 그것은 마음의 깊은 층을 탐구하도록 하면서 자각을 유지할 수 있도록 하는 매체이다. 안내자의 안내가 없다면 참여자는 쉽게 잠으로 떨어진다. 요가니드라 안내자의 목소리는 고요하고 선명해야 한다. 목소리 자체에서 긴장과 불안감이 느껴진다면 요가니드라의 전체적인 조화로움이 깨지게 된다. 따라서 요가니드라 안내자는 자신의 목소리를 민감하게 자각할 수 있어야 한다. 목소리의 억양이나 속도에 의식이 깨어 있어야 한다. 평소 자신의 목소리에 대한 자각이 있을 경우 요가니드라를 실시할 때에도 자신의 목소리를 자각하게 된다. 반대로 요가니드라를 실시함으로써 평소의 목소리에 대한 자각이 깊어지는 경우도 있다.

목소리는 그 사람의 마음과 정서의 상태를 민감하게 반영하고 있으므로 가능한 요가니드라 안내자는 마음의 고요함을 유지할 수 있도록 한다. 마음이 산만할 때는 목소리 또한 날카롭고 산만해진다. 의식이 무디어 있을 때는 목소리 또한 지루함과 단조로움으로 전해진다. 무엇보다 중요한 것은 입으로가 아닌 가슴으로 안내할 수 있어야 한다.

■ 이완하되 자각을 유지하게 안내하라

요가니드라를 안내하기 위한 말의 속도는 요가니드라의 단계와 참여자의 마음 상태에 따라 다양하게 조절할 수 있다. 의식순환과 시각화 단계에서 빠른 방법의 대상 시각화는 비교적 빠른 속도로 이루어진다. 안내의 속도는 참여자의 주의를 놓치지 않을 정도로 충분히 빨라야 하며, 마음이 여기저기로 움직이는 것을 막을 수 있도록 적절히 빨라야 한다. 하지만 너무 빠르면 그 지시 내용을 이해하지 못하거나 빠트릴 수 있다. 그러므로 속도는 적절해야 한다. 필요하다면 안내를 반복해서 할 수 있다.

참여자가 깊은 상태의 이완에 이르게 되면 적절한 속도에 맞추어 안내할 수 있다. 소리의 높낮이는 환경에 적합하도록 하여야 한다. 넓은 공간에서 많은 사람들을 대상으로 안내할 때와 좁은 공간에서 소수의 사람들을 대상으로 할 때의 목소리 높낮이에 주의를 기울여야 한다. 목소리는 너무 높지도 너무 낮지도 않아야 한다. 어느 정도에서 목소리의 높낮이를 조절하여야 될지는 요가니드라를 시작하기 전에 참여자에게 물어봄으로써 맞출 수 있다.

■ 자신의 목소리를 신뢰하라

자신이 가장 편안하고 이완될 때, 목소리도 깊어지고 이완된다. 요가니드라 안내 경험이 적을수록 다른 안내자의 목소리를 닮아가려고 한다. 다른 사람의 목소리를 흉내 내려고 하지 말고 자신의 목소리에서 편안함을 찾도록 한다. 자신의 목소리를 자각하는 좋은 방법은 요가니드라를 안내하는 목소리를 직접 녹음하여 들어보는 것이다.

■ 자신을 비우라

요가니드라를 실시할 때 안내자는 자신의 견해를 주입하거나 어떤 것을 가르치고자 하는 제시와 교리를 피고, 안내는 참여자 스스로 결정하거나 자각하게 할 수 있어야 한다.

안내자는 참여자의 욕구를 느낄 수 있어야 하는데, 여기에는 직관이 요구된다. 참여자가 심한 스트레스 상태이거나 긴장이 많을 경우 이완을 하는 데 초점을 둘 수 있으며, 참여자가 비교적 이완되어 있을 경우에는 명상으로 안내할 수 있다. 또한 심리적인 치유 목적을 가질 경우 이에 초점을 둘 수 있다. 따라서 안내자는 참여자의 내적 욕구와 전체적인 흐름에 민감해야 한다. 참여자가 잠으로 빠져든 것 같으면 잠을 자지 않고 의식이 깨어 있도록 안내할 수 있다. 또한 안내자는 자신이 내적으로 몰입되어 참여자를 고려하지 않은 채 안내하지 않도록 한다. 항상 참여자와의 깊은 교감을 고려해야 한다.

안내자는 자신의 정서적·심리적 상태를 분명히 자각하여야 한다. 요가니드라는 참여자와 깊은 교감을 통해 이루어지므로 만약 안내자의 정서적 상태가 부정적이면 부정적인 에너지가 그대로 전달된다. 한번은 저자의 정서상태가 혼란스러운 상황에서 요가니드라를 안내하였다. 요가니드라 도중 시각화 단계에서 자신도 모르게 안개 속을 헤매는 이야기 형태의 시각화를 안내하고 있다는 것을 알아차리고 곧바로 수정하였던 적이 있다.

■ 참여자의 체험을 존중하라

안내자는 참여자의 경험에 대해 직접 혹은 간접적으로 부정적인 가치판단을 하지 않도록 한다. 참여자는 자신의 경험에 대해 옳고 그름을 알고 싶어 하며, 특별하게 긍정적인 경험을 하지 못하는 것에 대해 걱정하기도 한다. 이때 안내자는 경험 그 자체는 옳고 틀린 것이 없으며, 자신이 어떤 것을 경험하든 그것은 바라보아야 할 대상이므로 자각하여 바라보는 자로 있어야 함을 강조해야 한다. 부정적인 경험이든 긍정적인 경험이든 그 나름대로의 가치가 있음을 이해하도록 한다. 참여자의 경험에 대해 해석을 하려다가 실수와 오해를 하여 오히려 깊은 상처를 줄 수도 있다.

2. 요가니드라의 유형

앞에서 설명한 요가니드라의 단계별 기법을 바탕으로 다양한 형태의 요가니드라를 실시할 수 있다. 사실 테이프로 녹음된 요가니드라를 실시하지 않는 한 매번 똑같은 요가니드라를 기대하기란 어렵다. 이는 안내자와 참여자의 상호작용과 그 이외의 요인들이 고려되기 때문이다. 어떤 형태로 요가니드라를 실시하여야 할지는 안내자의 직관력과 경험 그리고 참여자의 특성을 바탕으로 이루어진다. 세부적인 측면에서 볼 때는 실시할 때마다 조금씩 차이가 나겠지만 기본적인 단계를 크게 벗어나지 않는 범위 내에서 이루어져야 한다. 이를테면 시각화 단계가 3단계인 의식순환 단계보다 먼저 실시된다든지, 감각과 느낌의 자각이 시각화 단계보다 뒤에 실시된다든지 하는 것은 요가니드라의 전체적인 윤곽을 벗어나는 것이다.

상황에 따라 몇 가지 단계를 생략할 수는 있다. 스와미 싸띠아난다의 요가니드라를 분석해보면 대체로 호흡의 자각, 감각과 느낌의 자각이 상황에 따라 생략된 경우를 볼 수 있다. 실시 시간에 따라 같은 단계에서도 어떤 경우는 몇 가지 기법을 함께 사용하고, 또는 간단하게 하나의 기법만을 사용하여 다양한 요가니드라의 형태를 만들 수 있다.

요가니드라의 유형은 크게 첫째, 실시 길이에 따라 짧은 유형의 요가니드라, 중간 길이의 요가니드라, 긴 요가니드라로 나누어진다. 둘째, 요가니드라의 주제와 목적에 따라 나누어진다. 이때 요가니드라의 주제와 목적은 대체로 감각과 느낌의 자각과 시각화의 단계에서 응용된다. 셋째, 요가니드라 수련의 정도에 따라 유형이 달라질 수도 있다. 이때는 요가니드라에서 사용되는 용어와 시각화의 난이도가 달라진다.

실시 시간의 길이에 따른 분류

짧은 요가니드라

짧은 형태의 요가니드라는 대체로 10~20분 정도 소요된다. 이 경우에는 대체로 5단계와 6단계를 생략하여 실시할 수 있으며, 3단계 의식의 순환도 짧은 의식순환으로 대체할 수 있다.

중간 단계의 요가니드라

중간 단계의 요가니드라는 대체로 20~35분 정도 소요된다. 여기서는 요가니드라의 단계를 간단하게 모두 포함할 수 있으며, 시각화 단계를 생략할 수도 있다.

긴 요가니드라

긴 요가니드라는 대체로 35~60분 정도 소요된다. 이 경우에는 요가니드라의 여덟 단계를 전부 포함하게 되며, 준비단계에서 사용하는 기법도 여러 가지를 사용하거나, 3단계 의식의 순환에서는 두 번 반복할 수도 있다. 4단계 호흡의 자각에서는 기법을 두 가지로 통합하여 사용하거나 숫자세기를 길게 할 수 있다. 그리고 5단계 감각과 느낌의 자각에서는 기본적인 감각과 느낌 이외의 다른 것을 추가로 하여 네 개이상 할 수 있다. 6단계 시각화에서는 상징적 대상과 이야기 형태의 시각화를 함께 통합하거나 각각 길이를 길게 할 수 있다.

주제와 목적에 따른 유형

요가니드라는 참여대상이 누군가에 따라, 그리고 어떤 목적으로 실시하는가에 따라 다양한 형태로 적용 가능하다. 목적에 따라 가장 창의적으로 적용될 수 있는 단계는 다섯번째 단계인 감각과 느낌의 자각과 여섯번째 단계인 시각화이다. 특정한 집단을 대상으로 할 경우에는 두 번째 단계인 상칼파에서도 응용 가능하다. 예컨대 알코올 중독 대상자를 위한 요가니드라에서는 안내자가 적합한 상칼파를 그룹으로 제시할 수도 있다.

수련의 정도에 따른 분류

초보자를 위한 요가니드라

초심자를 위한 요가니드라는 무엇보다 간결해야 하며, 쉽게 전달되어야 한다. 용어 사용에 있어서도 요가의 전문적인 용어나 산스크리트어를 사용하지 않도록 한다. 때로는 자각한다, 이완한다, 바라본다라는 용어에 대한 개념을 이해시킨 다음 실시하는 것이 도움이 된다. 요가니드라를 처음 실시하였던 한 참여자는 신체 어느 부위를 바라보라고 하였을 때, 실제로 그 부위를 시각화하여 바라보아야 하는 줄 알고 각 부위가 보이지 않아 어려웠다고 하였다. 이런 경우, 바라본다라는 개념이 의식을 그 부위에 두거나, 또는 그 부위에 주의를 두거나 그 부위를 자각한다라는 의미로 사용됨을 이해시키도록 한다.

향상된 수련자를 위한 요가니드라

향상된 수련자를 위한 요가니드라는 실시시간이 길어도 무방하다. 또한 요가의 전문적인 내용이 들어갈 수 있다. 이를테면 차크라를 활성화시키는 요가니드라와 무의식층의 억압된 마음들을 정화시키기 위하여 의도적으로 시각화를 '깊은 밤 폐허의 공원'(159쪽 참조)과 같이 만들어갈 수 있다.

3. 요가니드라의 실제

다음은 요가니드라가 다양하게 실시될 수 있음을 이해하기 위하여 몇 가지 유형을 살펴보고자 한다.

요가니드라의 실제 1

준비단계: 요가자세/육체적 이완/자연호흡 자각
상칼파
의식순환

시각화: 대상의 시각화
상칼파
마무리

준비단계

■ 나우카아사나 및 사바아사나

등을 바닥에 대고 사바아사나 자세로 눕도록 합니다. 먼저 육체적인 긴장을 해소하기 위해 나우카아사나를 4회 실시하도록 합니다. 손을 다리 위에 올립니다. 숨을 깊이 들이마신 다음 정지한 채 머리, 어깨, 팔, 다리를 동시에 들도록 합니다. 발가락이 바깥을 향하도록 하며, 가능한 숨을 멈춘 채 온몸 전체를 뻗으며 긴장시킵니다… 숨을 내쉬면서 몸을 바닥으로 가져오며 쉬도록 합니다… 여기까지가 1회인데 3회 더 실시하도록 합니다(긴 휴식).

나우카아사나가 끝난 다음 팔을 자연스럽게 몸통으로부터 약간 벌리고 손바닥이 위로 오도록 합니다. 다리는 어깨넓이 정도 벌린 다음 발가락이 바깥을 향하도록 합니다. 요가니드라를 실시하는 동안에는 몸을 움직일 필요가 없도록 가능한 몸을 최대한으로 이완하고 편안하게 적응시키도록 합니다. 눈을 고요히 감으며 요가니드라가 끝날 때까지 눈을 감도록 합니다.

■ 육체적 이완

몸 전체를 자각하십시오. 바닥에 누워 있는 몸 전체를 자각하십시오. 가능하다면 자신의 몸을 시각화하도록 합니다. 이제 몸 전체가 무거워지고 있음을 느끼십시오. 온몸이 아주 무겁다고 여기십시오. 무거움을 느끼기 위해 억지로 힘을 주지 않도록 합니다. 의식적으로 자신의 몸이 무겁다고 여깁니다. 오른다리의 무거움을 느끼십시오… 왼다리의 무거움… 오른팔의 무거움… 왼팔의 무거움… 몸통의 무거움… 몸 전체의 무거움을 느끼십시오… 다시 오른다리의 무거움을 자각하십시오… 왼다리의 무거움… 오른팔의 무거움… 왼팔의 무거움… 몸통의 무거움… 몸 전체의 무거움을 느끼십시오….

■ **자연호흡의 자각**

이제 의식을 호흡에 두도록 합니다. 자연스럽게 일어났다가 사라지는 호흡을 바라보십시오… 숨을 들이마실 때는 자신이 숨을 마시고 있음을 알아차리고, 숨을 내쉴 때는 숨을 내쉬고 있음을 알아차리십시오… 숨을 마시고 내쉬는 호흡의 과정을 놓치지 않도록 자신의 주의를 계속해서 호흡에다 두도록 합니다… 이제 숨을 마시면서 숫자 1을 헤아리고, 숨을 내쉴 때 숫자 2를 헤아리며 다시 숨을 마시면서 3을, 내쉬면서 4를 헤아려 나가면서 50까지 헤아리도록 합니다(긴 휴식).

상칼파

이제 호흡과 함께 숫자 헤아리는 것을 그만 두고 자신이 삶에서 이루고 싶은 것 혹은 원하는 것을 선택한 다음, 짧고 단순한 한 문장으로 만들어 이를 마음속으로 세 번 이상 반복하십시오… 반복할 때는 진실하게 가슴에서 우러나오도록 하십시오. 만약 자신이 원하는 것을 나타내는 다짐 또는 굳은 각오가 떠오르지 않는다면 다음 단계로 넘어가도록 합니다….

의식순환

이제 자신의 의식을 몸에다 둡니다. 지금부터 신체 각 부위를 자각하도록 하겠습니다. 신체 각 부위를 안내하면 그 부위에다 의식을 두고 거기서 일어나는 어떤 감각을 알아차립니다. 이는 집중하는 것이 아니므로 특정한 신체 부위에 오랫동안 주의를 두지 않도록 합니다. 안내자의 목소리와 안내에 따라 자신의 의식 또한 함께 흐를 수 있도록 합니다….

몸의 오른쪽을 자각하십시오. 오른쪽 엄지손가락, 집게손가락, 가운뎃손가락, 약지손가락, 새끼손가락, 손가락 전체, 손바닥, 손등, 손목, 아래팔, 팔꿈치, 위팔, 겨드랑이, 오른쪽 어깨, 오른쪽 옆구리, 오른쪽 넓적다리, 무릎, 다리오금, 종아리, 발목, 발뒤꿈치, 발바닥, 오른쪽 엄지발가락, 둘째발가락, 셋째발가락, 넷째발가락, 다섯째발가락, 발가락 전체….

이제 몸의 왼쪽을 자각하십시오. 왼쪽 엄지손가락, 집게손가락, 가운뎃손가락, 약지손가락, 새끼손가락, 손가락 전체, 손바닥, 손등, 손목, 아래팔, 팔꿈치, 위팔, 겨드랑이, 왼쪽 어깨, 왼쪽 옆구리, 왼쪽 넓적다리, 무릎, 다리오금, 종아리, 발목, 발뒤꿈치, 발바닥, 왼쪽 엄지발가락, 둘째발가락, 셋째발가락, 넷째발가락, 다섯째발가락, 발가락 전체, ….

이제 자신의 의식을 몸의 뒤쪽에다 두십시오. 오른쪽 엉덩이, 왼쪽 엉덩이, 양쪽 엉덩이 모두 자각하십시오… 척추 전체, 오른쪽 어깨날개, 왼쪽 어깨날개, 양쪽 어깨 날개, 목덜미, 뒤통수, 머리꼭지, 이마, 오른쪽 눈썹, 왼쪽 눈썹, 미간, 오른쪽 눈, 왼쪽 눈, 오른쪽 귀, 왼쪽 귀, 오른쪽 뺨, 왼쪽 뺨, 코, 오른쪽 콧구멍, 왼쪽 콧구멍, 윗입술, 아랫입술, 턱, 목, 오른쪽 가슴, 왼쪽 가슴, 가슴 중앙, 오른쪽 복부, 왼쪽 복부, 복부 전체….

오른팔 전체를 자각하십시오. 왼팔 전체, 양팔 전체, 오른다리 전체, 왼다리 전체, 양쪽 다리 전체, 몸통 전체, 머리부위 전체… 머리에서부터 발가락 끝까지 몸 전체를 동시에 자각하십시오… 몸 전체, 몸 전체….

대상의 시각화

자신의 의식을 감은 눈앞에다 두도록 합니다. 지금부터 불릴 대상들을 시각화하도록 합니다. 마치 영화를 보듯이 의식의 공간이라는 스크린 위로 각 대상의 이미지를 보도록 합니다.

타오르는 촛불… 장작불… 굴뚝 연기… 푸른 하늘… 가을 들판… 노랗게 익은 벼… 들국화… 하얀 코스모스… 갈대… 비포장 도로… 연못… 연꽃… 수선화… 푸른 잔디… 새싹… 낙엽… 은행잎… 겨울나무… 달리는 말… 풀 뜯는 소… 잠자는 개… 장난치는 고양이… 강둑… 저녁노을… 산… 바다… 파도소리… 등대… 섬… 바닷가의 따뜻한 아침 햇살… 바다의 시원함… 바다의 넉넉함… 바다의 포근함… 바다의 고요함… 바다의 생동감… 자기 안의 바다… 자기 안의 생동감… 자기 안의 넉넉함… 자기 안의 포근함… 자기 안의 고요함을 자각하십시오….

상칼파

앞서 자신이 다짐했던 상칼파를 다시 세 번 반복하십시오. 입으로가 아닌 가슴으로 자신의 다짐을 반복합니다.

마무리

이제 의식을 바닥에 누워 있는 몸에다 둡니다. 머리 부위를 자각하십시오. 팔, 몸통, 다리… 머리에서부터 발가락 전체를 자각합니다… 몸과 바닥 사이에 와 닿는 감촉을 알아차리십시오… 바닥에 쏠려 있는 자신의 무게를 알아차리십시오… 이제 호흡을 자각하십시오… 깊이 숨을 마시고 내쉬도록 합니다… 숨을 천천히 깊게 마신 다음 내쉴 때 마음속으로 옴을 찬송하도록 합니다… 옴 찬송을 두 번 더 하도록 합니다….

　이제 준비가 되었으면 천천히 오른 발가락을 움직입니다. 왼쪽 발가락을 움직이십시오… 오른손을 움직이고, 왼손을 움직입니다. 오른 다리 전체를 흔들어봅니다. 왼다리 전체를 흔들어보십시오. 손깍지를 낀 다음 팔을 위로 뻗어 기지개를 폅니다. 여전히 눈을 감은 채 천천히 자리에 앉도록 합니다… 두 손바닥을 비벼 따뜻한 열기가 전해지면 손바닥을 눈꺼풀 위에 살짝 갖다 대도록 합니다.… 이제 눈을 뜨도록 합니다.

요가니드라의 실제 2

준비단계: 이완자세/소리자각/몸 전체 이완/자연호흡 자각
상칼파
의식순환
호흡자각: 복식호흡
느낌과 감각의 자각: 무거움과 가벼움, 고통과 쾌락, 차가움과 뜨거움
시각화: 이야기 형태의 시각화
상칼파
마무리

준비단계

■ 사바아사나

등을 바닥에 대고 자리에 눕도록 합니다. 팔은 자연스럽게 몸 옆에 두며, 손바닥이 위로 올라오도록 합니다. 발은 어깨넓이 정도 벌린 다

음 발가락이 바깥을 향하도록 합니다. 자신의 몸이 하나의 일직선이 되도록 바로 눕습니다. 만약 바른지 알 수 없으면 고개를 들어 자신의 발을 보며 자세를 바르게 합니다. 턱을 위로 올리지 않도록 합니다… 고요히 눈을 감으세요… 요가니드라를 실시하는 도중에는 계속 눈을 감으며 눈을 뜨라는 안내가 있을 때까지 감습니다… 만약 조금이라도 불편함이 있다면 지금 바로 몸과 자리를 편안하게 하도록 합니다. 요가니드라를 실시하는 도중에는 가능한 몸을 움직이지 않도록 지금 자신의 몸을 최대한으로 편안하게 만듭니다…

■ 요가니드라 안내

요가니드라를 실행하는 도중에는 안내자의 목소리를 자각하는 것이 중요하며, 그 내용을 기억하거나 집중하려 하지 말고 그저 들려오는 목소리를 자각하고 물 흐르듯이 함께 의식이 흐르도록 하십시오. 때때로 목소리를 놓칠 수도 있지만 크게 개의치 말고 다시 자신의 의식을 안내자의 목소리와 함께하도록 합니다. 요가니드라를 실행하는 동안 몸을 고요하게 하고 자기 안에서 어떤 것이 일어나든 그대로 허용하십시오. 다만 의식이 깨어 있도록 합니다.

■ 소리 자각

이제 의식을 바깥에서 들려오는 소리에 두십시오. 멀리서 들려오는 여러 가지 소리에 주의를 두도록 합니다. 어떤 소리인지 분석하려 하지 말고 그저 자연스럽게 지금 바깥에서 들리는 소리에 깨어 있도록 합니다… 이제 어느 소리 하나에 주의를 두도록 합니다… 다시 바깥에서 들려오는 여러 소리에 동시에 깨어 있도록 합니다… 이제 어느 소리 하나에 주의를 둡니다… 다시 들려오는 여러 소리를 동시에 자각하십시오… 이제 건물 안에서 나는 소리에 주의를 두십시오… 이제 자신이 누워 있는 방안에서 나는 소리에 의식을 둡니다. 어떤 소리인지 확인하려 하지 마시고 들리는 그대로의 소리에 깨어 있으십시오…

■ 몸의 자각과 이완

의식을 자신의 몸에다 둡니다. 누워 있는 자신의 모습을 위에서 내려다보듯 바라보십시오. 머리에 주의를 두고 바라보십시오. 얼굴을 바라보십시오. 조금이라도 긴장이 느껴지면 편안히 이완하십시오. 눈썹과 눈썹 사이의 미간을 편안히 하고 힘을 빼도록 합니다. 입은 다물되, 턱의 힘을 빼고 약간 아래로 떨어뜨려 봅니다. 이제 어깨를 바라보십시오. 긴장이 느껴지면 그 부분에 의식을 모으고 고요히 바라보십시오. 그 부분에서 긴장이 이완되었음을 충분히 느끼십시오. 이제 자신의 두 팔을 바라봅니다. 조금이라도 긴장이 느껴지면 이완합니다. 이제 가슴… 배… 팔… 다리…(같은 방법으로). 이제 몸 전체를 위에서 아래로 한 번에 바라보십시오. 이완된 자신의 몸을 충분히 느끼십시오. 다시 한 번 머리 끝에서부터 발끝까지 충분히 이완된 자신의 몸을 느끼십시오.

■ 자연호흡의 자각

이제 의식을 자연스럽게 일어나는 자신의 호흡에다 둡니다. 자신이 숨을 마실 때는 숨을 마신다는 것을 알아차리고, 숨을 내쉴 때는 내쉰다는 것을 알아차리도록 합니다. 숨을 들이쉬고… 내쉬고… 들이쉬고… 내쉬고… 자신의 호흡 리듬을 바꾸려고 하지 말며 호흡을 통제하려고도 하지 마십시오. 그냥 자연스럽게 일어나는 호흡을 자기 의식으로 바라보십시오… 이제 숨을 들이쉴 때는 숫자 1을, 내쉴 때는 숫자 2를 헤아리기 바랍니다. 다시 숨을 들이쉴 때는 3, 내쉴 때는 4, 이렇게

자신의 호흡 리듬에 맞게끔 숫자 50까지 헤아리도록 합니다. (긴 휴식)

이제 마음속으로 자신에게 '나는 요가니드라를 실시하는 중에 잠들지 않겠다' 라고 세 번 반복하도록 합니다. '나는 요가니드라를 실시하는 중에 잠들지 않겠다.' '나는 요가니드라를 실시하는 중에 잠들지 않겠다.' (이 다짐은 요가니드라를 할 때 쉽게 잠으로 빠져드는 참여자에게 안내하면 좋다.)

상칼파

이제 자신이 하고 싶은 것이나 바라고 싶은 것, 또는 되고 싶은 것들을 떠올려 봅니다. 여러 가지가 있겠지만 시간과 중요성에 따라 하나를 선정하도록 합니다. 가능한 애매모호한 것을 피하고 긍정적인 것을 선택합니다… 선택한 것을 한 문장으로 간단하게 만들되 현재형으로 간단하게 만듭니다. 아직 선택하지 못하였어도 걱정하지 마십시오. 시간이 걸릴 수도 있으므로 조급해 할 필요가 없습니다… 자신의 다짐을 선택하였다면 이를 마음속으로 세 번 똑같은 문장으로 반복하도록 합니다. 이때 온전한 믿음과 그렇게 되리라는 열망으로 반복하십시오. (긴 휴식)

의식순환

지금부터 신체 각 부위를 안내하도록 하겠습니다. 신체의 각 부위를 부를 때 의식을 그 부위에 두도록 합니다. 이때 자신이 의식을 두고 있는 신체 부위에서 일어나는 감각을 자각하거나 또는 그 부위를 마음속으로 떠올리도록 합니다.

이는 집중하는 것이 아니며 자신의 의식을 신체 각 부위에다 두는 것입니다. 그러므로 특정 신체 부위에 집중하거나 생각을 하지 않도록 합니다. 그리고 다음에 나올 신체 부위를 앞서 떠올리지 않도록 합니다. 자각하기 위해 일부러 신체를 움직이지 마십시오.

자신의 의식을 몸의 오른쪽에 두십시오. 오른쪽 엄지손가락, 집게손가락, 가운뎃손가락, 약손가락, 새끼손가락, 손바닥, 손등, 손목, 아래팔, 팔꿈치, 팔오금, 위팔, 겨드랑이, 어깨, 오른쪽 옆구리, 오른쪽 엉덩이(볼기), 이제 자신의 의식을 오른쪽 허벅지에 둡니다. 오른쪽 무릎, 다리오금, 종아리, 정강이, 발목, 발꿈치, 발바닥, 엄지발가락, 집게발가락, 가운뎃발가락, 약발가락, 새끼발가락, 발등….

이제 자신의 의식을 몸의 왼쪽 부위에 두십시오. 왼쪽 엄지손가락, 집게손가락, 가운뎃손가락, 약손가락, 새끼손가락, 손바닥, 손등, 손목, 아래팔, 팔꿈치, 팔오금, 위팔, 겨드랑이, 왼쪽 어깨, 왼쪽 옆구리, 왼쪽 엉덩이, 의식을 왼쪽 허벅지에 둡니다. 무릎, 다리오금, 종아리, 정강이, 발목, 발꿈치, 발바닥, 엄지발가락, 집게발가락, 가운뎃발가락, 약발가락, 새끼발가락….

이제 자신의 의식을 몸의 뒷부분에 두십시오. 등의 아래쪽, 위쪽, 오른쪽 어깨날개, 왼쪽 어깨날개, 목덜미, 머리 뒤통수… 이제 자신의 의식을 몸의 앞쪽에 두도록 합니다. 정수리, 이마, 오른쪽 관자놀이, 왼쪽 관자놀이, 오른쪽 눈썹, 왼쪽 눈썹, 미간, 오른쪽 눈, 왼쪽 눈, 오른쪽 귀, 왼쪽 귀, 오른쪽 볼, 왼쪽 볼, 코, 콧등, 오른쪽 콧구멍, 왼쪽 콧구멍, 인중, 윗입술, 아랫입술, 혀, 혀끝, 혀 중간, 혀뿌리, 턱, 목, 오른쪽 가슴, 왼쪽 가슴, 가슴 중앙, 윗배, 배꼽, 아랫배….

이제 자신의 의식을 오른팔 전체에다 둡니다. 왼팔 전체를 자각하십시오. 이제 두 팔 전체를 자각하십시오. 오른다리 전체… 왼다리 전체… 두 다리 전체를 자각하십시오… 이제 의식을 머리 전체에다 둡니다… 몸통 전체… 의식을 몸의 오른쪽 전체에다 두도록 합니다… 몸의 왼쪽 전체를 자각하십시오… 몸의 뒷부분 전체를 자각하십시오… 몸의 앞부분 전체를 자각하십시오… 이제 의식을 몸 전체에다 두도록 합니다… 몸 전체… 몸 전체… 몸 전체….

호흡의 자각

이제 의식을 자연호흡에다 둡니다. 숨을 들이쉬고, 내쉬고… 숨을 들이쉬고 내쉬고… 숨을 천천히 혹은 빨리 쉬려고 하지 말고 자연스럽게 일어나는 들숨과 날숨을 바라보십시오. 저절로 숨이 들어오고 나가는 것을 바라보십시오….

이제 자신의 의식을 배에다 둡니다. 숨을 마시고 내쉴 때 배의 움직임을 바라보십시오. 자신이 배로 숨을 쉬고 있는지 느껴봅니다. 만약 그렇지 않다면 의식적으로 배로 숨을 들이마시고 쉬어 봅니다. 이때 자신의 자유로운 호흡 리듬을 방해하지 않는 한도 내에서 합니다.

숨을 마실 때는 배의 움직임이 위로 일어나고, 숨을 내쉴 때는 배의 움직임이 아래로 일어나는 것을 알아차리십시오. 숨을 마실 때는 배가 위로 부풀어오르고, 내쉴 때는 배가 수축되는 것을 느끼십시오… 숨을 마시고 내쉬고, 배가 위로 올라오고… 아래로 내려가고….

이제 계속해서 호흡에 따른 배의 움직임을 알아차리면서 배가 위로 올라올 때 숫자 29를 마음속으로 헤아리고, 배가 아래로 내려갈 때 숫자 28을, 다시 배가 위로 올라올 때 숫자 27을, 배가 아래로 내려갈 때 숫자 26을 헤아립니다. 헤아려 0이 될 때까지 자신의 호흡 리듬에 맞춰 거꾸로 헤아립니다. (긴 휴식). 만약 헤아리다 숫자를 잊어버렸을 경우 다시 29부터 헤아리도록 합니다.

감각과 느낌의 자각
■ 무거움/가벼움

이제 자신의 몸이 점점 무거워지고 있음을 느끼십시오. 몸 전체가 점점 무거워지고 있습니다. 머리 부분의 무거움을 느끼십시오. 어깨의 무거움… 팔… 몸통… 다리… 몸 전체의 무거움을 체험하십시오. 점점 무거워 온몸이 바닥 밑으로 가라앉는 듯한 느낌입니다… 몸이 너무 무거워 움직이려 하여도 도저히 움직일 수 없음을 체험하고 있습니다… 마치 커다란 바위와 같이 무겁습니다…(휴식).

이제 자신의 몸이 점점 가벼워지고 있습니다. 점차적으로 머리 부분이 가벼워지고 있습니다. 어깨… 팔… 몸통… 다리… 몸 전체의 가벼움을 체험하십시오… 이제 자신의 몸은 가벼워 마치 하늘을 훨훨 나는 솜털처럼 가벼워졌습니다… 몸의 무게가 하나도 없는 듯한 가벼움이 있습니다. 그 가벼움을 느끼십시오….

■ 고통/쾌락

자, 지금부터 일생에서 경험하였던 어떤 고통을 회상하십시오. 그것은 위장병, 두통과 같은 신체의 고통일 수도 있으며 마음의 고통일 수도 있습니다. 가능한 떠올리기 싫은 고통을 하나 기억하십시오. 우리 모두는 고통을 경험하면서 살아가고 있습니다. 하지만 그 고통을 충분히 경험하지 않고 회피하거나 억압하여 해결되지 않은 상태로 두고 있습니다… 자신이 경험하였던 고통 하나를 기억하여 다시 느끼십시오… 가능한 실제로 지금 다시 그 고통을 생생하게 체험하고 있음을 느끼십시오. 그 고통을 머리로 생각하고 떠올리는 데 그치지 말고 몸으로 마음으로 실제 그 고통과 함께하고 있음을 체험하십시오. 실제로 고통을 체험할수록 무의식적인 고통으로부터 자유롭게 됩니다… 지금 이 순간 온전히 자신의 고통과 함께하십시오… 자신의 고통을 다시 체험하십시오….

이제 자신이 경험하였던 어떤 쾌락의 느낌을 떠올리십시오… 어떤 종류의 감각적인 쾌락이든 그것을 충분히 느끼십시오. 접촉의 쾌락, 맛의 쾌락, 보는 것의 쾌락, 듣는 것의 쾌락, 냄새 맡는 것의 쾌락, 또는 어떤 마음의 즐거움이든 상관없이 충분히 느끼십시오… 자신이 경험하였던 쾌락을 지금 이 순간 다시 깊이 체험하십시오… 쾌락에 대해 생각하지 말고 직접 지금 체험하십시오….

■ 차가움/뜨거움

이제 자신의 몸이 점점 차가워오고 있습니다. 머리에서부터 어깨, 팔, 몸통, 다리가 점점 차가워지고 있음을 느끼십시오… 바닥의 싸늘한 냉기가 자신의 몸속으로 스며들고 있음을 느끼십시오… 이제 몸은 점점 차가워 마치 맨발로 얼음 위에 서 있는 것처럼 차갑습니다… 몸 전체가 차가워 온몸이 꽁꽁 얼어붙은 것처럼 차갑습니다… 입김이 서리고 손발이 덜덜 떨립니다… 이제 자신의 몸은 하나의 얼음처럼 꽁꽁 얼어붙어 차갑습니다… 이 차가움을 몸에서 일어나도록 허용하십시오. 그리고 체험하십시오….

이제 몸 주위가 차츰 열기로 가득 차 오는 것을 느끼십시오… 따뜻한 열기가 자기 몸을 감싸고 있습니다. 자신의 몸 안으로 깊이 따뜻한 열기가 스며드는 것을 느끼십시오… 이제 바깥의 열기는 자기 몸 안을 뜨겁게 만들고 있습니다. 머리에서부터 어깨, 팔, 몸통, 다리를 거쳐 발끝까지 열기가 퍼지는 것을 체험하십시오… 몸은 점점 뜨거워 땀이 날 정도입니다. 마치 강렬한 태양이 내리비치는 사막 위에 맨발로 서있는 것처럼 자신의 온몸이 뜨거워지고 있음을 체험하십시오….

시각화

이제 자신의 의식을 미간에다 두도록 합니다. 지금부터의 이야기를 자신에게 실제로 지금 일어나고 있는 것처럼 체험하도록 하십시오. 단순히 지적으로 생각하는 것이 아니라, 마음속으로 이미지를 그리는 것이 아니라, 실제로 자신에게 일어나고 있는 생생한 체험입니다. 이를 자신에게 허용하십시오….

이른 아침입니다. 당신은 바닷가 해변을 따라 걷고 있습니다. 맨발로 모래사장을 걸으면서 발바닥에 와 닿는 모래의 감촉을 느낍니다. 발가락 사이로 모래알이 묻어 발가락을 자극합니다… 발에서 느껴지는 어떤 감각을 바라봅니다… 다시 수평선 저 멀리서부터 밀려오는 파도를 바라봅니다… 파도는 점점 자신에게 가까워지고 있습니다… 이제 모래사장에 부딪혀 일어나는 파도의 하얀 거품이 다시 바다로 사라지는 것을 바라봅니다… 파도가 밀려올 때 발에 와 닿는 느낌이 부드럽고 아주 시원합니다. 발가락 하나하나가 살아 있음을 느낍니다… 파도가 발에 와 닿을 때 가슴으로 스며드는 시원함을 느낍니다… 하얀 거품은 가슴의 어둡고 잠든 감각을 일깨웁니다….

파도 소리가 들립니다… 파도가 밀려올 때 모래와 부딪히는 소리를 듣습니다. 파도가 사라질 때 일어나는 소리를 듣습니다. 파도가 일어났다가 사라질 때의 소리가 같은지 또는 다른지를 주의 깊게 들어봅니다… 파도가 밀려오는 소리… 파도가 사라지는 소리… 어디선가 바닷새의 소리가 들립니다. 아직 태양은 떠오르지 않고 있지만 차츰 여명이 밝아오고 있습니다. 가슴을 펴고 맑은 공기를 코로 들이마십니다. 입을 벌려 자신의 탁한 공기를 내뿜습니다. 가슴이 시원해져 오고 있습니다. 온몸의 세포는 다시 살아 숨쉬기 시작합니다. 주위는 고요하고 맑고 따뜻한 에너지로 감싸여 있습니다. 자신의 온몸으로 맑고 따뜻한 에너지가 스며들고 있습니다… 이제 고개를 돌려 수평선 너머로 태양이 붉게 타오르는 것을 바라봅니다. 주위 전체가 태양의 빛으로 물들어가고 있습니다. 주위가 점차 하나의 태양 빛으로 물들어가고 있습니다. 주위의 형체가 하나씩 사라지고 있습니다… 자신의 몸도 어느새 태양의 빛으로 감싸여 빛나고 있습니다. 몸의 형체가 하나씩 사라지고 있습니다. 다리가 사라지고 대신 빛이 있습니다. 배가 사라지고 대신 빛으로 가득 차 오르고 있습니다. 가슴이 사라지고 대신 그 자리에 빛이 가득 차 있습니다. 팔이 사라지고 대신 빛이 가득 차 있습니다. 머리가 사라지고 그 자리에 빛이 가득 차 있습니다… 주위가 온통 빛으로 가득 차 있음을 바라봅니다….

어디선가 '당신은 빛입니다' 라는 소리가 들려옵니다. '당신은 빛입니다….' '당신의 모든 것이 사라져 빛이 되었습니다.' '당신은 바로 지고의 빛입니다.' '당신은 환희입니다.' '당신은 바로 그분과 하나이며 전부입니다.' '당신은 빛… 빛입니다.'

(긴 휴식)

상칼파

앞에서 자신이 다짐했던 소망을 똑같은 문장으로 세 번 반복하십시오. 반드시 이루어질 것이라는 열망과 믿음으로 반복하십시오.

마무리

이제 자기 내면으로의 여행이 끝나가고 있습니다. 자신의 의식을 바깥에서 들려오는 소리에 두십시오. 바깥에서 일어나는 여러 가지 소리에 깨어 있도록 하십시오(차소리… 사람들의 이야기 소리… 새 소리… 아이들이 달려가는 소리…). 이제 자신의 의식을 건물 안에서 들려오는 소리에 둡니다… 방 안에서 나는 소리에 귀를 기울이십시오…(시계소리, 옆 사람의 숨소리…).

이제 의식을 방 안의 천장에다 보냅니다. 벽에다 의식을 둡니다… 자신이 누워 있는 바닥에다 의식을 둡니다. 자신의 호흡을 알아차리십시오. 자연스럽게 일어나는 자기 호흡을 바라보십시오. 숨을 들이쉬고 내쉬고….

이제 자신의 몸을 자각하십시오. 머리, 팔, 가슴, 배, 다리를 자각하십시오.

(벨소리… 벨소리… 벨소리…)

이제 천천히 자신의 손가락을 움직이도록 합니다. 발가락을 천천히 움직이세요. 고개도 오른쪽으로 그리고 왼쪽으로 천천히 움직이도록 합니다. 팔을 깍지 끼어 머리 위로 젖히면서 기지개를 크게 켭니다. 온몸 전체를 쭈욱 뻗으세요. 다시 한 번 깍지 낀 채 몸 전체를 오른쪽으로 그리고 왼쪽으로 돌리면서 마음껏 기지개를 폅니다… 준비가 되었으면 눈을 감은 채 자리에 일어나 앉도록 합니다… 두 손바닥을 비벼 열기를 낸 다음 손바닥을 두 눈에 살짝 가져다놓습니다… 다시 한 번 손바닥을 비빈 다음 눈에 갖다 대고… 준비가 되었으면 고요히 눈을 뜨도록 합니다.

요가니드라의 실제 3

준비단계: 몸 전체 이완, 토식호흡, 몸과 바닥의 접촉 부위 자각
상칼파
의식순환
호흡자각: 콧구멍을 통한 호흡
감각과 느낌의 자각: 고통과 쾌락
시각화: 이야기 형태의 시각화
상칼파
마무리

준비단계

등을 바닥에 대고 눕도록 합니다. 발은 서로 어깨넓이 정도 벌리며 발가락이 바깥을 향하도록 합니다. 손은 몸통 옆에 자연스럽게 두며 손을 펴고 손바닥이 위로 올라오도록 합니다. 머리는 몸통과 하나의 일직선이 되도록 합니다. 자신이 바르게 누웠는지 알 수 없으면 고개를 들어 자신의 발을 보며 자세를 바르게 합니다. 만약 춥다고 느껴지면 담요를 덮어 몸을 따뜻하게 합니다. 턱을 위로 들지 않도록 합니다. 입은 다물되 이빨이 서로 부딪치지 않게 살짝 턱을 아래로 떨어뜨려 봅니다. 눈을 고요히 감습니다… 요가니드라를 실시하는 도중에는 눈을 감으며 눈을 뜨라는 말이 있을 때까지 계속 눈을 감습니다.

요가니드라를 실시하는 도중에 몸을 움직이지 않도록 지금 자신의 몸을 최대한 편안하게 만듭니다. 자신의 머리 부분이 편안한지 느껴보십시오. 만약 불편하게 느껴진다면 지금 편안하게 하십시오. 목 부분이 편안한지 느껴보십시오. 어깨 부분… 팔… 손… 몸통… 다리… 발이 편안한지 느껴보십시오. 만약 조금이라도 불편하게 여겨지면 지금 편안하게 하십시오… 이제 여러분의 자세는 가장 편안하게 되었습니다. 자신의 편안함을 느끼세요. 몸의 고요함을 느끼십시오….

요가니드라를 실시하는 도중에는 안내자의 목소리를 자각하십시오. 때때로 안내자의 목소리를 놓칠 수도 있고, 무슨 말을 하는지 이해하지 못할 수도 있습니다. 그러나 크게 개의치 말고 다시 자신의 의식을 안내자의 목소리와 함께하도록 합니다. 요가니드라를 실행하는 동안은 몸을 움직이지 않으며 자기 안에서 어떤 것이 일어나든 그대로 허용하십시오. 자신이 체험하는 것에는 맞고 틀린 것이 없습니다. 일어나는 그 모든 것을 다만 의식이 깨어서 잘 바라보도록 합니다.

이제 자신의 의식을 호흡에 둡니다. 숨을 들이마시고 내쉬는 것을 바라보십시오. 코로 숨을 마시고 코로 숨을 내쉽니다. 이때 억지로 깊게 숨을 들이마시려 하지 말고 자연스럽게 평소와 같은 리듬으로 호흡을 합니다. 숨을 마시고… 숨을 내쉬고… 숨을 마시고… 숨을 내쉬고….
이제는 코로 숨을 마시고 내쉴 때는 입으로 숨을 내쉽니다. 숨을 내쉴 때는 마치 한숨을 내쉴 때처럼 '휴우' 하는 소리가 나도록 합니다. 코로 숨을 마시고 입으로 한숨을 쉬듯 내쉽니다. 숨을 입으로 내쉴 때는 가능한 길게 내쉬도록 합니다. 숨을 들이마실 때보다 두 배로 더 길게 숨을 내쉽니다.

코로 숨을 마실 때는 몸 전체로 신선하고 고요한 에너지가 퍼져나가는 것을 느끼고, 숨을 입으로 내쉴 때는 몸 안에 쌓인 근심 걱정 불안 등이 모두 한꺼번에 빠져나가는 것을 느낍니다. 이를 다섯 번 더 반복하십시오.

이제 자신의 의식을 누워 있는 자신의 몸에다 두십시오. 그리고 누워 있는 몸을 받치고 있는 바닥을 자각하십시오. 몸과 바닥 사이에 와닿는 감촉을 느끼십시오… 머리와 바닥 사이에 와닿는 감촉을 바라보십시오. 목덜미와 바닥 사이의 감촉… 오른팔과 바닥 사이의 감촉… 오른 손등과 바닥 사이의 감촉을 느껴보십시오… 이제 왼팔과 바닥 사이의 감촉… 왼손등과 바닥 사이의 감촉을 느껴보십시오… 등과 바닥 사이의 접촉 부분을 자각하십시오. 거기서 일어나는 감촉을 느껴보십시오. 엉덩이와 바닥 사이의 감촉을 느껴봅니다. 오른다리와 바닥 사이의 감촉을 느껴봅니다. 오른발과 바닥 사이의 감촉을 느껴봅니다. 이제 의식을 왼다리와 바닥 사이에 두고 거기서 일어나는 감촉을 바라봅니다. 왼발과 바닥 사이의 감촉을 느끼십시오.

몸 전체와 바닥 사이의 감촉을 동시에 느끼도록 하십시오. 머리뒤통수에서부터 발뒤꿈치까지 바닥과 접촉한 그 부분의 감촉을 느끼도록 합니다. 몸 전체와 바닥 사이에 닿는 감촉을 자각하십시오.

자신의 의식을 바깥에서 들려오는 소리에 두도록 합니다. 여러 가지 소리가 들리고 있습니다. 어떤 소리인지 분석하지 않고 들려오는 소리 전체를 동시에 듣도록 합니다… 이제 어느 소리 하나를 선택하여 그 소리만을 자각하도록 합니다. 다른 소리에 주의를 두지 않고 자신이 선택한 그 소리만을 자각합니다… 다시 다른 소리 하나를 선택하십시오. 그리고 그 소리만을 자각하도록 하십시오… 이제 자신의 의식을 자연스럽게 일어나고 있는 호흡에다 둡니다. 숨이 들어오고 나가는 과정을 바라보십시오… 다시 바깥에서 들려오는 소리 전체를 자각합니다… 이제 어느 소리 하나를 선택하여 그 소리에 주의를 기울이도록 합니다… 다시 다른 소리 하나를 선정하여 그 소리에 깨어 있도록 합니다… 이제 의식을 자연호흡에다 두도록 합니다. 들숨과 날숨의 자연스런 과정을 바라보십시오…

상칼파

이제 자신이 살아가면서 앞으로 하고 싶은 것이나 바라고 싶은 것, 또는 되고 싶은 것을 떠올려 봅니다. 가능한 긍정적인 것을 선택합니다. 선택한 것을 한 문장으로 간단하게 만듭니다. 예를 들면 '나는 건강을 회복한다', '나는 새로운 일자리를 구한다' 라고 할 수 있습니다. 이처럼 자신이 꼭 이루고 싶은 것을 하나 선택해서 간단한 문장으로 만드십시오… 지금 당장 떠오르지 않더라도 걱정하실 필요는 없습니다… 만약 자신이 하고 싶은 것을 하나 선택하였다면 이를 마음속으로 같은 문장으로 세 번 반복하십시오. 자신이 원한 대로 되리라는 온전한 믿음과 열망을 가지고 세 번 굳게 반복하십시오.

의식순환

지금부터 신체 각 부위를 자각하도록 하겠습니다. 신체 각 부위의 명칭을 들을 때마다 의식을 그 부위에 두도록 합니다.

이는 집중하는 것이 아니므로 어느 하나의 특정 신체 부위에 집중하거나 생각을 하지 않도록 합니다. 다음에 나올 신체 부위를 앞서 떠올리지 않도록 합니다. 자각하기 위해 일부러 신체를 움직이지 않도록 합니다.

자신의 의식을 몸의 오른쪽에 두십시오. 오른쪽 엄지손가락, 의식을 오른쪽 엄지손가락에 두고 그 부위에서 느껴지는 감각과 에너지를 자각합니다. 집게손가락, 가운뎃손가락, 약손가락, 새끼손가락, 손바닥, 손등, 손목, 아래팔, 팔꿈치, 팔오금, 위팔, 겨드랑이, 어깨, 오른쪽 옆구리, 오른쪽 엉덩이(볼기), 이제 자신의 의식을 오른쪽 허벅지에 둡니다. 오른쪽 무릎, 다리오금, 종아리, 발목, 발꿈치, 발바닥, 엄지발가락, 집게발가락, 가운뎃발가락, 약발가락, 새끼발가락, 발등….

이제 자신의 의식을 몸의 왼쪽 부분에 두십시오. 왼쪽 엄지손가락, 집게손가락, 가운뎃손가락, 약손가락, 새끼손가락, 손바닥, 손등, 손목, 아래팔, 팔꿈치, 팔오금, 위팔, 겨드랑이, 왼쪽 어깨, 왼쪽 옆구리, 왼쪽 엉덩이, 의식을 왼쪽 허벅지에 둡니다. 무릎, 다리오금, 종아리, 발목, 발꿈치, 발바닥, 엄지발가락, 집게발가락, 가운뎃발가락, 약발가락, 새끼발가락, 발등….

이제 자신의 의식을 몸의 뒷부분에 두십시오. 등, 오른쪽 어깨날개, 왼쪽 어깨날개, 목덜미, 머리 뒤… 이제 자신의 의식을 몸의 앞쪽에 두도록 합니다. 머리꼭지, 이마, 오른쪽 관자놀이, 왼쪽 관자놀이, 오른쪽 눈썹, 왼쪽 눈썹, 미간, 오른쪽 눈, 왼쪽 눈, 오른쪽 귀, 왼쪽 귀, 오른쪽 볼, 왼쪽 볼, 코, 콧등, 오른쪽 콧구멍, 왼쪽 콧구멍, 인중, 윗입술, 아랫입술, 혀, 혀끝, 혀 중간, 혀뿌리, 턱, 목, 오른쪽 가슴,

왼쪽 가슴, 가슴 중앙, 윗배, 배꼽, 아랫배….

이제 자신의 의식을 오른팔 전체에다 둡니다. 왼팔 전체를 자각하십시오. 이제 두 팔 전체를 자각하십시오. 오른다리 전체… 왼다리 전체… 두 다리 전체를 자각하십시오… 이제 의식을 머리 전체에다 둡니다… 몸통 전체… 의식을 몸의 오른쪽 전체에다 두도록 합니다… 몸의 왼쪽 전체를 자각하십시오… 몸의 뒷부분 전체를 자각하십시오… 몸의 앞부분 전체를 자각하십시오… 이제 의식을 몸 전체에다 두도록 합니다… 몸 전체… 몸 전체… 몸 전체….

호흡의 자각
이제 의식을 자연호흡에다 둡니다. 숨을 들이쉬고, 내쉬고… 숨을 들이쉬고 내쉬고… 숨을 천천히 혹은 빨리 마시거나 내쉬려고 하지 말고 자연스럽게 일어나는 들숨과 날숨을 바라보십시오. 저절로 숨이 들어오고 나가는 것을 바라보십시오….

이제 자신의 의식을 코에다 둡니다. 코로 숨이 들어오고 나가는 과정을 바라보십시오… 두 콧구멍을 통해 들어오는 공기를 자각하십시오. 두 콧구멍을 통해 공기가 나가는 것을 자각하십시오… 두 콧구멍을 통해 들어오고 나가는 공기 흐름의 세기를 알아차리십시오… 공기 흐름의 세기를 알아차리기 위해 억지로 숨을 깊이 마시거나 내쉬지 않도록 합니다. 다만 자연스럽게 일어나는 호흡의 흐름을 주의 깊게 알아차리도록 합니다… 이제 숨이 들어올 때와 나갈 때의 온도 차이를 느껴보십시오… 숨이 콧구멍을 통해 들어올 때 신선한 공기가 들어오고 숨이 나갈 때는 따뜻한 공기가 나가는 것을 느껴보십시오….

이제 숨이 콧구멍을 통해 들어오고 나갈 때 숫자를 거꾸로 헤아립니다. 숫자 19부터 거꾸로 1까지 헤아리도록 합니다. 콧구멍을 통해 숨을 마시고 내쉬면서 숫자 19를 헤아립니다. 다시 숨을 마시고 내쉬면서 숫자 18을 헤아립니다. 자신의 호흡 리듬에 맞추어 숫자를 19부터 1까지 헤아리십시오… 자신이 콧구멍을 통한 호흡과 숫자를 헤아리고 있음을 확인하십시오. 잠을 자지 않도록 합니다… 만약 숫자를 모두 헤아렸거나 헤아리다가 잊었으면 다시 19부터 거꾸로 헤아리도록 합니다….

느낌과 감각의 자각
■ 고통/쾌락

지금부터 살아오면서 경험하였던 고통 중 한 가지를 떠올립니다. 지금 이순간 자연스럽게 떠오르는 고통을 자각합니다. 만약 아무런 고통도 떠오르지 않는다면 더 깊이 자신을 이완합니다. 모든 것이 흘러갈 수 있도록 허용합니다. 고통을 떠올린 분은 지금 이 순간 다시 그 고통을 똑같이 체험하도록 합니다. 머리로 생각하지 않고 온몸 전체로 그 고통을 수용합니다. 떠올린 고통을 온전히 체험하도록 하십시오.

이제 자신이 살아오면서 행복했던 순간을 떠올려봅니다. 한 가지를 선택하여 그때의 행복을 지금 이 순간 다시 체험하도록 합니다. 마치 지금 그 일이 일어나고 있는 것처럼 생생하게 온몸 전체로 행복을 체험하도록 합니다.

시각화

이제 자신의 의식을 미간에다 두도록 합니다. 지금부터의 이야기는 자신에게 실제로 지금 일어나고 있는 것처럼 체험하도록 하십시오. 단순히 지적으로 생각하는 것이 아니라, 마음속으로 이미지를 그리는 것이 아니라, 실제로 자신에게 일어나고 있는 생생한 체험입니다. 이를 자신에게 허용하도록 하십시오….

이른 아침입니다. 나는 지금 숲속에 있습니다. 시원한 공기가 나의 몸으로 스며들고 있습니다. 가슴을 활짝 열어 상쾌한 공기를 폐 깊숙이 마셔봅니다. 그리고 가슴 안에 갇혔던 갑갑한 공기를 밖으로 내보냅니다. 가슴이 시원해지는 것을 느낍니다. 다시 눈을 감고 상쾌한 공기를 머리에서부터 발끝까지 마십니다. 온몸이 신선한 에너지로 가득 찬 느낌입니다. 숨을 내쉴 때는 온몸에 배여 있었던 탁한 에너지가 밖으로 나가는 것을 느낍니다….

바람에 흔들릴 때 나뭇잎에서 나는 소리가 들립니다. 걸음을 멈춰 잠시 눈을 감고 바람소리에 귀를 기울여 봅니다. 어디선가 산새 소리가 들립니다. 산새 소리가 가슴 깊이 온몸으로 스며듭니다….

촉촉하게 내린 이슬로 부드러워진 흙을 밟을 때마다 발바닥에서 흙의 에너지가 다리를 거쳐 몸통, 목을 거쳐 머리끝까지 올라옴을 느낍니다. 온몸의 세포가 흙의 기운으로 살아 움직이는 것을 느낍니다. 몸 전체의 혈액이 순환되는 것을 느낍니다….

마음까지 가벼워 가슴은 평화롭고 고요한 행복감이 찾아듭니다… 계속 길을 따라 걷고 있습니다. 앞에 커다란 나무 한 그루가 자신을 반가이 맞이하고 있습니다. 잠시 걸음을 멈춰 커다란 나무 앞에 서 봅니다. 이 나무 둘레는 엄청나게 크며, 가지도 저 멀리까지 뻗어 있습니다. 가만히 나무줄기를 만져봅니다. 손바닥으로부터 전해지는 나무의 기운을 체험해봅니다. 손가락을 살짝 움직여 나무의 껍질을 쓰다듬어 봅니다. 나무를 쓰다듬을 때마다 고요하고 따뜻한 생명의 에너지가 온몸으로 퍼져오는 것을 느낍니다. 이제 그 나무를 팔을 벌려 가만히 안아 봅니다. 자신의 생명과 나무의 생명력이 하나가 되어 전해옵니다. 이때 등 뒤로 따뜻한 아침 햇살이 온몸으로 퍼지고 있습니다. 나무를 안고 있는 자신은 하나의 커다란 빛줄기가 되었습니다(위의 시각화가 길면 일부 단락은 생략할 수 있다).

상칼파
앞에서 자신이 다짐했던 소망을 똑같은 문장으로 세 번 반복하십시오. 반드시 이루어질 것이라는 열망과 믿음으로 반복하십시오.

마무리
이제 자기 내면으로의 여행이 끝나가고 있습니다. 자신의 의식을 바깥에서 들려오는 소리에 두십시오. 바깥에서 일어나는 여러 가지 소리에 깨어 있도록 하십시오(차소리… 사람들의 이야기 소리… 새소리… 아이들이 달려가는 소리…). 이제 자신의 의식을 건물 안에서 들려오는 소리에 둡니다… 방 안에서 나는 소리에 귀를 기울이십시오…(시계소리, 옆 사람의 숨소리…).

이제 의식을 방 안의 천장에다 보냅니다. 벽에다 의식을 둡니다… 자신이 누워 있는 바닥에다 의식을 둡니다. 자신의 호흡을 알아차리십시오. 자연스럽게 일어나는 자기 호흡을 바라보십시오. 숨을 들이쉬고 내쉬고….

이제 자신의 몸을 자각하십시오. 머리, 팔, 가슴, 배, 다리를 자각하십시오.

천천히 자신의 손가락을 움직이도록 합니다. 발가락을 천천히 움직이세요. 고개도 오른쪽으로 그리고 왼쪽으로 천천히 움직이도록 합니다. 팔을 깍지 끼어 머리 위로 젖히면서 기지개를 크게 켭니다. 다시 한 번 깍지 낀 채 몸 전체를 오른쪽으로 그리고 왼쪽으로 돌리면서 마음껏 기지개를 켭니다… 준비가 되었으면 눈을 감은 채 자리에 일어나 편안한 명상자세로 앉도록 합니다… 두 손바닥을 비벼 열기를 낸 다음 손바닥을 두 눈에다 살짝 가져다 놓습니다. 준비가 되었으면 손을 내리고 고요히 눈을 뜨도록 합니다.

제6장 어린이 요가니드라

    어린아이들에게도 아이들의 눈높이에 맞는 요가니드라를 실시할 수 있다. 어린이들의 경우 몸을 움직이지 않고 있을 수 있는 시간이 어른들에 비해 짧다. 심지어 10분 정도 누워 있거나 앉아 있는 것도 어려울 수 있다. 반면에 아이들은 어른들에 비해 빨리 그리고 깊이 이완하므로 요가니드라는 대체로 10분에서 15분 정도면 충분하다. 아이들은 요가니드라의 체험에 보다 개방적이고 수용적이다.

    어린이 요가니드라에서는 신체 각 부위를 통한 의식순환이 가장 효과적이다. 그리고 시각화는 가능한 짧고 단순하여야 한다. 어른들의 경우에는 시각화가 육체적·심리적 이완이 충분히 이루어진 다음 실시되어야 하지만 아이들의 경우는 어른들보다 이완이 잘 되므로 짧은 단계를 거쳐 실시할 수 있다.

1. 요가니드라 실시 전 자각을 향상시키는 방법

안내자는 요가니드라를 실시하기 전 우선 아이들이 놀이를 통해서 몸과 마음의 고요함을 느끼고, 몸과 행동을 자각하게 할 수 있다. 다음의 놀이방법은 몸과 마음의 긴장을 자연스럽게 해소하는 효과도 있다.

동상놀이

열까지 헤아릴 동안 자신의 몸이 동상처럼 움직이지 않는다고 여긴다. 하나부터 열을 다 헤아리고 난 다음 안내자는 아이들이 몸을 움직일 수 있는 동작을 지시한다. 이를테면 팔을 구부린다, 팔을 쭉 뻗는다, 손가락(발가락)을 움직인다, 눈을 감은 채 눈동자를 오른쪽으로 굴린 다음 왼쪽으로 굴린다, 입술을 오므렸다가 편다. 이처럼 다양한 방법으로 쉬운 동작을 안내한 다음 차츰 어려운 동작으로 안내한다. 다시 동작을 멈추고 열까지 헤아릴 동안 자신의 몸은 동상처럼 움직이지 않는다. 이것을 아이들의 흥미에 따라 반복할 수 있다.

얼음, 물놀이

이 놀이는 아이들에게 행동의 통제력과 자유로움을 가져오는데, 효과는 동상놀이와 비슷하다. 안내자가 얼음이라고 외치면 자신이 하고 있던 모든 동작을 그 순간 멈추고, 안내자가 다시 물이라고 외칠 때까지 움직이지 않는다. 일정한 시간이 지나면 다시 물이라고 외쳐 아이들로 하여금 자신이 하고 싶은 것을 모두 자유롭게 할 수 있도록 한다. 그 다음 일정한 시간이 지나면 다시 얼음이라고 외쳐 동작을 중단하도록 한다. 이렇게 반복적으로 5분에서 10분 정도 실시할 수 있다.

처음에는 동작을 멈추는 시간을 짧게 하였다가 점차 몸을 움직이지 않는 시간을 늘려가도록 한다. 신나는 음악을 활용하여 음악이 나오면 마음껏 자유롭게 춤을 추다가 갑자기 음악이 사라지면 춤추던 동작 그대로 멈추는 방법도 있다.

임금님이 가라사대

이 놀이는 안내자가 임금님이 되었다고 상상하고 '가라사대' 라는 말을 붙이면 임금님이 된 안내자의 말대로 따라 하되, '가라사대' 라는 말을 붙이지 않으면 안내자의 말을 따라하지 않는 방법이다. 이 방법은 아이들로 하여금 자연스럽게 안내자의 목소리에 주의를 기울이고 지금 여기에 의식이 깨어 있도록 한다. '가라사대' 라는 말을 붙이지 않았는데 안내자의 안내대로 행동을 한 아이가 있다면 그 아이로 하여금 안내자가 하였던 방식대로 하게 할 수 있다. 이때 아이들이 이완이 될수록 보다 창조적으로 다른 아이들에게 행동을 요구하는 것을 볼 수 있다. 이 놀이는 역시 긴장을 완화하고 집중력, 창조력, 순발력과 상상력을 기르는 데 매우 유용하다.

요가자세

자연이나 동물의 자세를 나타내는 요가자세들을 선택하여 하나의 놀이형태로 안내할 수 있다. 또한 자세에 얽힌 신화를 동화처럼 들려주면서 역동적으로 요가자세를 실시할 수 있다.[50]

2. 어린이들을 위한 의식의 순환

아이들의 경우 '자각한다, 의식을 어디에 둔다, 바라본다' 라는 말을 이해하기가 쉽지 않다. 이러한 용어들을 사용하지 않고 아이들의 관심을 끌 수 있는 상상을 동원하여 다양한 방법으로 아이들이 자기 몸을 자각하게 할 수 있다. 아이들이 알지 못하는 신체 각 부위까지 세부적으로 하지 않도록 한다. 요가니드라를 실시하기 전에 먼저 아이들이 알아야 할 신체부위의 이름을 파악하게 하는 것도 좋다.

내 몸으로 날아온 나비 한 마리
자기가 누워 있는 몸으로 나비 한 마리가 날아옵니다. 어떤 색깔을 가지고 있는지 보도록 하세요. 이제 그 나비가 자신의 오른쪽 엄지손가락 위에 살짝 앉았습니다. 나비가 앉아 있는 오른쪽 엄지손가락을 마음속으로 떠올려보세요. 이제 나비는 두번째 손가락 위로 날아갑니다… 세번째 손가락… 등으로 반복할 수 있다.

내 몸은 꽃
자신이 가장 좋아하는 꽃을 떠올려보세요… 이제 자기 몸이 자신이 좋아하는 꽃으로 아름답게 피어난다고 여깁니다… 오른쪽 엄지손가락에서 꽃이 피어납니다. 꽃으로 피어난 오른쪽 엄지손가락을 마음속으로 그려봅니다. 두번째 손가락에서도 꽃이 피어납니다… 등으로 반복할 수 있다.

내 몸 위로 굴러가는 이슬방울
자기가 누워 있는 몸으로 이슬 한 방울이 굴러왔어요. 그 이슬방울은 쪼르륵 오른쪽 엄지손가락 위로 굴러갑니다. 이슬방울이 구르고 있는 오른쪽 엄지손가락을 떠올려보세요. 이제 그 이슬방울은 두번째 손가락 위로 굴러갑니다… 세번째 손가락… 등으로 반복할 수 있다.

내 몸은 빛

밝고 맑은 빛을 상상하십시오. 이제 자기 몸이 하나의 빛으로 바뀐다고 여깁니다. 오른쪽 엄지손가락이 빛으로 바뀝니다. 빛으로 변한 오른쪽 엄지손가락을 마음속으로 떠올려봅니다… 이제 두번째 손가락이 밝은 빛으로 바뀝니다… 세번째 손가락… 등으로 반복할 수 있다.

3. 어린이들을 위한 호흡의 자각

아이들의 경우 시각적인 효과와 흥미를 북돋아줄 수 있는 방법으로 호흡의 자각을 안내할 수 있다. 이를테면 다음과 같다.

고무풍선을 상상한 호흡의 자각

몸 안에 공기주머니가 있다고 상상한다. 숨을 마실 때는 몸 안의 공기주머니가 마치 고무풍선처럼 커지고, 숨을 내쉴 때는 공기주머니가 작아지는 것을 느끼도록 한다.

코끝에 매달린 거품방울 호흡

코끝에 매달린 가벼운 거품방울이 숨을 마실 때 왼쪽 콧구멍으로 들어갔다가 숨을 내쉴 때 오른쪽 콧구멍으로 나오는 것을 상상할 수 있다. 반대로 숨을 마실 때 오른쪽 콧구멍으로 거품방울이 들어갔다가 숨을 내쉴 때 왼쪽 콧구멍으로 나오는 것을 상상할 수 있다. 이러한 과정이 좀 더 숙련되면 왼쪽 콧구멍으로 마시고 오른쪽 콧구멍으로 내쉬고, 다시 오른쪽 콧구멍으로 마시고 왼쪽 콧구멍으로 내쉬는 과정을 안내할 수 있다.

종이배를 상상한 복식호흡의 자각

누워 있는 자신의 배 위에 종이배가 하나 올려져 있다고 여긴다. 자신의 배가 바다라고 상상한다. 숨을 마시고 내쉴 때마다 바다에 파도가 쳐서 배 위에 올려놓은 종이배가 움직인다고 여긴다. 숨을 마실 때는 파도가 높게 쳐서 종이배가 위로 올라오며, 숨을 내쉴 때는 파도가 잠잠해져 종이배가 아래로 내려가는 것을 느낀다. 이를 반복하도록 한다.

4. 어린이들을 위한 시각화

시각화 역시 아이들의 상상력과 창조력을 길러주고 의식을 확장할 수 있는 좋은 방법이다. 아이들의 눈높이에 맞는 적절한 시각화가 중요하며, 이는 요가니드라 안내자의 창의성에 따라 얼마든지 다양한 방법으로 실시 가능하다. 하지만 시각화는 몸과 마음이 충분히 이완되지 않은 상황에서 실시하지 않도록 하고, 어린이 요가니드라의 시각화는 5분 이상 지속되지 않도록 한다. 그 이상으로 시각화가 길어지면 쉽게 아이들의 집중력이 떨어진다. 그러므로 시각화는 이완된 상태에서 가능한 짧고 단순한 방법으로 안내한다.[51]

■ 하늘을 나는 새

자신은 자기가 가장 좋아하는 새가 되었다고 여깁니다. 어떤 색깔인지, 어느 정도 큰지를 봅니다… 이제 나는 두 날개를 펴며 힘차게 하늘로 날아갑니다. 하늘 위에서 신나는 여행을 합니다. 들판 위를 날아갑니다. 시원한 바람이 불어와 기분이 상쾌해집니다. 들판을 내려다봅니다. 집들이 보이고 사람들이 조그맣게 보입니다. 저기 우리 집이 보이고 엄마와 아빠가 보입니다. 주위를 한 번 더 둘러보세요. 어떤 것이 보이나요… 이제 강 위를 날아갑니다. 강물이 바다로 향해 흘러가는 것이 보입니다. 강줄기를 따라 강물과 함께 바다로 갑니다. 강물이 바다에서 만나게 되는 것을 봅니다. 이제 넓게 펼쳐진 바다 위로 날아갑니다. 나는 푸른 바다 위로 쏜살같이 내려가 물고기를 낚아챕니다. 아주 신이 나서 야호! 소리를 마음껏 외쳐봅니다… 더 멀리 보기 위해 날갯짓을 힘차게 합니다. 높이 올라가서 저 멀리까지 바라봅니다. 가슴이 시원해지고 어떤 힘이 솟아오르는 것을 느낍니다… 이제 집으로 돌아갈 시간이 되었습니다. 땅에 내려온 뒤 나는 하늘 위를 날고 있는 새를 봅니다. 새는 여기저기로 마음껏 날아가고 있습니다… 아직도 가슴속에는 상쾌한 기분이 남아있습니다. 하늘을 날 수 있을 것처럼 매우 기분이 좋고 몸과 마음이 아주 가벼워졌습니다.

■ 자연은 내 친구 1

아름다운 정원을 걷고 있습니다. 맨발로 잔디 위를 밟고 있습니다. 잔디 위의 아침이슬이 발바닥을 시원하게 해줍니다. 이제 흙 위로 걸어 가봅니다. 흙의 촉감이 발바닥에 부드럽게 와 닿습니다. 가슴이 상쾌해집니다. 정원에 심어진 꽃과 나무들을 보면서 즐기고 있습니다. 장미꽃이 피어 있는 곳으로 갑니다. 아름다운 장미꽃잎을 봅니다. 노랑 장미, 분홍 장미, 빨간 장미, 하얀 장미가 서로 어울려 피어있습니다. 장미꽃으로 벌들이 날아와 여기저기로 날아다니고 있습니다. 벌들이 조금도 무섭지 않습니다. 잠시 벌들의 소리를 들어봅니다. 장미 향기를 맡으러 코를 가까이 내밉니다. 코끝으로 아름다운 향기가 전해집니다. 이제는 내가 좋아하는 나무한테로 가고 있습니다. 팔을 크게 벌려 나무를 가만히 안아봅니다. 혼자서는 나무를 다 감쌀 수 없을 정도로 나무가 아주 큽니다. 나무로부터 힘이 느껴집니다. 나무를 가만히 안고 신선한 에너지가 온몸으로 전해지는 것을 느낍니다. 나뭇잎 사이로 아침 햇살이 퍼지고 있습니다. 고개를 들어 연초록의 나뭇잎이 햇살을 받아 반짝이는 것을 봅니다. 햇살이 나의 얼굴을 비춥니다. 나는 밝게 웃음을 지어봅니다. 아름다운 새 소리가 들려옵니다. 넓은 정원 저쪽으로 달려갑니다. 나의 머리위로 새들이 날아갑니다. 매우 행복하고 신이 납니다. 즐거워서 웃음을 참을 수가 없습니다. 시원한 바람이 불어와 나의 웃음을 여기저기로 옮겨 다니게 합니다. 새들도 까르르 웃으며, 나뭇잎도 꽃들도 웃음을 참지 못하고 자꾸만 이리저리 흔들거리고 있습니다. 나의 몸도 자꾸만 흔들거립니다. 나는 새가 된 듯 하며, 나무와 꽃이 된 듯합니다. 나는 자연과 하나가 된 기분입니다.

■ 자연은 내 친구 2

이른 아침입니다. 혼자서 정원을 맨발로 걷고 있습니다. 아름다운 꽃들이 여기저기 피어 있습니다. 꽃을 보며 '안녕' 하고 즐겁게 인사를 나눕니다. 이제 과일나무가 있는 저쪽으로 걸어갑니다. 자기가 좋아하는 과일나무 곁으로 가 손을 뻗어 열매를 하나 땁니다. 열매를 한 입 베어 맛을 봅니다. 어떤 맛일까 신기해합니다. 갑자기 거센 바람이 불어옵니다. 천둥소리가 우르릉 쾅쾅 들립니다. 고개를 들어 하늘을 바라봅니다. 먹구름이 시커멓게 하늘을 덮었습니다. 소낙비가 떨어지고 있습니다. 소낙비가 풀 위로 떨어지는 것을 바라봅니다. 빗방울이 풀잎을 타고 땅으로 떨어지는 것을 지켜봅니다. 입고 있던 옷이 젖고 있습니다. 처음에는 약간 두려워 비를 피하기 위해 나무 밑에 서 있었으나 이제는 밖으로 나와 비를 마음껏 맞고 있습니다. 비가 머리카락을 적시고 피부에 와 닿는 것을 느낍니다. 상쾌한 기분이 듭니다. 빗줄기를 맞으며 고개를 들어 얼굴 위에 빗방울이 떨어지는 것을 즐기고 있습니다. 몸과 마음이 상쾌해졌습니다. 잠시 소낙비가 그치고 맑은 햇살이 퍼지기 시작합니다. 따뜻한 햇살이 젖은 머리카락과 옷 위로 비치고 있습니다. 따스한 기운이 몸 전체로 스며들고 있는 것을 느낍니다. 이제 옷도 다 말랐습니다. 주위를 둘러봅니다. 더욱 더 신선한 공기가 가득 차 있는 것을 느낍니다. 신선한 에너지와 따뜻한 햇살이 피부 깊숙이 스며들고 있습니다. 가슴 구석구석이 다 시원해지고 가벼워지는 것을 느낍니다.

이외에도 자연을 소재로 한 시각화는 그야말로 다양하다. 위의 것은 한 예를 들었을 뿐이다. 대체로 자연을 소재로 할 때는 오감을 모두 자각할 수 있는 소재를 사용하는 것이 좋다. 위의 경우에도 촉각, 청각, 시각, 후각, 미각이 사용되었다. 자연을 소재로 한 시각화는 오감의 민감성을 발달시킬 수 있으며 자연과 조화를 이루게 하고, 상상력과 창의력을 발달시킨다. 이 모든 것들은 정서적·심리적 깊은 이완과 밀접한 관련이 있다. 이른바 정서적·심리적 이완이 깊어질수록 우리 안에 잠재되어 있는 창의성과 상상력이 되살아난다고 볼 수 있다. 자연을 소재로 한 시각화는 어른 아이 모두 거부반응을 일으키지 않으므로 누구에게나 적합하다.

이외에도 다음과 같은 방법으로 다양하게 시각화를 창조할 수 있다.

- 우주여행: 우주선을 타고 행성과 별들을 여행하며 지구에 돌아오기 전에 어느 행성에 들러 그 행성을 탐사하기.
- 바다 속 여행: 잠수함을 타거나 혹은 자신이 잠수함이 되어 깊은 바다 밑으로 내려가면서 만나게 되는 바다 속 생물들을 탐사하기.
- 신발이 되기: 자신이 신고 다니는 신발이 되어 오늘 하루 종일

걸어왔던 곳을 거꾸로 되돌아 가보기. 이 방법은 어린이를 위한 '시간여행' 의 시각화라고 할 수 있다.
- 서커스 극단에 참여하여 서커스를 구경하기.
- 자신이 좋아하는 이야기 속의 주인공이 되어보기.
- 놀이동산에 놀러가서 여러 가지 놀이기구를 타보기.
- 종이배가 되어 시냇물을 따라 흘러가기.
- 솟아오르는 태양이 되어 어둠을 밝히기.

5. 어린이 요가니드라 실제

어떤 자세에서나 요가니드라를 실시할 수 있다. 하지만 시간이 오래 걸릴 경우 등을 바닥에 대고 누워서 실시하도록 한다. 다음은 사바아사나 자세에서 요가니드라를 실시한 예로서, 의식의 순환과정이나 시각화에서는 위에 제시된 것을 응용할 수 있다. 안내자의 창의성과 아이들의 나이와 다루고자 하는 주제의 방향에 따라 다양하게 변형할 수 있다. 아래의 경우는 다만 하나의 예일 뿐이다.

어린이 요가니드라 실제 1

■ 준비단계

등을 바닥에 대고 눕습니다. 머리, 목, 어깨를 바로 하며, 발은 어깨 넓이만큼 벌리고 다리를 쭉 뻗어보세요. 손은 자연스럽게 몸통 옆에 두며, 손바닥이 위로 향하도록 합니다. 눈을 고요히 감으세요. 발에 힘을 준 다음 힘을 완전히 빼세요. 다리에 힘을 준 다음 다리의 힘을 완전히 빼세요. 엉덩이를 꽉 쪼였다가 다시 힘을 뺍니다. 손을 주먹으로 꽉 쥔 다음 주먹을 펴고 힘을 빼세요. 두 팔에 힘을 준 다음 힘을 빼세요. 두 어깨를 쪼였다가 다시 풉니다. 얼굴에 힘을 준 다음 힘을 빼고 아주 편안한 얼굴로 만듭니다. 몸 전체를 아주 뻣뻣하게 만든 다음 힘을 동시에 풀어줍니다. 몸 전체가 늘어지는 느낌을 갖습니다. 다시 한 번 더 몸 전체를 뻣뻣하게 힘주어 긴장하였다가 힘을 완전히 빼어 이완합니다.

■ 의식의 순환

계속해서 눈을 감은 채 지금부터 누워 있는 자기 몸을 바라봅니다. 위에서 자신의 몸을 내려다보세요. 어떤 모습으로 누워 있는지 봅니다. 지금부터 몸의 이름을 부르면 그쪽을 주의 깊게 바라보고 느껴봅니다. 몸을 움직이지 않고 마치 다른 사람의 몸을 보듯이 봅니다. 오른쪽 엄지손가락을 바라보세요. 두번째 손가락, 세번째 손가락, 네번째 손가락, 새끼손가락… 오른손 전체를 봅니다. 오른팔 전체… 어깨… 허리, 엉덩이, 오른다리 전체, 오른발, 엄지발가락, 두번째 발가락, 세번째 발가락, 네번째 발가락, 새끼발가락, 다섯 발가락 전체를 봅니다.

이제 왼쪽 엄지손가락을 바라보세요. 두번째 손가락, 세번째 손가락, 네번째 손가락, 새끼손가락… 왼손 전체를 봅니다. 왼팔 전체…어깨, 허리, 엉덩이, 왼다리 전체, 왼발, 엄지발가락, 두번째 발가락, 세번째 발가락, 네번째 발가락, 새끼발가락, 다섯 발가락 전체를 봅니다.

두 발을 함께 바라봅니다… 두 다리를 함께 바라봅니다. 배, 가슴, 목, 머리… 이마, 눈, 오른쪽 귀, 왼쪽 귀, 코, 오른쪽 뺨, 왼쪽 뺨, 입, 입술, 턱, 얼굴 전체를 한꺼번에 봅니다. 머리 전체… 몸통 전체… 두 팔 전체… 두 다리 전체… 이제 몸 전체를 동시에 느낍니다.

■ 호흡의 자각

이제 숨을 마시고 내쉬는 것을 알아차립니다. 숨을 마시면 몸속의 공기 주머니가 비눗방울(풍선)처럼 부풀어 올랐다가 숨을 내쉬면 비눗방울이 줄어듭니다. 숨을 마시면 몸속의 공기 주머니가 커지고, 숨을 내쉬면 공기 주머니가 작아지는 것을 느끼세요. 숨을 마시고… 내쉬고… 공기 주머니가 커지고… 공기 주머니가 작아지고… 이제부터 공기 주머니가 커졌다가 작아질 때 숫자 10부터 하나씩 차례로 거꾸로 헤아려 나갑니다. 공기 주머니가 커졌다가 작아지고 열… 다시 커졌다가 작아지고 아홉… 이렇게 하나까지 거꾸로 헤아려 나갑니다.

■ 시각화

이제 자신이 땅속에 묻혀 있는 하나의 씨앗이 되었다고 상상합니다. 자기 주변에 있는 흙들을 둘러보고 느껴봅니다. 땅 속은 어두컴컴하여 아무것도 보이지 않습니다. 비가 오는 소리가 들립니다. 비가 땅속까지 스며들어 자신과 주위의 흙을 촉촉하게 적시고 있습니다… 이제 햇살이 반짝이고 있습니다. 땅은 조금씩 말라가고 있습니다. 태양의 따뜻한 에너지가 땅속 자신에게까지 전달됩니다. 조금씩 자신은 햇살이 보고 싶고 빛을 받고 싶어집니다… 이제 자기를 덮고 있는 흙들을 밖으로 밀어보냅니다. 동시에 땅 밑으로는 조금씩 뿌리를 내리기 시작합니다. 이제 맑은 햇살을 즐길 수가 있게 되었습니다. 태양의 빛을 따라 조금씩 하늘을 향해 자라고 있습니다. 이제 연한 초록빛깔의 잎을 피우기 시작했습니다. 자신은 뿌리를 통해 물을 마시고 잎으로 태양 빛을 받아들입니다. 빛과 물이 자신을 성장시키는 음식입니다. 자신은 숨을 내쉴 때마다 사람들과 동물들이 필요한 산소를 밖으로 내뿜고 있습니다… 자신은 점점 자라 이제 아름다운 꽃을 피우기 시작합니다. 어떤 색깔의 꽃잎을 가졌는지 보세요. 벌들이 자기에게 날아와 윙윙 소리를 내며 즐거워하고 있습니다. 벌들은 자신의 정다운 친구입니다. 얼마나 많은 벌들이 자기에게 놀러오고 있는지 봅니다… 이제 꽃잎은 시들고 마침내 열매를 맺었어요. 어떤 열매인지 한 번 보세요. 아름다운 많은 열매를 맺었어요. 동네 아이들이 달려와 열매를 즐겁게 따기 시작합니다. 자신의 열매가 아이들을 즐겁게 만들고 있습니다… 어떤 열매는 많이 익어 땅으로 떨어집니다. 그 열매는 다시 거름이 되고… 열매 속의 씨앗은 다시 싹을 틔울 준비를 하고 있습니다.

■ 마무리

바닥에 누워 있는 자기 몸을 알아차립니다. 바깥에서 들려오는 소리를 들어봅니다… 자신이 누워 있는 방 안을 눈을 감은 채 살펴봅니다. 자신이 하고 싶은 것 또는 이루고 싶은 꿈을 짧게 자신에게 말해봅니다. 마음속으로 세 번 반복해서 말합니다. 자신이 이루고 싶은 꿈은 하나의 씨앗이 되어서 언젠가 싹을 틔우게 됩니다. 자신에게 심어 준 꿈의 씨앗이 잘 자랄 수 있도록 가꾸어 가도록 합니다… 이제 천천히 몸을 움직이기 시작합니다. 몸을 충분히 움직이고 난 다음 눈을 감은 채로 천천히 일어나 앉도록 합니다… 이제 손바닥을 따뜻하게 비벼서 눈꺼풀 위에 살짝 갖다 대도록 합니다. 눈이 따뜻해지는 것을 느끼도록 합니다… 이제 조용히 눈을 뜹니다.

어린이 감성계발을 위한 요가니드라[52]

■ 준비단계

등을 바닥에 대고 누우세요. 발을 어깨 넓이만큼 벌리고 쭉 뻗어보세요. 머리, 목, 어깨를 바르게 하고 손은 자연스럽게 벌려두고 손바닥이 위를 향하도록 놓아두세요. 눈을 고요히 감으세요. 이제 발에 힘을 세게 주었다가 힘을 빼세요. 다리에도 힘을 아주 세게 주었다가 뺍니다. 엉덩이를 꽉 쪼였다가 다시 풀어주세요. 손을 주먹으로 꽉 쥔 다음 주먹을 펴고 힘을 뺍니다. 두 팔에 힘을 준 다음 힘을 빼세요. 두 어깨를 쪼였다가 다시 풀어봅니다. 얼굴에 힘을 주었다가 다시 힘을 뺍니다. 얼굴에 미소를 살짝 지으세요. 몸 전체를 뻣뻣하게 만든 다음 힘을 동시에 풀어줍니다. 몸 전체의 힘이 완전히 풀어집니다.

■ 의식의 순환

계속해서 눈을 감고 지금부터 누워 있는 자신의 모습을 떠올려보세요. 빛 한줄기가 자신의 오른쪽 엄지손가락으로 스며듭니다. 빛으로 변한 엄지손가락을 떠올려보세요. 오른쪽 두번째 손가락, 세번째 손가락, 네번째 손가락, 새끼손가락, 오른손 전체가 빛으로 바뀝니다. 오른팔 전체, 어깨, 오른쪽 허리, 엉덩이, 오른다리, 오른발, 오른쪽 엄지발가락, 두번째 발가락, 세번째 발가락, 네번째 발가락, 새끼발가락 전체로 빛이 스며듭니다.

이제 왼쪽 엄지손가락으로 빛 한줄기가 스며듭니다. 두번째 손가락, 세번째 손가락, 네번째 손가락, 새끼손가락, 왼손 전체가 빛으로 바뀝니다. 왼팔 전체, 어깨, 왼쪽 허리, 엉덩이, 왼다리, 왼발, 왼쪽 엄지발가락, 두번째 발가락, 세번째 발가락, 네번째 발가락, 새끼발가락 전체로 빛이 스며듭니다.

머리, 이마, 눈, 귀, 코, 뺨, 입, 턱, 얼굴 전체가 한꺼번에 빛으로 바뀝니다. 머리 전체, 몸통 전체, 두 팔 전체, 두 다리 전체, 이제 몸 전체가 빛으로 바뀝니다.

■ 호흡자각 1

자, 숨을 마시고 내쉬는 것을 느껴보세요. 자신의 배가 거대한 바다라고 느낍니다. 그 바다 위에는 작은 돛단배가 떠다닙니다. 돛단배가 움직이기 위해서 숨을 마실 때 배를 높이 올려서 파도를 쳐보세요. 다시 내쉬세요. 숨을 마시고 내쉬면서 돛단배를 움직여보세요.

■ 호흡자각 2

숨을 마시고 내쉬는 것을 느껴보세요. 그네를 타듯이 숨이 들어오고 나갑니다. 그네가 하늘 위로 향할 때 숨을 마시고 그네가 내려올 때 내쉬세요. 계속해서 호흡과 함께 그네타기를 합니다.

■ 시각화 1

숲속의 오솔길에서 자전거를 타고 있습니다. 화창한 날씨입니다. 고개를 들어서 주위를 살펴보니 저기 앞에 언덕이 있네요. 자전거를 타고 저 언덕으로 천천히 출발해봅니다. 오솔길을 따라가면서 하늘을 바라보세요. 해님이 따스한 미소를 보냅니다. 그 미소가 자신의 마음도 따스하게 합니다. 계속해서 오솔길을 따라 올라가세요.

이제 시원한 바람이 얼굴에 닿는 것을 느껴보세요. 가슴이 상쾌해집니다. 한참을 올라오다가 큰 나무 밑 그늘에서 쉽니다. 나무에서 자기가 좋아하는 과일이 톡 떨어집니다. 과일의 향을 맡아보세요. 한 입 베어 맛을 봅니다. 어떤 맛일까 신기합니다. 갑자기 노래를 부르고 싶습니다. 제일 좋아하는 노래를 불러보세요. 어느덧 귀여운 다람쥐가 나와서 함께 노래를 부릅니다. 나무 위로 아기 참새도 날아와 함께 노래를 부릅니다. 다시 언덕으로 가기 위해 다람쥐와 아기 참새에게 인사를 합니다. 이번엔 페달을 힘차게 밟으며 빠르게 올라가 보세요. 옆으로 스치는 바람이 자신의 뺨을 시원하게 달래줍니다. 작은 돌덩어리를 요리조리 피하고 오솔길 모퉁이를 순식간에 지나갑니다. 땀이 나지만 열심히 언덕까지 올라갑니다.

이제 언덕 위에 올라선 자신의 모습을 떠올려보세요. 숨이 가쁘지만 가슴 안에는 신선한 공기가 가득 차 있는 것이 느껴집니다. 언덕에서 아래 동네를 내려다보세요. 아까 쉬었던 큰 나무도 보입니다. 하늘을 보세요. 해님이 자신에게 맑은 빛 한줄기를 보냅니다. 온몸에 빛이 스며듭니다. 빛으로 변한 자신의 모습이 사랑스럽습니다. 온몸에 사랑이 가득 찹니다. 이제 자신은 사랑 그 자체입니다.

■ 시각화 2

자, 이제 꿈나라로 들어갑니다. 자신이 가는 꿈나라에는 환상의 놀이공원이 있습니다. 그 놀이공원에서는 무엇이든 할 수 있어요. 밝은 빛을 통과해서 놀이공원에 도착합니다. 놀이공원의 주위를 살펴보세요. 주변에는 정겨운 친구들이 많습니다. 친구들이 즐거워하는 소리를 들어보세요.

이제 친구들과 회전목마를 타러 가세요. 회전목마의 말은 새하얀 털을 뽐내고 있습니다. 뾰족하지만 멋진 뿔도 가지고 있습니다. 그리고 황금빛 날개도 있습니다.

이제 자신의 손으로 아름다운 털을 쓰다듬으며 말 위에 앉습니다. 그 순간 회전목마는 살아 움직이는 멋진 말로 변합니다. 말은 부드럽게 날갯짓을 합니다. 자신은 조심스럽게 말과 함께 하늘 위로 날아오릅니다. 하지만 두렵지 않습니다. 구름 속 이슬비를 스치며 자유롭게 날아오릅니다. 자유로움을 느끼는 자신의 모습을 떠올려보세요.

멀리 관람차도 보이고 호수도 보입니다. 얼굴에는 미소가 가득합니다. 태양은 빛을 보내고 자신에게 따스한 빛이 스며드는 것을 느껴봅니다. 다시 환상의 놀이공원으로 되돌아갑니다. 자유로움이 자신의 몸을 감싼 채 어느덧 회전목마에서 내려옵니다.

이제 커다란 바이킹 배를 타러갑니다. 바이킹 배가 위로 올라갈 때 야호라고 외칩니다. 아주 크게 외칩니다. 자신이 용감하다고 느껴보세요. 엉덩이가 들썩거리며 몸이 붕 뜹니다. 갑자기 바이킹 배는 바다 위로 떠다닙니다. 자신은 바이킹 배를 이끄는 선장입니다. 이제 자신이 가고픈 먼 나라로 여행을 떠납니다. 그곳에서 자신은 여러 친구들을 만납니다. 이제 배를 타고 집으로 가야 합니다. 천천히 집을 향해 출발합니다. 정겨운 집으로 향하는 자신의 모습을 떠올립니다. 자신의 모습에 미소가 가득합니다. 즐거움이 가득합니다. 용기가 가득합니다. 그리고 자신이 자랑스럽습니다.

■ 마무리

이제 바닥에 누워 있는 자신의 몸을 떠올리세요. 주위에서 들리는 소리를 들어봅니다. 마음속으로 자신이 이루고 싶은 꿈을 세 번 말해보세요. 짧게 반복합니다. 자신이 이루고 싶은 꿈은 큰 빛이 되어 이루어집니다. 이제 천천히 몸을 움직여보세요. 몸을 충분히 움직이고 난 다음 눈을 감은 채 천천히 앉으세요. 손바닥을 비벼서 손 위에 따뜻함을 전해주세요. 조용히 눈을 뜹니다.

어린이 요가니드라를 마친 후
요가니드라가 끝난 다음 전체적으로 어떤 것을 체험했는지 표현해 보도록 한다. 이때 아이들의 표현 영역에 따라 위의 내용에 맞는 질문들을 다음과 같이 할 수도 있다. '자신의 누워 있는 몸을 보았는지, 보앉을 때 어떤 기분이 들었는지, 숨을 마시고 내쉴 때 공기 주머니도 커졌다가 작아지는 것을 느낄 수 있었는지, 씨앗이 되라고 했을 때 씨앗이 된 느낌이 들었는지, 어떤 색깔의 꽃잎을 보았는지, 벌들이 날아왔을 때 어떠하였는지, 어떤 열매를 맺었는지, 아이들이 열매를 딸 때 어떠하였는지, 자신이 이루고 싶은 꿈을 말할 수 있었는지' 등을 물어볼 수 있다.

6. 어린이 요가니드라의 실시 안내

- 어린이 요가니드라는 어린이의 나이와 이해 수준을 감안하여 용어 선택이나 내용들이 어렵지 않아야 한다.
- 어린이에게 요가니드라를 실시할 때 중요한 것은 가장 쉽고 단순한 것에서부터 점차 복잡한 것으로 단계적이고 체계적으로 실시하여야 한다는 점이다.
- 그룹으로 어린이 요가니드라를 실시할 경우, 같은 또래의 여섯 또는 일곱 명 정도가 적절하다.
- 요가니드라의 실시 대상이 산만하고 나이가 어릴수록 실시 시간을 짧게 한다. 요가니드라를 실시하기 전에 활동적인 행위나 신나는 놀이를 먼저 하면 보다 효과적이다.
- 어린이 요가니드라 실시 장소는 아늑하고 공기가 잘 통하고 맑은 에너지가 느껴지는 곳이어야 한다. 가능하면 한 번 정한 장소를 바꾸지 않고 실시한다.
- 요가니드라가 끝난 뒤 아이들이 보고 체험한 것을 그림이나 행위 또는 말로 표현할 수 있는 간단한 나눔의 장이 있어야 한다. 이때

자신이 보고 경험한 것은 어떤 것이든지 괜찮으며, 맞고 틀린 것이나 좋고 나쁜 것이 없음을 이해시킨다.
- 안내자는 요가니드라가 끝난 후 내용에 맞는 적절한 질문을 함으로써 아이들이 체험을 표현하게 할 수 있다. 이를테면 의식의 순환 과정에서 나비가 자기 몸으로 날아와 몸의 여기저기를 날아 움직이는 것을 상상하였을 때, '어떤 색깔의 나비가 날아왔는가? 나비가 자기 몸으로 여기저기 날아갈 때 어떻게 느꼈는가? 지금은 기분이 어떠한가?'를 구체적으로 물을 수 있다. 그리고 시각화 부분에 있어서도 다음과 같이 물을 수 있다. '이른 아침 정원을 맨발로 혼자서 걷고 있었을 때 어떤 일들이 일어났을까요?'

제7장 요가니드라의 응용

1. 직장에서의 요가니드라

　요가니드라는 스트레스를 해소하는 데 매우 효과적이다. 스트레스를 해소하는 여러 방법이 있지만 요가니드라처럼 효과적이고 경제적인 것도 없으리라고 본다. 요가니드라는 익숙한 사람의 경우 스스로 실시할 수 있지만 오디오를 통해 간단하게 실시할 수도 있다. 그리고 언제 어디에서든 실시할 수 있어 장소와 상황으로부터 제한을 받지 않는다. 직장에서는 누울 수 있는 공간이 있으면 좋지만, 그렇지 못하면 다른 사람으로부터 방해를 받지 않을 아늑하고 고요한 공간에서 편안한 의자에 앉아 실시 가능하다. 신발을 벗고 넥타이와 벨트를 느슨하게 한 뒤 간단하게 목돌리기와 어깨돌리기를 한 다음 눈을 감고 실시한다. 이 때 손은 가능한 다리 위에 두거나 두 손을 포개어 배 위에 둘 수 있으며, 팔걸이의자의 경우 자연스럽게 의자 위에 둘 수 있다.

다음은 직장인을 위한 짧은 요가니드라로서 자신이 이를 읽어보고 소리 내어 반복한 다음 녹음하도록 한다. 자신이 녹음한 것을 가지고 적절한 여가 시간을 활용하여 매일 정기적으로 실시하면 좋을 것이다.

요가니드라의 실제(약 10분 정도 소요)

지금부터 요가니드라를 실시합니다. 최대한 자신의 몸과 마음이 편안해질 수 있도록 하십시오. 요가니드라를 실시하는 동안 가능한 몸을 움직이지 않고 고요하게 둡니다… 눈을 고요히 감습니다… 자신의 의식을 앉아(혹은 누워) 있는 몸 전체에 둡니다. 머리에서부터 발끝까지 몸 전체를 자각하십시오… 머리 부분의 고요함과 이완을 자각하십시오. 자신의 얼굴을 편안하게 쉴 수 있도록 합니다. 긴장된 얼굴의 근육이 조금씩 느슨해지면서 이완되는 것을 느끼십시오. 입을 살며시 다문 채 턱을 아래로 약간 떨어뜨린 다음 힘을 빼십시오… 어깨에다 의식을 두고 어깨 근육이 점차 이완되는 것을 바라보십시오… 자각할 때마다 몸 안의 에너지가 흐르는 것을 느끼십시오. 이제 오른팔의 고요함과 이완을 자각하십시오. 왼팔의 고요함과 이완, 가슴, 배, 등, 오른다리, 오른발, 왼다리, 왼발… 몸 전체가 깊이 이완되고 있음을 자각하십시오. 머리에서부터 발가락까지 고요함과 이완을 느낍니다….

이제 자신의 의식을 호흡에다 둡니다. 자연스럽게 숨이 들어오고 나가는 것을 바라봅니다. 호흡의 리듬을 바꾸지 않고 자연스러운 호흡을 자각합니다… 숨이 들어오고 나갈 때마다 숫자 19부터 거꾸로 1까지 헤아립니다(1분 정도 멈춤). 만약 다 헤아렸거나 헤아리다가 잊었다면 다시 19부터 헤아리도록 합니다(1분 정도 멈춤).

이제 숫자 헤아리는 것을 그만두고 자신이 진정으로 이루고 싶은 것을 한 문장으로 만들어 똑같은 문장으로 세 번 반복합니다. 이때 반드시 이루어질 것이라는 강한 믿음과 열망을 가지고 반복합니다….

고요한 자기 몸을 자각하십시오. 앞으로 불려지는 신체 부위마다 의식을 두고 거기서 일어나는 감각을 알아차리도록 합니다. 먼저 몸의 오른쪽부터 시작합니다. 오른쪽 엄지손가락, 두번째 손가락, 세번째 손가락, 네번째 손가락, 다섯번째 손가락, 손바닥, 손목, 팔, 팔꿈치, 겨드랑이, 오른쪽 어깨, 오른쪽 엉덩이, 넓적다리, 무릎, 종아리, 발목, 발바닥, 오른쪽 엄지발가락, 두번째 발가락, 세번째 발가락, 네번째 발가락, 다섯번째 발가락… 이제 몸의 왼쪽을 자각하십시오. 왼쪽 엄지손가락, 두번째 손가락, 세번째 손가락, 네번째 손가락, 다섯번째 손가락, 손바닥, 손목, 팔, 팔꿈치, 겨드랑이, 왼쪽 어깨, 왼쪽 엉덩이, 넓적다리, 무릎, 종아리, 발목, 발바닥, 왼쪽 엄지발가락, 두번째 발가락, 세번째 발가락, 네번째 발가락, 다섯번째 발가락… 등, 목덜미, 뒤통수, 정수리, 이마, 오른쪽 관자놀이, 왼쪽 관자놀이, 오른쪽 눈, 왼쪽 눈, 오른쪽 귀, 왼쪽 귀, 코, 오른쪽 뺨, 왼쪽 뺨, 입술, 혀, 턱, 목 가슴, 배… 두 팔 전체, 두 다리 전체, 머리 부위 전체, 몸통 전체… 몸 전체… 몸 전체를 자각하십시오. 몸 전체….

이제 눈을 감은 채 앞을 보십시오. 넓은 의식의 공간을 바라보십시오… 자신의 의식을 미간에다 두면서 지금부터의 이야기가 실제로 자신에게 일어나고 있음을 체험합니다… 지금 울창한 숲 사이로 걷고 있습니다. 쭉 뻗은 나무 사이로 아침햇살이 눈부시게 반짝이고 있습니다… 시원한 바람이 스쳐가고 있습니다. 나뭇잎이 흔들거리는 것을 봅니다… 이름 모를 산새들이 경쾌하게 지저귀고 있습니다… 머리가 밝아지고 가슴이 펴지는 것을 느낍니다… 숨을 깊이 천천히 마셔봅니다. 숨을 마실 때마다 맑고 신선한 공기가 온몸으로 퍼져 가는 것을 느낍니다… 몸 구석구석 맑은 기운이 흘러가는 것을 느낍니다. 문득 자신이 살아 있음을 느낍니다. 가슴 전체가 생동감과 충만함으로 넘쳐흐르는 것을 느낍니다… 이제 앞에서 떠올렸던 소망을 고요하게 같은 문장으로 세 번 반복합니다… 몸 전체가 생동감과 축복으로 감싸이는 것을 느낍니다….

이제 의식을 호흡에다 둡니다. 자연스럽게 숨을 마시고 내쉬고 있습니다. 자신의 자연호흡을 바라보십시오… 몸의 고요함과 휴식을 느낍니다. 몸 전체가 깊이 이완되었음을 느낍니다… 자신이 있는 공간을 자각하십시오. 눈을 감은 채 자신의 공간을 그려보십시오… 천천히 팔과 다리를 뻗어 몸을 움직이도록 합니다. 완전히 바깥을 자각할 때까지 몸을 자각하면서 움직입니다… 이제 준비가 되었다면 손바닥을 서로 비벼 따뜻함이 전해지면 손바닥을 눈꺼풀 위에 살짝 두도록 합니다. 이를 두 번 반복합니다… 이제 요가니드라는 끝났습니다. 고요히 눈을 뜨십시오.

2. 학교에서의 요가니드라

이완할 때 학습효과가 보다 뛰어나다는 연구 결과가 많다. 이완연습은 곧 집중력을 향상시키는 것과 밀접하게 관련되어 있다. 이완하게 될 때 어떤 것에 애써 집중하고자 하는 노력 대신에 자연스럽게 몰두하게 된다. 어떤 것에 애써 집중하는 것은 긴장을 야기한다. 이를테면 흥미 없는 수업을 집중하여 들어야 할 상황에 있을 때 50분 정도 듣고 나면 피곤과 스트레스가 쌓인다. 피곤은 또 다시 집중력을 떨어뜨리게 한다. 이완은 여기저기로 흩어져 있던 마음을 휴식하게 하므로 마음을 하나로 모으게 한다. 반대로 마음이 어느 하나에 몰두될 때는 여기저기로 산만하게 움직이던 마음이 쉬게 되므로 이완을 가져온다.

수업 시작 전 5~10분 정도 짧은 형태의 요가니드라를 실시할 수 있다. 이때 학생은 이완되어 수용적이고 주의 깊게 되므로, 학습과정에 보다 효과적이다. 교사의 가르침은 잠재의식까지 전달되어 학습내용을 쉽게 기억할 수 있다.

교실장면에서 요가니드라 실제

의자 등받이로부터 등을 떼고 허리와 등, 목 그리고 머리가 하나의 일직선이 될 수 있도록 바르게 앉습니다. 발은 약간 벌리나 발가락이 서로 가지런하도록 합니다. 손을 편안하게 다리 위에 놓습니다. 이제 눈을 고요히 감은 채 몸을 가능한 움직이지 않도록 합니다. 자신의 몸이 아주 편안하다고 여깁니다. 이제부터 선생님의 목소리를 주의 깊게 들으면서 그대로 실천해봅니다.

교실 밖에서 들려오는 소리에 주의를 보내세요… 여러 가지 소리를 한꺼번에 듣도록 합니다… 이제 교실 안에서 나는 소리에 주의를 보내세요… 시계소리, 다른 친구들의 움직이는 소리, 기침 소리(상황에 따라서 안내자는 특정한 소리를 자각할 수 있도록 한다)… 다시 교실 밖에서 들려오는 소리에 주의를 둡니다. 소리 그 자체에만 귀를 기울이도록 하세요… 이제 교실 안에서 나는 소리를 알아차리세요… 자신에게 좀 더 가까이 들리는 소리를 알아차립니다… 이제 가슴에 주의를 두고 자기 심장이 뛰고 있는 소리를 들어봅니다….

이제부터 몸의 각 부위의 이름을 부르면 그 부분에다 주의를 두면서 마음속으로 그 부위의 명칭을 따라하도록 합니다. 몸의 오른쪽부터 시작합니다. 오른손… 오른손을 움직이지 않고 마음으로만 알아차리면서 마음속으로 오른손이라고 반복합니다. 손목, 오른쪽 팔꿈치, 겨드랑이, 오른쪽 어깨, 오른쪽 엉덩이, 허벅지, 무릎, 종아리, 발목, 오른발… 이제 몸의 왼쪽을 시작합니다. 왼손을 알아차리세요. 그리고 마음속으로 왼손이라고 반복합니다. 손목, 왼쪽 팔꿈치, 겨드랑이, 왼쪽 어깨, 왼쪽 엉덩이, 허벅지, 무릎, 종아리, 발목, 왼발… 이제 등에다 주의를 둡니다. 목덜미, 정수리, 이마, 오른쪽 눈썹, 왼쪽 눈썹, 미간, 오른쪽 눈, 왼쪽 눈, 오른쪽 귀, 왼쪽 귀, 오른쪽 뺨, 왼쪽 뺨, 코, 입술, 턱, 목, 가슴, 배… 이제 오른팔 전체를 동시에 알아차립니다. 왼팔 전체, 오른다리 전체, 왼다리 전체, 머리 전체, 몸통 전체를 알아차립니다… 몸 전체를 동시에 알아차리세요.

눈을 계속 감은 채 감은 눈의 앞을 봅니다. 지금부터 자신이 마치 영화를 보는 것처럼 어떤 것을 이름 부르면 그것을 떠올리도록 합니다. 눈을 감은 채 세발자전거를 보세요. 인형… 장난감비행기… 신발… 운동장…(자동차, 가로수, 키 큰 소나무, 코스모스, 장미, 국화, 컴퓨터), 계속해서 눈을 감은 채 앞을 보도록 합니다. 이제 바다를 떠올리세요, 모래사장… 갈매기… 헤엄치는 물고기… 잠자는 고양이… 무지개… 파란 하늘… 노을, 하늘을 나는 독수리… 자신이 가장 아끼는 물건… 자신이 좋아하는 사람… 반짝이는 별을 바라보세요. 반짝이는 별이 자신에게 다가와 빛을 밝힙니다. 머리와 마음이 환해지는 것을 느낍니다. 자기가 하고 싶은 것을 잘 할 수 있는 힘이 솟아오르는 것을 봅니다….

이제 자기가 어떻게 앉아 있는지 마음속으로 살펴봅니다. 나의 손은 어떤 자세로 있는지, 다리와 발은 어떤 자세인지 알아차립니다. 천천히 깊게 코로 숨을 마시고 코로 천천히 숨을 내쉽니다. 한 번 더 천천히 깊게 숨을 마시고 내쉽니다… 이제 두 손바닥을 서로 비벼 따뜻한 열기가 전해지면 손바닥을 눈꺼풀 위에 살짝 갖다 대도록 합니다… 준비가 되었으면 손을 내리고 조용히 눈을 뜹니다.

3. 심리치료 장면에서의 요가니드라

요가니드라는 일시적이거나 만성적인 모든 종류의 심리적 부조화, 특히 높은 불안과 신경성 행동 패턴에서 성공적인 치료법이다. 불안은 긴장, 걱정에 대한 주관적인 느낌에 의해 또한 자율신경계의 활성화에 의해 특징지어지는 불유쾌한 정서적 상태 또는 조건이다. 요가 이완연습은 긴장을 효과적으로 감소시키며 심리적 안녕감을 향상시키는 것으로 나타났다. 요가니드라는 두통, 현기증, 심신증의 가슴고통, 땀, 복부통증과 신경성 설사, 가슴 두근거림과 같은 높은 불안 증세에도 아주 효과적이다. 요가니드라는 심각한 사람조차도 스스로 실행할 수 있으며, 단지 심리치료 동안만이 아니라 어떤 상황에서든 두려움 또는 불안을 경감시킬 수 있다.[53] 불안 신경증이나 공포증 환자는 대부분 이완된 상태를 싫어한다. 그들은 어떤 부정적인 결과를 예상하면서 항상 신체를 긴장시키고 있다. 말하자면 불안이나 긴장상태를 만듦으로써 그들이 두려워하는 일이 벌어지지 않도록 방어하고 있다고 볼 수 있다.[54] 이런 내담자들이라면 요가니드라가 매우 효과적일 수 있다. 엘리베이터 타는 것이 두려워 아무리 높은 층도 걸어 올라가는 학생을 데리고 인도에 간 적이 있었다. 그는 난생 처음 비행기를 타본다고 하였다. 비행기가 이륙하자마자 이 학생은 공포 때문에 호흡이 곤란할 정도였으며, 숨죽인 비명이 흘러나왔다. 옆자리에 앉은 저자는 계속해서 호흡자각과 함께 이완할 수 있도록 요가니드라를 안내하였다. 점차 공포는 줄어들었으며, 한국으로 돌아오는 비행기에서는 스스로 이완을 통하여 공포를 극복할 수 있었다.

요가니드라는 심신증으로 인한 여러 가지 질병들을 치유하는 데 효과적이다. 우울증과 정신분열증을 제외한 여러 가지 정신병을 치료하는 데 효과적일 뿐만 아니라 상담장면에서도 널리 응용 가능하다. 또한 육체적인 긴장뿐만 아니라 정서적·심리적인 긴장을 해소하며 잠재의식 및 무의식 층에서 미해결된 채 통합되지 않은 것을 통합할 수 있도록 한다. 다음은 요가니드라를 통해 치유를 한 사례이다.

"근육과 신경의 통제를 상실한 한 여인은 몇 년 동안이나 두 손가락을 움직일 수 없었다. 그 여인이 아쉬람에 와서 정기적으로 요가니드라를 실시하였다. 요가니드라에서는 그녀로 하여금 손가락을 움직이는 시각화, 즉 도끼를 들고 장작을 패는 장면을 시각화하도록 하였다. 요가니드라를 통하여 반복적으로 손을 움직이는 시각화를 실시한 그 여인은 시각화 장면에서 자신이 손을 움직인 것처럼 실제로 손을 움직일 수 있었다. 심리적인 방해요소가 제거되었으며 다시 정상적인 일상생활을 시작할 수 있었다."[55]

불면증 해소를 위한 요가니드라

요가니드라는 불면증을 겪고 있는 사람들에게 매우 효율적이다. 요가니드라에 익숙해진 내담자라면 혼자서 실시하도록 한다. 이때 주의하여야 할 점은 일부러 잠을 자겠다는 마음을 비우도록 하는 것이다.

대신 '나는 몸과 마음을 이완하기 위해 요가니드라를 실시한다' 라고 다짐한다. 오지 않는 잠을 억지로 청하기보다는 몸과 마음을 이완하도록 하는 것이다.

요가니드라를 실시하는 동안 다른 생각이 일어나면 다시 요가니드라에 의식을 두고 단계적으로 실시한다. 대체로 성실하게 실행하면 3단계 의식의 순환 과정에서 잠으로 떨어지게 된다. 그리고 호흡단계에서 숫자를 거꾸로 헤아려나갈 때 거의 잠을 자게 된다. 요가니드라를 실시하기 전에 목과 어깨 근육을 이완하기 위하여 목운동과 어깨돌리기를 하여도 좋다. 또는 아래와 같이 간단한 요가자세와 호흡법을 실행하면 보다 효과적이다.

■ 요가자세-사상카아사나

사상카아사나(Shashankasana, 토끼 자세)는 생식기관과 소화기관을 활성화시키며 등과 골반의 근육을 부드럽게 한다. 심리적으로 분노를 없애며 마음을 고요하게 하는 데 효과적이다. 고혈압이 있는 사람은 실시하지 않도록 한다.

- 무릎으로 선 다음 양쪽 엄지발가락이 서로 닿게 하며 양쪽 발뒤꿈치는 벌린다. 발뒤꿈치 사이로 엉덩이를 갖다 놓으며 손은 다리 위에 놓는다.
- 눈을 감고 척추와 머리를 바로 세운 뒤 몸 전체를 이완한다.
- 숨을 마시면서 팔을 머리 위로 들어올린다. 이때 팔을 어깨넓이 정도 벌린 채 뻗는다.
- 숨을 내쉬면서 팔을 뻗은 채 상체의 아랫부분부터 천천히 앞으로 구부려 이마가 바닥에 닿도록 한다. 이때 엉덩이를 들지 않도록

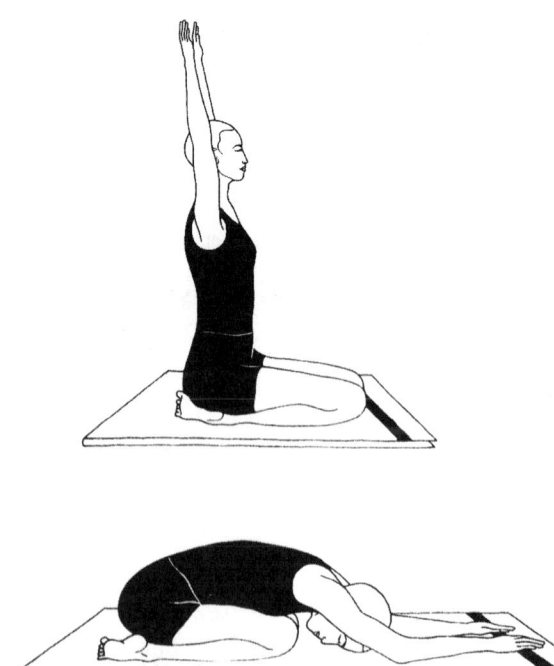

하며 이마와 팔꿈치가 바닥에 닿은 채 휴식한다. 호흡을 자연스럽게 하면서 이 자세를 3분 정도 유지한다.
- 숨을 마시면서 팔과 머리부터 상체를 일으켜 세운다.
- 숨을 내쉬면서 팔을 다리 위에 놓는다. 여기까지가 1회이다. 이를 5회 정도 실시한다.

■ 호흡법-브라흐마리

브라흐마리(brahmari pranayama, 벌소리 호흡) 호흡법은 스트레스를 없애며 두뇌의 긴장을 완화하는 데 효과적이다. 분노, 두려움, 불안과 불면증에 효과적이며 혈압을 낮춘다. 또한 목소리를 강화하며 목 질병을 제거하는 데도 효과가 있다. 누워서 실시하지 않으며 귀 감염을 겪고 있는 사람은 실시하지 않는다.

- 동그란 베개 위에 엉덩이를 놓고 무릎을 세우고 앉는다.
- 눈을 감고 잠시 몸 전체를 이완한다.
- 입은 살짝 다물되 이빨은 서로 부딪히지 않도록 사이를 두며 턱을 이완한다.
- 팔을 올려 팔꿈치를 무릎 위에 두며 엄지손가락으로 각각 귀를 막는다. 나머지 네 손가락은 자연스럽게 머리를 감싼다.
- 두뇌 안쪽을 자각하도록 한다.
- 코로 숨을 마신 뒤 천천히 숨을 내쉬면서 '흠음음…' 하는 소리, 마치 벌이 날아갈 때 나는 소리를 낸다. 이때 내는 소리는 부드럽고 안정되고 리듬 있게 한다. 뇌로 퍼지는 소리의 진동을 자각한다.
- 다시 코로 숨을 마신 뒤 내쉬면서 소리를 반복해서 낸다. 이를 5분 정도 실시한다.

요가니드라의 실제

다음의 요가니드라를 가능한 자신에게 익숙해질 수 있도록 충분히 읽어보고 그 순서와 원리를 습득하였을 경우 자기 스스로 실시할 수 있도록 한다.

요가자세와 호흡법이 끝난 다음 잠들 수 있도록 전등을 끄고 잠자리를 준비한다. 등을 바닥에 대고 눕는다. 다리를 약간 벌리며 손을 몸통 옆에 두어 손바닥이 위로 오도록 한다. 이 자세가 불편할 경우 손을 가슴이나 배를 감싸듯이 올려놓는다. 베개 없이 잠드는 것이 불편한 경우 베개를 적절히 사용한다.

의식을 누워 있는 자신의 몸에다 둡니다. 최대한 자신의 몸을 편안하게 이완하십시오. 머리 부분을 편안하게 하며 이완되어 감을 느낍니다. 어깨의 편안함을 느끼십시오. 오른팔의 편안함… 왼팔의 편안하고 이완된 느낌… 가슴… 배… 등… 오른다리의 편안함을 느끼십시오. 왼다리의 편안함을 느낍니다. 머리에서부터 발끝까지의 편안함을 느끼십시오. 만약 어느 부위에 긴장이 조금이라도 느껴지면 그 부위에 의식을 두고 점차 이완되는 것을 자각하십시오….

이제 자연스런 호흡을 바라보십시오. 숨이 들어오고 나가는 과정을 알아차립니다… 숨을 내쉴 때 입으로 숨을 '휴-우' 하고 토해냅니다. 숨을 마실 때는 코로 천천히 깊게 마시며, 숨을 내쉴 때는 '휴-우' 하는 소리를 가슴 밑바닥에서부터 천천히 토해냅니다. 코로 숨을 마실 때는 신선한 공기가 폐 깊숙이 스며든다고 여기며, '휴우' 하고 입으로 숨을 토해낼 때는 몸속에 뿌리박힌 근심 걱정 불안이 싹 빠져나간다고 여깁니다. 이 과정을 세 번 더 하십시오.

이제 자신의 의식을 몸과 바닥 사이의 닿는 부분에 두도록 합니다. 머리와 바닥 사이의 닿는 부분의 접촉을 알아차리십시오. 어깨와 바닥 사이… 오른팔과 바닥 사이… 왼팔과 바닥 사이… 등과 바닥 사이… 엉덩이와 바닥 사이… 오른다리와 바닥 사이… 오른발 뒤꿈치와 바닥 사이… 왼다리와 바닥 사이… 왼발 뒤꿈치와 바닥 사이… 몸 전체와 바닥 사이의 닿는 감촉을 자각하십시오….

평소 자신이 원하는 것을 마치 지금 이루어지고 있는 것처럼 현재형으로 한 문장을 만듭니다. 자신의 염원이 강한 믿음과 의지로 싹을 틔울 수 있도록 세 번 마음속으로 반복합니다….

신체 각 부위를 자각하도록 합니다. 자각할수록 몸과 마음이 깊이 이완되어 갑니다. 먼저 몸의 오른쪽을 자각하십시오. 오른쪽 엄지손가락을 자각하십시오, 집게손가락, 가운뎃손가락, 약손가락, 새끼손가락, 손바닥, 손등, 손목, 아래팔, 팔꿈치, 팔오금, 위팔, 겨드랑이, 어깨, 오른쪽 옆구리, 오른쪽 엉덩이(볼기), 이제 자신의 의식을 오른쪽 허벅지에 둡니다. 오른쪽 무릎, 다리오금, 정강이, 종아리, 발목, 발꿈치, 발바닥, 엄지발가락, 집게발가락, 가운뎃발가락, 약발가락, 새끼발가락, 발등….

이제 자신의 의식을 몸의 왼쪽 부분에 두십시오. 왼쪽 엄지손가락, 집게손가락, 가운뎃손가락, 약손가락, 새끼손가락, 손바닥, 손등, 손목, 아래팔, 팔꿈치, 팔오금, 위팔, 겨드랑이, 어깨, 왼쪽 옆구리, 왼쪽 엉덩이, 의식을 왼쪽 허벅지에 둡니다. 무릎, 다리오금, 정강이, 종아리, 발목, 발꿈치, 발바닥, 엄지발가락, 집게발가락, 가운뎃발가락, 약발가락, 새끼발가락, 발등….

몸의 뒷부분을 자각하십시오. 허리, 등의 중간부위, 오른쪽 어깨날개, 왼쪽 어깨날개, 목덜미, 머리 뒤통수… 이제 자신의 의식을 몸의 앞쪽에 두도록 합니다. 정수리, 이마, 오른쪽 관자놀이, 왼쪽 관자놀이, 오른쪽 눈썹, 왼쪽 눈썹, 미간, 오른쪽 눈, 왼쪽 눈, 오른쪽 귀, 왼쪽 귀, 오른쪽 볼, 왼쪽 볼, 코, 콧등, 오른쪽 콧구멍, 왼쪽 콧구멍, 인중, 윗입술, 아랫입술, 혀, 턱, 목, 오른쪽 가슴, 왼쪽 가슴, 가슴 중앙, 윗배, 배꼽, 아랫배….

이제 자신의 의식을 오른팔 전체에다 둡니다. 왼팔 전체를 자각하십시오. 이제 두 팔 전체를 자각하십시오. 오른다리 전체… 왼다리 전체… 두 다리 전체를 자각하십시오… 이제 의식을 머리 전체에다 둡니다… 몸통 전체… 의식을 몸의 오른쪽 전체에다 두도록 합니다… 몸의 왼쪽 전체를 자각하십시오… 몸의 뒷부분 전체를 자각하십시오… 몸의 앞부분 전체를 자각하십시오… 이제 의식을 몸 전체에다 두도록 합니다. 몸 전체… 몸 전체… 몸 전체….

　이제 자신의 의식을 자연스런 호흡에다 둡니다. 자신의 호흡 리듬을 일부러 바꾸거나 통제하지 않도록 합니다. 다만 자신이 숨을 마시고 내쉬고 있음을 알아차립니다. 숨을 마실 때는 숨을 마시고 있음을 알아차리고, 숨을 내쉴 때는 숨을 내쉬고 있음을 알아차리십시오. 이제는 의식을 복부에다 둡니다. 호흡할 때 배의 움직임을 관찰하십시오. 자연스런 호흡을 유지하면서 동시에 배의 움직임을 자각하도록 합니다. 숨을 마실 때 배가 위로 움직이고, 숨을 내쉴 때 아래로 움직이는 과정을 바라보십시오… 이제 배의 움직임과 함께 한 호흡마다 숫자 19부터 거꾸로 마음속으로 헤아려 나가도록 합니다. 숨을 마실 때 동시에 배가 팽창하였다가 숨을 내쉴 때 동시에 배가 아래로 수축하는 것을 자각하면서 숫자 19를 헤아립니다. 다시 들숨과 함께 배가 위로 올라오고 날숨과 함께 배가 아래로 내려가면서 숫자 18… 이렇게 숫자를 1까지 거꾸로 헤아려 나가십시오….

　이제 잠자리에 누워 있는 이 순간부터 아침에 일어나기 전까지를 거꾸로 더듬어 회상하십시오. 마치 시계바늘을 반대방향으로 되돌려 놓듯이 차근차근 자신이 체험하였던 것을 거꾸로 떠올려 가십시오… 마치 영화를 거꾸로 되돌려 보는 것처럼 자신에게 일어났던 체험들을 거꾸로 되돌려 봅니다….

　잠자리에 들기 전부터 아침에 일어난 과정까지 거꾸로 떠올린 다음, 자신의 몸과 마음이 충분히 이완되었음을 자각합니다. 몸의 고요함을 체험하십시오. 마음의 고요함을 체험하십시오. 몸과 마음이 온전히 이완되어 이제 순수의식으로 몰입되는 자신을 자각하면서 깊은 잠으로 여행을 시작합니다.

제8장 요가니드라의 체험

　　요가니드라는 대체로 누워서 실시하지만 개인에 따라 앉아서도 체험 가능하다. 요가니드라 도중에 신체적인 고통이 일어날 수도 있는데, 이러한 신체적 고통은 다음의 차원에서 이해할 수 있다. 첫째, 자세가 바르지 않음을 의미한다. 누워 있든 앉아 있든 자세가 바르지 않을 때 고통이 일어난다. 둘째, 누워서 실시하는 사바아사나 자세가 익숙하지 않거나 또는 척추를 바르게 펴고 앉아서 하는 명상자세가 익숙하지 않을 때 불편함이 생긴다. 수련의 부족으로 척추와 머리가 하나의 일직선이 되도록 등을 바닥에 대고 눕는 사바아사나 자세를 취하는 것이 자연스럽지 않아 몸의 불편함을 가져올 수 있다. 이러한 경우 명상자세와 사바아사나를 돕는 쉬운 요가자세를 통해서 몸의 불편함을 제거할 수 있다. 셋째, 긴장을 하고 있으면 고통을 느낄 수 있다. 특히 이런 경우 머리가 아프다는 호소를 주로 한다. 요가니드라를 하는 도중에 어떤 내용을 기억하거나 분석하고자 할 때도 머리가 아플 수 있다.

넷째, 가장 흥미로운 것은 몸의 긴장이 해소될 때 일어나는 고통이다. 축적된 긴장과 막혔던 에너지 흐름이 자각을 통해서 그 부위의 긴장이 해소되고 에너지가 흐름으로써 신체적인 고통이 일어난다. 이전에 체험하였던 육체적인 고통을 다시 체험하게 된다. 이는 어떤 사건으로 인한 육체적 고통일 수도 있다. 요가니드라를 처음으로 접한 40대 중년 남자가 요가니드라 도중 몸을 가능한 움직이지 않는다는 안내에도 불구하고 몸을 심하게 움직였다. 요가니드라가 끝난 후 나눔의 시간에 그는 등 부위에 심한 통증을 느껴 도저히 참을 수가 없었기 때문에 몸을 의도적으로 움직였다고 하였다. 그 다음 요가니드라에서는 처음보다 통증이 덜 하였으며, 세번째 요가니드라에서는 완전히 고통이 사라졌다고 하였다. 고통을 느꼈던 등 부위는 자신이 몇 년 전 고통사고로 입었던 부상의 부위와 같았다. 요가니드라를 시작하기 전에는 전혀 아픔을 느끼지 못하였으며 요가니드라가 끝난 후에도 아픔을 느끼지 못하였는데 요가니드라 시간에만 통증을 느껴 신기해하였다. 유사한 예로 요가니드라를 처음 접한 40대 중년 여인은 신체의 의식순환 과정에서 골반부위에 아픔이 일어나면서 그 부위가 깊이 이완되는 것을 체험하였다. 이처럼 과거에 체험하였던 육체적 아픔을 다시 체험함으로써 그때 쌓였던 긴장으로부터 자유롭게 된다.

또한 육체적인 긴장이 해소되면서 진동을 체험하거나, 때때로 과거의 강한 이미지가 일어난다. 이전에 수술을 하였거나 어떤 사건을 당했던 이미지들이 일어나는 것이다. 심지어 전생에 대한 이미지를 보기도 한다. 긴장이 해소됨으로써 일어나는 진동으로 자신도 모르게 몸을 움직이게 되거나 흔들게 된다. 어떤 경우는 소리를 지르거나 울기도 한다. 소리를 지르는 경우는 극히 드문데, 특히 집단으로 실시할 때는 그러하다. 다만 개인으로 실시할 때 요가니드라 도중 어떤 것이든 일어날 수 있도록 허용하는 분위기이거나 요가니드라 참여자가 자기 내면의 경험에 솔직하게 직면하고자 할 때 가능하다.

몸이 점차 이완되면서 고요해지며 마치 뻣뻣하게 얼어붙는 듯한 느낌을 가질 수도 있다. 이러한 마비 현상은 다라나(dharana, 집중법)의 수행법인 까야 스따이람(kaya sthairyam)[56]에서 의도적으로 느낄 수 있도록 안내되고 있다. 까야 스따이람에 의하면 몸이 너무 단단하여 움직이고 싶어도 더 이상 움직일 수 없음을 체험하게 한다. 몸이 점차 단단하고 딱딱하게 되어갈수록 육체적인 자각을 상실하게 된다.[57] 육체적인 자각에서 벗어나 보다 깊고 미세한 에너지 흐름의 자각과 심리적 자각을 가져올 수 있다. 몸이 경직되는 체험을 하게 될 경우 어떤 이는 두려움을 느끼게 되어 애써 그 경직으로부터 벗어나려고 노력한다. 이때 어떤 것이든 자신에게서 일어나고 있는 것들을 바라보는 것이 중요하다. 몸의 경직성을 두려움 없이 주시하게 될 때 보다 깊은 내면으로 자각하게 된다. 한 번은 요가니드라를 마친 후에도 한 학생이 몸을 움직이지 않은 경우가 있었다. 그 학생은 무려 40여 분을 몸 전체가 마비된 듯 몸을 전혀 움직일 수 없었지만 의식은 또렷이 깨어 있어서 주위에서 들려오는 소리와 안내자의 목소리를 자각할 수 있었다. 이때 몸을 만져서 마사지를 하려 하거나 다른 방법을 시도하기보다는 계속 요가니드라의 마무리 안내를 실시하는 것이 도움이 된다.

몸이 이완되고 고요해짐에 따라 호흡 또한 고요해진다. 마치 숨이 멈춘 듯한 느낌이 들 수도 있다. 호흡을 자각하라는 안내자의 안내에 의해 자신의 의식을 호흡에 두게 되면서 마치 호흡이 사라진 듯한 느낌으로 깜짝 놀라 황급히 숨을 몰아쉬어 깊은 자각의 흐름을 깨뜨리는 경우가 있다. 이는 미세하고 고요한 호흡의 흐름에 익숙하지 않을 경우 가끔 일어나는 체험이다.

요가니드라는 잠재의식의 인상들을 의식의 표면으로 가져오도록 한다. 이때 축적된 인상들 혹은 원형, 카르마들이 일어난다. 때때로 전생을 직접적으로 경험하기도 한다. 하지만 대체로 잠재된 인상들은 상징적으로 드러난다. 어휘와 개념들은 의식적 마음의 언어이므로, 잠재의식의 마음은 상징에 바탕을 둔 그 나름의 언어를 가진다. 요가니드라 도중 언어로는 표현할 수 없는 어떤 이미지 혹은 그림들이 나타난다. 그리고 초감각적인 지각현상을 체험하기도 한다. 우리는 인지 혹은 지각하기 위해 대상을 가져야 한다. 만약 꽃이 없다면 눈은 그 꽃을 볼 수가 없다. 하지만 실제적인 대상이 없어도 우리는 꽃을 볼 수가 있고 향기를 맡을 수가 있다. 이를 초감각적인 지각이라고 하는데 요가니드라 도중에는 이런 체험이 가능하다.[58]

요가니드라 도중 억압되었던 무의식이 이완되면서 내면의 부정적인 사고와 정서, 이미지들이 일어날 수도 있다. 여러 가지 부정적인 경험들과 과거의 불쾌한 사건들이 기억됨으로써 처음에는 오히려 더 마음이 고요하지 못하고 실패한 것 같은 생각이 들기도 한다. 하지만 어느 정도 시간이 흐름에 따라 부정적인 것들은 점차 소멸되고 고요함이 몸과 마음에 스며드는 것을 체험할 수 있다. 어떤 치료에서는 나아지기 위해 더 나빠지는 경우가 있는데 요가니드라의 체험에서도 그러하다. 이때 자신의 중심을 잡고 일어나는 마음에 휘둘리지 않도록 한다. 여러 가지 미묘하게 떠오르는 생각들을 시종일관 바라보는 자로 유지하는 것이 자신의 중심을 잡는 것이다.

요가니드라를 수련하더라도 아무런 체험이 일어나지 않는 느낌을 가질 수 있다. 그냥 편안한 느낌 이외에 별다른 체험이 없을 수 있다. 하지만 자신의 마음은 그 체험을 기억하지 못하더라도 몸은 알고 반응하기도 한다. 이를테면 요가니드라의 다섯번째 단계인 감각과 느낌의 자각에서, 살아오면서 가장 고통스러운 순간을 떠올리고 그 고통을 다시 체험하라는 안내가 있다. 이때 한 참여자는 깊은 한숨을 몰아쉬었지만 요가니드라 실시 후 자신은 아무것도 기억하지 못하였다. 요가니드라의 효과를 즉시 느낄 수 없다고 생각할지라도 일상생활에서 그 효과는 영향을 미친다. 그러므로 요가니드라를 체험한 후 참여자는 일상생활에서 자신이 어떻게 변해 가는지를 관찰하고 탐구할 필요가 있다.

체험쓰기

요가니드라가 끝난 후 가능하다면 자신이 체험한 것을 쓰도록 한다. 자신의 체험을 쓰게 될 때 더욱 더 그 체험을 각성하게 된다. 또한 자신이 잠재의식 혹은 무의식 차원에서 깊이 체험하였던 것을 의식적 차원에서 자각하게 되며 통합하게 된다. 요가니드라의 체험을 쓰게 될수록 자신의 경험에 대해 객관적으로 바라보는 힘이 길러진다. 처음에는 몇 마디밖에 쓰지 못하였던 참여자들이 시간이 갈수록 보다 상세하게 쓰는 것을 보게 된다. 요가니드라의 체험을 쓰게 됨으로써 자신의 경험에 대해 솔직해지기 시작하며 있는 그대로 수용하게 한다. 어떤 부정적인 생각이나 느낌이라 할지라도 이를 저항 없이 받아들이게 된다.

요가니드라의 체험을 쓸 때 몇 가지 이해할 필요가 있다. 첫째, 어떤 사소한 것이라도 자신이 체험한 것을 있는 그대로 쓰도록 한다. 대체로 참여자는 요가니드라 체험이 신비로움과 관련된 깊은 무엇이라고 여기며 신비로운 어떤 것을 써야 된다고 생각한다. 그래서 40여 분 요가니드라를 실시하고도 아무런 경험을 하지 않았다고 한다. 이때 안내자는 가장 쉽게 접근하는 방법으로서 요가니드라 동안 잠을 잤는지, 또는 잠을 잔 것 같기도 하고 안 잔 것 같기도 한지, 또는 이완되지 않은 채 깨어 있었는지를 질문함으로써 체험에 대한 참여자의 이해를 돕도록 한다. 둘째, 체험은 자기반성이 아니며 미래의 다짐을 쓰는 것도 아니다. 어떤 참여자는 자신이 이번 요가니드라 시간에는 자지 않겠다고 다짐하였는데 잠을 자서 쑥스러우며, 다음에는 꼭 깨어 있겠다고 자기반성과 다짐을 하였다. 이러한 자기반성과 다짐은 마음의 긴장을 가져오게 되므로 앞으로 어떻게 하겠다는 다짐은 쓰지 않도록 한다.

요가니드라 참여자들의 체험

다음은 요가니드라에 참여했던 몇몇 학생들의 체험일지를 그대로 발췌한 것이다. 개인마다 성향이 다르기 때문에 똑같은 체험을 할 수가 없다. 그리고 같은 사람일지라도 요가니드라를 체험할 때마다 매번 다른 경험을 하게 된다. 요가니드라의 체험은 어떤 것이 좋고 나쁜 것이 없으며, 자신에게 필요해서 일어남을 다시 한 번 이해하고 참조했으면 한다.

"침이 고인다. 두 번이나 아래위의 이가 떨리는 현상이 일어났다. 인지하니 그쳤다. 요가니드라가 끝나고 나면 피로가 풀렸다."

"온몸을 이완시키는 단계에서 다리가 저절로 움찔움찔 떨렸고 손도 그렇게 움직임이 갑자기 일어나며 온몸이 무척 편안하게 이완되는 느낌을 받았다."

"몸을 이완시키는데 온몸의 이완이 순간적으로 되었다가 다시 약간은 긴장이 되었다 하는 느낌이 몇 번씩 되풀이되었고 배꼽에서 가슴까지 에너지의 흐름을 느끼라고 할 때 하단전에서 갑자기 반동이 생겨서 허리가 머리 쪽으로 튀는 느낌, 아니 실제로 몸이 움직였던 것 같다. 오금이 저리는 것과 비슷하게 몇 번씩 찌르르한 느낌이 성기 쪽을 타고 흘렀다."

"몸의 진동이 일어났다. 주위를 의식한 것 같다. 진동이 일어나는 것을 막으려 한다는 생각이 들었다. 가슴과 어깨 쪽에서 막히는 것 같았다. 가벼움/무거움에서, 몸통을 가벼워지도록 하였으나 목 부분에서 머리 쪽으로 의식이 굳어있다는 느낌이 들었다."

"가슴 쪽이 뚫리는 듯이(굳어 있던 부분이 풀리는 듯한 느낌), 호흡이 (몸이) 편해졌다는 느낌이 들었다."

"내가 웃고 있었던 것 같은데 왜 웃었는지 모르겠다."

"호흡자각 때 오른쪽에서 누군가 코를 골기 전에 숨이 거칠게 걸리는 소리가 들렸다(내 생각에 OOO의 거친 숨소리). 그리고 다음에 내가 그 소리를 똑같이 냈는데 사실은 전부 내가 낸 소리였던 것 같다. 내가 그 소리를 낸다고 느끼는 순간 그 소리가 머리를 울리면서 엄청나게 거칠고 무서운 소리로 나를 엄습했으며 두려움과 공포가 밀려왔다. 그냥 내버려두려고 생각은 하였으나 마음은 긴장이 일었는지 순간 외부로까지 의식이 깨어나면서 목에 닿은 옷이 엄청 불편하게 느껴졌고 머리도 아팠다. 그렇게 또 조금 있다가 잠이 든 것 같다."

"오늘도 중간 중간 의식이 사라졌고 이상하게 가위 눌리기 전에 느껴지던 몸의 갑갑함이 심하였다. 나중에는 머리가 닿아있는 뒤통수의 피부가 엄청 아파서 머리를 좌우로 움직였다."

"어린아이가(두세 살 정도 되어 보이는) 양손을 빨리 흔들며 울고 있는 모습이 떠올랐다. 내 안에 있는 질투심에 대해 생각이 났다(생각한 것 같다)."

"안 좋은 기억을 떠올리라고 할 때 어떤 것을 할까 잠시 갈등했다. 내 마음이 들키지 않을까 하는 고민(갈등)도 했다."

"흔히 '긴장된다'라고 쉽게 말을 하면서도 정말 긴장이 무엇인지 왜 일어나는지 모르고 살아온 것을 새삼 알게 되었다. 정말 나의 삶 매 순간 순간이 긴장의 연속임을 느낀다. 끊임없이 일어나는 생각들. 그리고 집착들… 등의 이유로 난 늘 긴장상태다."

"눈을 감고 몸의 어느 한곳을 집중하여 바라보았을 때 나는 나의 얼굴에 긴장이 풀어지는 것을 보았다. 무의식중에 내 얼굴의 긴장이 풀어지는 것을 보았다. 무의식중에 내 얼굴은 늘 긴장되어 있었다는 것을…. 호흡이 편안해지고 안정됨에 따라 얼굴에 부드러운 실크천이 흘러내리듯 안면이 부드럽게 풀어지는 것을 느꼈다. 그러면서 조금씩 의식이 또렷하게 그리고 편안하게 깨어남을 느낄 수 있었다."

"온몸에 힘이 쑥 빠져나가는 듯한 느낌이 들었다. 그러면서 조금씩 편안해지는 걸 경험했다."

"신체 부위를 각각 이완시킬 때 몸에서 힘이 쏙 빠져나가는 듯 느꼈다. 상칼파를 하라고 했을 때 내가 진정 원하는 것이 무엇일까 하는 질문을 스스로에게 던졌다. 나는 대학 강단에 설 것이다라는 상칼파를 정했는데 순간 내가 대학교수가 되는 것은 현실적으로 힘들지 않을까 하는 마음이 일어났다. 그래서 그냥 훌륭한 요가 선생님이 되겠다고 바꾸었다. 발가락을 움직이려고 했을 때 팔을 움직이려고 했을 때 몸이 바닥에 꽉 붙어버린 것 같아 로봇처럼 느껴졌다."

"고통스러운 것을 떠올리라고 들었을 때 12년 전 병원에서 3일간 꼼짝 못하고 있던 기억이 떠오르면서 몸이 부르르 떨려왔다. 소름이 돋는 듯했다. 행복한 순간을 떠올렸을 때는 연애시절 OO호수에서 새벽 물안개를 보았을 때가 연상되었다."

"몸의 각 부위를 불렀을 때 온몸이 감전되는 것처럼 몸에 흘러가는 (피가 흘러 다니는 것 같은, 프라나가 흐르는 듯한 느낌) 느낌이 들었다."

"시각화 중에 바닷가에서 태양이 떠오르는 것을 바라볼 때 눈앞이 환해지는 느낌이 들었다. 따스한 느낌이 내 몸을 비추는 듯. 자신이 원하는 곳에 가서 집을 꾸미라고 했을 때 OO호수(아침안개 낀)가에 잔디가 파란 예쁜 이층집을 지었다."

"내 몸이 전체적으로 고요해짐을 느끼라고 했을 때 정수리 백회부분이 약간 꿈틀거리는 것이 느껴졌다."

"슬펐던 기억을 한 가지 떠올리라고 했을 때, 문득 10년도 넘게 세

월이 흘러 이젠 잊혀져 버린 듯한 엄마생각이 났다. 갑작스러웠던 엄마의 죽음, 그리고 그 죽음이 내게 주었던 그 충격... 죽음이 무엇인지 몰랐던 내가 그때 받은 충격은 엄청난 것이었다. 그런데 그때 받은 그 슬픔의 충격이 또다시 엄습해오며 통곡하고 싶은 충동을 느꼈다. 내 안에서 끝없는 통곡이 올라오고 있었다. 하지만 옆 사람들에게 방해가 될까 봐 밖으로 꺼낼 수가 없었다. 한참을 눈물이 뜨겁게 볼을 타고 흘러내렸다. 그 다음 행복하고 즐거웠던 체험을 떠올리라고 했을 때 금방 그쪽으로 내 의식이 옮겨지지 않았다. 그러다 어느 순간 나는 남편과 여행길에 올라 있었다. 가슴속에 짠하게 무언가 느껴져 왔다. 남편의 작은 손짓 하나에도 행복해하던 순간들이 새롭게 느껴져 왔다."

"몸의 무거움을 안내할 때 내 몸이 정말 모래 속으로 점점 빨려 들어가고 있었다. 다시 어떤 힘에 의해 내 몸은 점점 위로 떠올랐고 무게가 느껴지지 않아 공중으로 떠오르는 듯 했다. 시각화 단계에서는 깊은 어둠속에서 갈 길을 몰라 헤매는 나를 보았다. 나는 끝없이 어둠속에 묻혀 답답했고 슬프고 괴로워하고 있었다. 삶은 내게 끝없이 통곡하게 했다. 이건 너무 힘겨운 고통이기 때문에 나는 슬프고 분노한다. 가고자 하나 길은 보이지 않고 찾고자 하나 빛이 보이지 않는다. 모든 것이 절망스럽게 나는 홀로 어둠속에 갇혀 있다. 그러나 저 멀리 작은 불빛이 보인다. 나의 고통과 슬픔과 모든 것들을 감싸 안을 수 있는 그 불빛이 보였다. 그 순간 나는 신의 목소리를 듣는다. 너를 사랑한다, 너를... 그것은 내 안 깊은 곳에서 들리는 목소리다. 내 안에 헤아릴 수 없을 만큼 큰 사랑의 빛이 있음을 안다. 통곡하고픈 감사가 내 속에서 올라온다. 이 모든 고통과 힘겨움과 슬픔들이 감사해야 할 것들이라는 것을 나는 깨닫는다. 그저 감사합니다."

"마지막 부분에서 내 몸에서 큰 원을 그리며 파장이 일어났고 노란 빛과 주황빛이 번져갔다. 내 몸이 무겁게 느껴질 땐 팔부터 다리, 몸이 온통 살들로 둘러싸여 뚱뚱이가 되는 느낌이었고, 가볍게 할 때는 내 몸에 앙상한 뼈만 남는 느낌이었다. 누워 있는 나의 몸이 왼쪽으로 기울어져 있는 느낌과 신경들이 왼쪽으로 다 쏠려 있는 것 같았다. 호흡을 지켜볼 땐 거친 호흡이 어느새 잔잔해지더니 숨을 쉬지 않고 있다는 생각과 호흡을 잠시 멈추고 있다고 느꼈던 그 순간이 오히려 편하게 느껴졌다."

"의식은 깨어 있었는데 마치고 나니 정리도 되지 않고 마음이 혼란스럽다. 나의 몸이 바닥에 누워 있을 때 의식은 깨어 있는데도 팔이 나의 팔이 아닌 것처럼 느껴졌다. 어느 순간 심호흡을 해야 될 정도로 가슴이 답답했다. 왠지 슬픈 생각들이 나의 가슴을 덮고 있는 것처럼 힘들고 슬펐다. 시간이 지날수록 의식은 안내자의 설명을 따라가는데 뒤통수에 뭘 깔고 누운 것같이 너무 아팠다. 몸이 무겁게 느껴질 땐 하얀 천들이 한 겹 한 겹 나의 몸을 덮는 느낌이었다."

"시간이 지날수록 오른쪽 다리에 신경이 놀란 것처럼 쿵 하고 나의 다리가 움틀거렸다. 마지막 옴 산티를 할 땐 나의 몸이 호수가 되었고 몸의 파장이 호수 가운데서부터 물결치듯 퍼져 나왔다. 나의 에너지가 손끝과 가슴에 윗부분만 머물고 있는 느낌이다."

"몸이 완전히 이완된 상태라는 게 느껴졌다. 손끝에서 발끝까지 전기가 오는 듯한 좋은 느낌이었다. 몸에 집중하고 있는 도중 손에 따뜻함이 느껴졌다. 잠시 후 팔 쪽으로 올라왔다. 전기가 오는 느낌이 오른쪽에 더 강하게 느껴졌다. 몸이 무거워짐을 느낄 때는 산이 떠오르면서 다시 큰 바위가 날 누르고 있었으며, 몸이 가벼워짐을 느낄 때 바위 안에 있는 내가 빠져 나오려고 몸부림을 치는데 몸의 반이 끼여서 힘들게 바위틈을 빠져나왔다. 빠져나온 나의 몸이 종이처럼 납작해져서 하늘로 날아갔다. 몸의 오른쪽 발부터 혈액이 갑자기 움직이는 느낌이었다. 마지막 부분쯤 처음엔 촛불이 연상되지 않았지만 나의 다짐을 가슴에 묻고 나니 가슴에서 활활 타오르는 촛불이 보였다. 그 촛불이 다시 횃불이 되었다. 옴 샨티를 하고 난 후 손을 비벼 눈에 댈 때 촛불 두 개가 보였으며, 다시 눈을 감쌀 땐 촛불 네 개가 보였다. 너무 신기하게 느껴졌다."

"나의 몸을 자각할 때 오른쪽과 왼쪽이 분리되는 느낌이었다. 오른쪽은 살아 있는데 왼쪽 전체는 죽어있는 느낌이었다. 몸 하나하나를 자각할 때 몸의 아픈 부분이 드러났고 바다에 누워 있는데 나를 받쳐주는 그물이 찢어져 가라앉았다. 무서워서 바로 안내자의 다음 멘트를 따라갔다. 몸을 태우는 모습에서도 무섭다는 생각이 먼저 들면서 잘 떠오르지 않았고 순간 떠오르는 장면은 식인종, 강물에 뼈를 뿌릴 땐 강물이 아니라 작은 연못이었고 그것도 맑지 않은 탁한 연못이었다. 먼저 떠오르는 말은 좋은 곳에 가라는 말. 어느 순간 몸이 경직되는 느낌이었다. 외부의 소리 자각에서는 음악 소리가 왼쪽 귀로 들려왔다. 마지막 부분에서 옴 샨티를 하고 난 후 눈을 가릴 때 너무 캄캄해서 순간 무서우면서 너무 놀랐다."

"마지막 부분쯤 영화관 안 의자에 앉아서 보는 나의 모습은 슬프게 느껴졌고 스크린 속의 나는 너무 행복해하고 있었다. 순간 가슴이 아픈 것 같았다. 왼쪽 팔에서 혈액이 빠르게 움직이는 것처럼 느껴졌다. 신의 은총을 받아 눈으로 가볍게 감쌀 때 손안의 웃는 얼굴이 순간 그려졌다."

"몸이 무거워질 땐 온몸에 진흙을 바르고 굳어지는 느낌이었고 몸이 가벼워질 때 바르고 있는 진흙에서 깨끗한 몸이 빠져 나오는 느낌이었다."

"몸 자각에서 이완이 되는 느낌과 함께, 곧이어 머리, 어깨, 팔, 다리가 몹시 무거워졌다. 바닥에 흡수되는 느낌과 함께. 특히 머리부분이 바닥 안으로 들어가는 느낌이 강했다. 왼쪽 귀부분이 멍해지는 느낌과 아리는 듯한 느낌이 강했다(낮에 싫은 잔소리를 들어서인지).[59] 밖에서 일어나는 소리, 교수님의 이야기에 집중한 것 같기도 하고, 의식을 이리저리 옮긴 것 같기도 했으나 긴가민가하다."

"머리부터 어깨, 팔부분이 특히 더 무거웠으며, 바닥 깊이 스며 있는, 내 몸 반에 해당하는 부분이 바닥인 듯한 느낌, 무거운 느낌, 다리 부분보다는 상체 부분이 많이 무겁다. 맞은 것 같기도 하고. 바닷가를 거니는 상상을 했을 때 다리 부분이 바닷물에 젖어 서늘한 기운이 돈 듯했으며 햇살이 나를 비추는 상상을 했을 때는 내 몸이 그리 따뜻해지는 느낌이 없었다. 마지막 부분에 이르러서는 얼른 마치고 싶었다. 몸이,… 특히 머리 뒤통수 부분이 많이 무겁다."

"교수님의 옴 찬팅 때 내 몸이 파도에 실려 이리저리 둥둥 떠다니는 것 같았다(요가니드라 중 옴 찬팅 하였음). 손바닥을 비벼 눈에 살짝 갖다

댔을 때는 칠흑 같은 어둠 속에서 점 같은, 반짝거리는 작은 별들이 무수히 보였다. 외부세계로 의식을 돌릴 때 시계 똑딱이는 소리가 제일 먼저 들렸다. 신기하게도 그전에는 없었던 소리 같은 느낌…."

"안 자려고 딴 생각을 하였다. 잘 한다고 했는데 상칼파 전에 잠시 의식을 놓쳤다. 상칼파 이후 바닥에 누운 자신을 인식할 때 전기에 감전된 것처럼 가슴 윗부분으로 전기가 흐르는 것 같았다."

"신체를 자각할 때 어깨부분과 팔꿈치 아랫부분이 묵직하게 느껴졌다. 상칼파를 마치고 잠에 빠지지 않으려는 호흡을 일정하게 잘 조절하다가 잠에 든 듯하다."

"어느 순간 어두웠던 것이 밝아져서 교수님께서 불을 켜는 줄 알았다. 끝날 때까지 그렇게 생각했다. 몸에서 열이 계속 나고 손바닥이 뜨거워지고. 그전에는 배가 많이 차가웠다. 교수님 말씀이 순간 들리지가 않았던 것 같았다. 그러면서 내가 자고 있는가 하는 생각이 들었다. 의식이 깨어 있을 때에는 소리는 들리면서 머릿속에 이것저것 생각이 많았고. 하고 난 뒤, 의식은 깨어 있었던 것 같은데 무언가 모르겠지만 몸과 마음이 따로 같다는 느낌이 많이 들었다. 시간이 지날수록 자꾸 몽롱해져 가고 있는 것 같다."

"잘 따라 하는가 싶더니 내가 희망하는 대목에서 갈등을 하다가 조금 놓쳤다. 과연 희망하는 것이 무엇일까, 그 생각에. …세 번 불러보라고 할 때에는 정말 힘이 들었다. 느낌에 꼭 잠을 잘 것 같아서 깨어 있으려고 미리 속에서 나 혼자 별짓을 다 하는 것 같았다. 잠시 졸았는

데 나의 코고는 소리에 내가 놀라서 깨어났고 다른 사람의 코고는 소리에 별 신경을 쓰지 말자고 다짐을 많이 해서 그런지 집중할 수가 있었다."

"전에는 상칼파에서 무엇을 할까 고민하다가 지나간 적이 많은데 오늘은 그냥 단순하게 갑자기 "행복해질 수 있다"라는 말이 생각이 나서 마음이 가볍고 좋았다."

"안 자야지 안 자야지 하는 주문으로 오히려 더 잠을 잔 것 같다. 정말 신기하게도 마칠 때가 되면 의식이 자동으로 돌아온다."

"등 쪽이 시원하고 몸이 나른하다는 것을 느꼈다. 잠깐 동안 얼굴과 몸이 무겁고 어느 한쪽이 간지러운 것 같아 손이 자꾸 올라가려는 걸 참았다. 안내자의 목소리를 따라가다가 목소리를 놓치면서 최면에 걸린 사람처럼 잠시 동안 잠에 빠져든 것 같다. 분명히 의식은 있었으나 무의식적으로 코를 조금 골았던 것 같다. 체험 후 머리가 너무 무겁고 아프다는 것을 느꼈다. 시간이 조금 지나자 무겁고 아픈 머리가 편안하게 느껴졌다."

"두세 번 깜박 졸다가 다시 목소리에 집중을 하며 몸 전체를 자각하다보니 몸과 마음이 하나가 되는 것처럼 느껴졌다. 시간이 갈수록 돌이 얹어 있는 것처럼 계속해서 양어깨가 아팠다."

"오른쪽 몸의 자각이 왼쪽보다는 잘 되지 않는다. 오른쪽하면 왼쪽 몸에서 반응이 느껴지니 좀 이상하다. 어찌하여야 할지 정말 어두움이 두려운 건지 이 불안감을 모르겠다. 알고 싶은 건지 그걸 아는 게 싫은 건지….”

"몸 자각 부분에서 머리를 자각하라고 했을 때, 머리의 무거움이 느껴졌다. 이번에도 오른팔의 자각에서 왼쪽을 느끼려 하고 있었다. 오른다리라고 자각할 때 다리가 공중으로 뜬 것 같고 왼다리의 없음이 느껴졌다.”

"발바닥, 발가락을 자각하는 동시에 닭발이 생각나면서 나도 모르게 일사천리로 닭발을 사서 만들어 먹고 있었다. 거기서 아 다른 데로 빠졌구나 하고 느꼈다. 입안에는 따뜻한 침이 고이면서 말이다.”

"한 소리의 자각에서는 주변 소리와 같이 들리고 주변 소리의 모든 자각에서는 시계소리만 크게 들리는 것 같다. 얼굴의 촉감 자각에서 공기가 얼굴을 서로 밀면서 지나가는 듯하였고 어느 순간 눈앞에서 터널이 보이며 내가 터널 속으로 계속해서 빨려 들어가고 있었다(이 상황은 상칼파가 끝난 후에 생긴 것임).”

"몸의 자각에서 허리가 많이 아팠는데 허리의 통증이 사라졌다. 머리 뒤통수가 너무 아파서 견디기가 힘이 들었다. 순간 머리를 옆으로 살짝 돌렸다. 몸에 한기가 느껴지며 너무 춥고 몸이 아파왔다. 육체에다가 자꾸 마음을 두니 아무것도 이루어지지가 않고 해야겠다는 생각에 몸은 더 아프고 추워졌다.
의자에 앉아 스크린을 그저 바라보며 마음속 깊은 곳의 생각을 꺼내라 할 때 기분이 나빠지며 그것을 거부하듯이 몸이 뒤틀려졌다. 얼굴도

찡그려지는 듯하고 누구의 얼굴을 떠올릴 때는 내가 보고 싶은 사람의 얼굴이 떠오르며 얼굴에 웃음이 번졌다. 그 후에는 계속적인 육체의 아픔에 의식이 미쳐 다른 데로 돌리기가 힘이 들었다."

"자신의 가장 고통스런 순간을 체험하는 시간에는 터져 나오는 울음이 서러운 내 감정이 아니라 정말 그 때의 내가 지금 여기 와 있는 것처럼 목이 메이고 흐느끼면서 가슴이 아프게 울고 있었다. 흐르는 눈물을 이해할 수 없을 만큼 감정은 냉정한데 끊임없이 눈물이 흘렀다. … 온몸이 벌레의 공격을 받는 듯 가렵고, 특히 배꼽 주위와 얼마 전 수술했던 왼발 인대가 너무나 많이 아팠다."

"나도 모르게 예전에 다쳤던 인대가 갑자기 전류가 흐르면서 막혔던 구멍이 뚫리는 듯 혈관이 저절로 실룩거리며 다리가 뒤틀렸다. 머리 쪽의 의식에는 갑자기 머리가 짓눌리는 듯 느껴졌고 이내 통증이 사라졌다. …다시 바라보는 나를 관조하는 내가 등장. – 무서웠음."

"사실 시각화할 때는 그저 담담하게 바라만 봐졌는데 의식이 돌아오면서 온전히 그 기억이 되살아나서 슬픔이 북받쳐 오른 것이다. 한참을 울다. …눈물을 그치고 나니 홀가분하다. 뭔가 한꺼풀 벗겨낸 느낌이랄까. 그 고통으로부터 이젠 정말 담담해질 수 있길 바란다. 요가니드라를 통해 아직도 내 속에 커다랗게 자리한 그 슬픔을 자각하게 되었고, 자각했기에 이젠 그냥 바라만 볼 수 있을 듯한데…."

"잠으로 들어갔다가 돌아온 시점은 기억난다. '자신의 몸이 장작더미 위에 있다고 생각하세요'라는 대목부터이다. 그 때부터 내 몸과 의식은 너무 또렷하고 맑고 가벼운 느낌이었다. 도리어 시각화가 잘 되지 않았다. 그런데 참 신기하게도 그 순간 사흘 동안 내 명치에 막혀 있던 것이 뚫린 것은 정말 편안하게 내 의식이 쉬었다는 것일까? 하여튼 그 체증이 명치에서 복부로 내려가는 순간 너무 편해졌다."

"오늘은 참으로 이상하다. 전혀 잠을 잤다는 의식이 없는데 시작단계의 상칼파와 마무리 단계의 상칼파 사이의 기억이 없다."

"허리 부분의 미세한 진동과 온몸의 스멀스멀한 느낌들…. 새벽하늘을 바라보고 달을 쳐다볼 때까지도 별 반응이 없었는데 갑자기 그 차가운 새벽 공기 속에서 두려움이 아닌 막막한 슬픔과 힘겨움에 눈물이 울컥 쏟아졌다. 그리고 이내 목놓아 울고 싶었다. 연거푸 뱉어내는 나의 한숨 소리를 들으며 도반들에게 방해가 될까봐 참고도 싶고… 갑자기 심장에 쿵쿵쿵 강한 진동을 느꼈다. 잠시 후 (한 3분 정도 아니 1분일까 솔직히 난 5분 정도로 길게 느껴짐) 심장의 진동이 멈추고 한숨도 쉬지 않게 되며 편안해졌다. 오른쪽 어깨와 손목 부분의 뻐근함이 계속 이완되기 위해 움직임들이 있었다. 지금은 개운함…."

"자신의 몸을 자각하고 있었는데 오른쪽 신우염 앓았던 자리가 계속 은근히 아팠다. 또 오른쪽 팔목을 여러 차례 뒤집어 또각또각 소리를 내고 있었다."

"OOO, 깨어 있는 상태에서 잘 따라 갔다왔는데 지금 떠오르는 생각은 OOO이 도대체 누구지? 왜 내가 아무런 연관 없는 이름을 떠올렸을까? 안내와는 전혀 상관없는, 그렇다고 망상이나 상상을 하고 있었던 것은 아니나 불현듯 떠오른 사람이다."

"시각화 부분에서 산사의 배경-시각화가 잘 되었음. …새벽 종소리가 나고 그 소리를 듣는 순간 온몸이 편안해졌으며 충분히 이완된 상태가 되었다. 그대로가 텅 빈 충만감으로 온몸이 빛으로 느껴졌다. 그리고 처음부터 끝까지 들리는 소리에 귀가 열려 있었다."

| 후주(後註) |

1. Satyananda Swami(1976), *Yoga Nidra*, India Bihar: Yoga Publications Trust.
2. 이현수 역(2003), 《제이콥슨 박사의 긴장이완법》, 학지사, p. 6.
3. Satyananda Swami(1976), *Yoga Nidra*, India Bihar: Yoga Publications Trust. 스와미 싸띠아난다는 세 가지 긴장을 근육적인 차원, 정서적 차원, 정신적 차원으로 구분하고 있다.
4. 한글학회(1992), 《우리말 큰사전》, 어문각.
5. Frawley, D.(1998), *Ayurveda and the mind: The healing of consciousness*, India Delhi: Motila Banarsidass Publishers.
6. 김정규(1995), 《게슈탈트 심리치료》, p. 133.
7. Satyananda Swami(1981), *A systematic course in the ancient tantric techniques of yoga and kriya*, India Munger: Bihar School of Yoga.
8. 김정규(1995), 《게슈탈트 심리치료》, 학지사, p. 156.
9. Swami Rama & Ajaya(1979), *Emotion to Enlightenment*, Himalayan International Institute.
10. Yogaratna Swami(2002), Awareness, and what is Satyananda yoga?, 한국트랜스퍼스널연구회 세미나자료.

11. 5가지 감각기관(눈, 귀, 코, 혀, 피부), 5가지 행동기관(손, 발, 생식기관, 배설기관, 말), 5가지 프라나 바유(프라나, 우다나, 비야나, 아파나, 사마나), 4가지 내적기관(마나스, 붇디, 아함카라, 치타)을 의미한다.
12. "깨달은 사람도 꿈을 꾼다. 하지만 그는 그것이 꿈이라는 것을 알며, 깨어 있는 상태 역시 꿈이라는 사실을 안다. 그대가 알고 있는 꿈을 첫번째 꿈이라고 한다면 깨어 있는 상태는 두번째 꿈이라고 할 수도 있다. 깨달은 사람은 궁극적인 실체인 네번째 상태(뚜리아)에 뿌리내리고 있다. 그는 깨어 있는 상태, 꿈꾸는 상태, 깊이 잠든 생시 상태는 네번째 상태 위에 나타나는 영상으로 여기며 집착하지 않고 바라본다(《있는 그대로》, 정창영 역, 2000, p. 65)." 따라서 여기서 꿈이 사라진다는 것은 꿈이 실재하는 것이 아니라 허상임을 안다는 것으로 이해하여야 된다.
13. William R. Passons(1975), 《게슈탈트 카운슬링》, p. 69.
14. Satyananda Swami(1981), *A systematic course in the ancient tantric techniques of yoga and kriya*.
15. 요가니드라의 효과에 관하여 *Yoga Nidra: Its advantages and applications*(by Siddhartha Bhushan, 2001)를 참조하라.
16. Satyananda Swami(1976), *Yoga Nidra*, p. 14.
17. Satyananda Swami(1976), *Yoga Nidra*, pp. 14-15.
18. Satyananda Swami(1981), *A systematic course in the ancient tantric techniques of yoga and kriya*, p. 824.
19. Satyananda Swami(1981), *A systematic course in the ancient tantric techniques of yoga and kriya*, pp. 803-804.
20. 보다 자세한 방법은 《당신을 위한 맞춤요가》(곽미자 역) 226~227쪽을 참조하라. 아유르베다 체질에 따라 사바아사나의 실시 방법이 다르게 제시되어 있다.
21. Shakti Gawain(1995), *Creative visualization*, Nataraj publishing.
22. 요가생리학에서는 에너지를 전달하는 통로를 나디(nadi)라고 한다. 요가경전에는 72,000나디가 있으나 가장 중요한 나디는 세 가지이며, 그것은 이다, 핑갈라, 수슘나이다.
23. Muktibodhananda Swami(1984), *Swara Yoga*, India Bihar: Bihar School of Yoga, p. 54.
24. Osho(1999), *Meditation: the first and last freedom*, Osho Interna-

tional Foundation, pp. 16-17.

25. Singh, Satya prakash(1998), *Yoga and depth psychology*, India: Aravali books international.
26. Sri Aurobindo(1972), *Letters on yoga*, India Pondicherry: Sri Aurobindo ashram.
27. Sri Aurobindo(1972), *Letters on yoga*, India Pondicherry: Sri Aurobindo ashram.
28. Singh, Satya prakash(1998), *Yoga and depth psychology*, India: Aravali books international.
29. Sri Aurobindo(1972), *Letters on yoga*, India Pondicherry: Sri Aurobindo ashram.
30. Singh, Satya prakash(1998), *Yoga and depth psychology*, India: Aravali books international.
31. Satyananda Swami(1976), *Yoga Nidra*, p. 49.
32. Satyananda Swami(1976), *Yoga Nidra*, p. 72.
33. Satyananda Swami(1981), *A systematic course in the ancient tantric techniques of yoga and kriya*.
34. Sri Aurobindo(1972), *Letters on yoga*와 Sri Aurobindo(1955), *The life divine*, India Pondicherry: Sri Aurobindo ashram.
35. Assagioli, R.(2003). 《정신통합: 원리와 기법에 대한 편람*Psychosynthesis: A manual of principles and techniques*》(김민예숙 역, 춘해대학 출판부), pp. 200-201.
36. Satyananda Swami(1981), *A systematic course in the ancient tantric techniques of yoga and kriya*, p. 786.
37. Satyasangananda Swami(2003), *Sri Vijnana Bhairava Tantra*, India Munger, Bihar: Yoga Publications Trust.
38. Shakti Gawain(1995), *Creative visualization*, p. 34.
39. Satyananda Swami(1976), *Yoga Nidra*, pp. 76-77. 이 자세들에 대한 안내는 《아사나 쁘라나야마 무드라 반다》를 참조하라.
40. Satyananda Swami(1996), *Asana Prananyama Mudra Bandha*, India: Bihar Yoga Bharati.
41. 몸의 고요와 안정을 가져오는 집중법은 까야 스따이람(Kaya sthairyam)이

다. 요가니드라에 이 기법을 적용할 수 있다. 까야 스따이람에 관한 자세한 것은 스와미 니란잔아난다의 《다라나 다르샨》을 참조하라.
42. 산스크리트어로 안타르는 내면을, 마우나는 침묵을 의미하므로 안타르 마우나(Antar mouna)는 내면의 침묵을 뜻한다. 요가니드라와 함께 아쉬탕가 요가(Ashtanga yoga)의 다섯번째 단계인 쁘라띠야하라의 주요 기법 중 하나다.
43. Satyananda Swami(1981), *A systematic course in the ancient tantric techniques of yoga and kriya*, p. 806.
44. 안타르 마우나의 2단계와 3단계에서 사용되는 기법이다.
45. Yogaratna Swami(2002), Awareness, and what is Satyananda yoga?, 한국트랜스퍼스널연구회 세미나자료.
46. 요가에서는 거친 몸(sthula sarira), 미세한 몸(sukshuma sarira), 원인적인 몸(karana sarira)이 있는데, 차크라는 미세한 몸에 속한다.
47. 프라나 비디야(Prana Vidya)는 프라나에 대한 지식을 통해 프라나를 각성시키는 것을 의미한다. 프라나 비디야는 하타요가에서 알려져 있는 프라나야마(호흡법)보다 더 깊은 차원의 수련법이며, 프라나를 주로 다룬다. 여러 가지 기법이 있으며 자세한 것은 스와미 나란잔아난다의 *Prna Pranayama Prana Vidya*를 참조하라.
48. Shakti Gawain(1995), *Creative visualization*, p. 105.
49. 존 카밧진(2005), 《마음챙김 명상과 자기치유》(장현갑 외 2 공역), 학지사.
50. 스와미 시바난다 라다의 《하타요가와 명상》(최정음 역, 정신세계사)을 참조하라.
51. Satyananda Swami(1976), *Yoga Nidra*.
52. 오지영(2009), 〈수면요가 교육 자료집〉, 춘해보건대학 교육역량강화사업단
53. Satyananda Swami(1976), *Yoga Nidra*, p. 196.
54. 김정규(1995), 《게슈탈트 심리치료》, 학지사.
55. Satyananda Swami(1981), *A systematic course in the ancient tantric techniques of yoga and kriya*, p. 822.
56. 까야는 몸을, 스따이람은 고요를 의미한다. 몸의 고요함을 가져오기 위한 다라나의 주요 수련법 중 하나이다. 전체 12단계로 이루어져 있으며, 호흡법과 명상을 하기 전에 실시하면 몸을 안정되고 고요하게 하기 때문에 도움이 된다. 자세한 것은 *Dharana Dharshan*(1993, Swami Niranjanananda,

Bihar yoga Bharati)을 참조하라.
57. Paramahamsa Niranjanananda(1993), *Dharana Dharshan*, India: Sri Panchdashnam Paramahamsa Alakh Bara, p. 55.
58. Satyananda Swami(1976), *Yoga Nidra*.
59. 괄호 안의 것은 요가니드라 체험을 쓰면서 일어난 마음의 판단이다. 안내자는 이를 토대로 요가니드라 도중 일어난 체험과 그 체험을 쓰면서 일어나는 마음의 작용을 구별할 수 있게끔 할 필요가 있다.

| 참고문헌 |

김정규(1995). 《게슈탈트 심리치료》. 학지사.
데이비드 프롤리와 산드라 서머필드 코젝(2009). 《당신을 위한 맞춤요가》(곽미자 역). 슈리크리슈나다스 아쉬람.
스와미 시바난다 라다(2004). 《하타요가와 명상》(최정음 역). 정신세계사.
제이콥슨 에드먼드(2003). 《제이콥슨 박사의 긴장이완법》(이현수 역). 학지사.
장현갑 외 5 공저(2005). 《삶의 질을 높이는 이완·명상법》. 학지사.
데이비드 갓맨(2000). 《있는 그대로》(정창영 역). 한문화.
Assagioli, R. (2003). 《정신통합: 원리와 기법에 대한 편람 Psychosynthesis: A manual of principles and techniques》(김민예숙 역). 춘해대학 출판부.
Frawley, D. (1998). Ayurveda and the mind: The healing of consciousness. India Delhi: Motila Banarsidass Publishers.; 정미숙 역, 《아유르베다와 마음》(슈리크리슈나다스 아쉬람, 2006).
Jon Kabat-Zinn(2005). 《마음챙김 명상과 자기치유》(장현갑 외 2 공역). 학지사.
Karmananda Swami(2001). Yogic Management of Common Diseases. India Bihar: Yoga Publications Trust.
Konfield, J. (1989). "Obstacles and vicissitudes in spiritual practice", in Spiritual Emergency, edited by Stanislave Grof and Christina Grof.

New York: Penguin Putnam Inc.

Muktibodhananda Swami(1984). *Swara Yoga*. India Bihar: Bihar School of Yoga.

Niranjanananda Swami(2002). *Prna Pranayama Prana Vidya*. India Bihar: Yoga Publications Trust.

Osho(1999). *Meditation: the first and last freedom*. Osho International Foundation.

Panda N. C.(2003). *Yoga-Nidra: Yogic Trance*. India New Delhi: D.K. Printworld(P) Ltd.

Paramahamsa Niranjanananda(1993). *Dharana Dharshan*, India: Sri Panchdashnam Paramahamsa Alakh Bara.

Rama & Ajaya Swami(1979). *Emotion to Enlightenment*. Himalayan International Institute.

Satyananda Swami(1976). *Yoga Nidra*. India Bihar: Yoga Publications Trust.; 《요가 니드라》(한국요가출판사, 2009).

Satyananda Swami(1981). *A systematic course in the ancient tantric techniques of yoga and kriya*. India Munger: Bihar School of Yoga.

Satyananda Swami(1996). *Asana Prananyama Mudra Bandha*. India: Bihar Yoga Bharati.; 《아사나 쁘라나야마 무드라 반다》(한국요가출판사, 2008).

Satyananda Swami(2000). *Meditations from the Tantras*. India Bihar: Bihar School of Yoga.

Satyasangananda Swami(2003). *Sri Vijnana Bhairava Tantra*. India Bihar: Yoga Publications Trust.

Shakti Gawain(1995). *Creative visualization*. Nataraj publishing.

Siddhartha Bhushan(2001). *Yoga Nidra: Its advantages and Applications*. India Bihar: In Yoga, Sivananda Math.

Singh, Satya prakash(1998). *Yoga and depth psychology*. India: Aravali books international.

Sri Aurobindo(1955). *The life divine*. India Pondicherry: Sri Aurobindo ashram.

Sri Aurobindo(1972). *Letters on yoga*. India Pondicherry: Sri Aurobindo ashram.

William R. Passons(1975). *Gestalt Approaches in Counseling*. New York: Holt Rinehart and Winston.; 한국게슈탈트치료연구소 역, 《게슈탈트 카운슬링》(청암서원, 1994).

Yogaratna Swami(2002). Awareness, and what is Satyananda yoga?. 한국트랜스 퍼스널연구회 세미나자료.

| 본 저서는 2008년 춘해보건대학 학술장려연구비 지원으로 발간됩니다. |

요가이완치료
요가니드라 워크북

초판 찍은날 2010년 2월 24일
초판 펴낸날 2010년 2월 27일
재판 찍은날 2022년 3월 15일

지은이 곽미자
펴낸이 한국 싸띠아난다 요가 아쉬람

펴낸곳 한국요가출판사
출판등록 2007년 8월 6일(제491-2007-00001호)
주소 (529-842) 전남 장흥군 장평면 우산리 709
전화 061.862-4563 | **홈페이지** www.satyananda.co.kr

ISBN 978-89-960355-4-1 13510

· 저자와의 협약으로 인지는 생략합니다.
· 잘못된 책은 구입처에서 교환하여 드립니다.

인쇄 (주)청운토탈컴